Klinische Anästhesiologie und Intensivtherapie
Band 37

Herausgeber:
F.W. Ahnefeld H. Bergmann W. Dick M. Halmágyi
G. Hossli E. Rügheimer
Schriftleiter: J. Kilian

W. Dick (Hrsg.)

Anästhesie in Geburtshilfe und Gynäkologie

Unter Mitarbeit von
F.W. Ahnefeld, E. Alon, L. Beck, H. Bergmann, G.G. Braun, F. Brost, K. Brune,
W. Dick, V. Friedberg, M. Halmágyi, M.A. Hawlik, R. Huch, I. Jurna, J. Kilian,
K. Knörr, D. Konietzke, W. Kröll, W. Künzel, K.-H. Leyser, K.H. Lindner,
W.F. List, J. Neumark, H.W. Opderbecke, Th. Pasch, E. Rügheimer, H.M. Schaer,
G. Simbruner, H. Stopfkuchen, K. Strasser, E. Traub

Mit 51 Abbildungen und 66 Tabellen

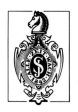

Springer-Verlag Berlin Heidelberg New York
London Paris Tokyo Hong Kong

ISBN 3-540-51236-5 Springer-Verlag Berlin Heidelberg New York
ISBN 0-387-51236-5 Springer-Verlag New York Berlin Heidelberg

Cip-Titelaufnahme der Deutschen Bibliothek
Anästhesie in Geburtshilfe und Gynäkologie / W. Dick (Hrsg.). Unter Mitarb. von F. W. Ahnefeld . . . –
Berlin; Heidelberg; New York; London; Paris; Tokyo; Hong Kong: Springer, 1989
(Klinische Anästhesiologie und Intensivtherapie; Bd. 37)
ISBN 3-540-51236-5 (Berlin . . .)
ISBN 0-387-51236-5 (New York . . .)
NE: Dick, Wolfgang [Hrsg.]; Ahnefeld, Friedrich W. [Mitverf.]; GT

Dieses Werk ist urheberrechtlich geschützt. Die dadurch begründeten Rechte, insbesondere die der Übersetzung, des Nachdrucks, des Vortrags, der Entnahme von Abbildungen und Tabellen, der Funksendung, der Mikroverfilmung oder der Vervielfältigung auf anderen Wegen und der Speicherung in Datenverarbeitungsanlagen, bleiben, auch bei nur auszugsweiser Verwertung, vorbehalten. Eine Vervielfältigung dieses Werkes oder von Teilen dieses Werkes ist auch im Einzelfall nur in den Grenzen der gesetzlichen Bestimmungen des Urheberrechtsgesetzes der Bundesrepublik Deutschland vom 9. September 1965 in der Fassung vom 24. Juni 1985 zulässig. Sie ist grundsätzlich vergütungspflichtig. Zuwiderhandlungen unterliegen den Strafbestimmungen des Urheberrechtsgesetzes.

© Springer-Verlag Berlin Heidelberg 1989
Printed in Germany

Die Wiedergabe von Gebrauchsnamen, Warenbezeichnungen usw. in diesem Werk berechtigt auch ohne besondere Kennzeichnung nicht zu der Annahme, daß solche Namen im Sinn der Warenzeichen- und Markenschutzgesetzgebung als frei zu betrachten wären und daher von jedermann benutzt werden dürften.

Produkthaftung: Für Angaben über Dosierungsanweisungen und Applikationsformen kann vom Verlag keine Gewähr übernommen werden. Derartige Angaben müssen vom jeweiligen Anwender im Einzelfall anhand anderer Literaturstellen auf ihre Richtigkeit überprüft werden.

Druck- u. Bindearbeiten: Druckhaus Beltz, Hemsbach/Bergstr.
2119/3145-543210 – Gedruckt auf säurefreiem Papier

Vorwort

Einer der ersten Bände dieser Schriftenreihe war der „Anästhesie in der Geburtshilfe und Gynäkologie" gewidmet. Seitdem hat die geburtshilfliche Anästhesie auch in der Bundesrepublik Deutschland erheblich an Bedeutung und Anerkennung gewonnen und ist zum regelmäßigen Thema auf nahezu allen einschlägigen nationalen und internationalen Anästhesiekongressen geworden. Vor kurzem haben die Deutsche Gesellschaft für Frauenheilkunde sowie die Deutsche Gesellschaft für Anästhesiologie und Intensivmedizin bzw. die entsprechenden Berufsverbände eine Vereinbarung über die jeweiligen Aufgaben an der Schnittstelle der beiden Fachgebiete formuliert. Diese Vereinbarung wird vielen Kolleginnen und Kollegen auf beiden Seiten helfen, gravierende Probleme der Vergangenheit schrittweise und in beiderseitigem Interesse zufriedenstellend zu lösen.
Diese Entwicklung hat die Herausgeber der Schriftenreihe veranlaßt, eine neuerliche Bestandsaufnahme der Probleme der geburtshilflichen und gynäkologischen Anästhesie zu versuchen. Jede Bestandsaufnahme soll eine Fortschreibung und Aktualisierung bereits bekannter Grundlagen sein. So steht am Anfang des vorliegenden Bandes die neuerliche Darstellung der Kenntnisse über die mütterlichen Adaptationsvorgänge während der Schwangerschaft, über den Gasaustausch zwischen Mutter und Kind, über die derzeitigen Kenntnisse der Schmerzentstehung und Schmerzleitung sowie über den Einfluß von Anästhetika und Adjuvanzien.
Der zweite Themenkomplex ist den Methoden der Geburtsführung und Geburtserleichterung mit einfachen wie mit aufwendigen Verfahren gewidmet. Komplikationen in der Geburtshilfe reflektieren sich mit breiter Popularität in allen einschlägigen Medien. Um so wesentlicher erschien es den Veranstaltern, den Referenten und Diskutanten, Regeln zu formulieren, die für eine adäquate medizinische Behandlung Gültigkeit haben können und so einen qualitativ hochwertigen Standard der Patientenversorgung gewährleisten.
Der dritte Themenkomplex ist den Anästhesieproblemen bei operativen Interventionen und Komplikationen der Schwangerschaft und Geburt ebenso gewidmet wie der Neugeborenenreanimation und den modernen Untersuchungsmethoden des Neugeborenen in der unmittelbar postpartalen Phase.
Nur zu leicht wird die Anästhesie in der Gynäkologie als unwesentliches Anhängsel abgetan. In der Tat weist sie zahlreiche Parallelen zu den gängigen Anästhesieproblemen bei anderen operativen Interventionen auf. Nichtsdestoweniger bedürfen spezielle diagnostische und therapeutische Interventionen der Gynäkologie auch einer adäquaten – gegebenenfalls speziellen – anästhesiologischen Betrachtungsweise.
Die Herausgeber der Schriftenreihe erhoffen sich von dieser neuerlichen Bestandsaufnahme, daß insbesondere die Aspekte definiert werden konnten, die gegebenenfalls zu einer Änderung von Methoden und Medikationen Anlaß geben müssen. Daneben sollten auch solche Problemkreise aufgezeigt werden, die einer weiteren wissenschaftlichen Bearbeitung bedürfen.
Nicht zuletzt aber ist es Aufgabe des vorliegenden Bandes, die Kooperation zwischen Geburtshilfe/Gynäkologie und Anästhesiologie über das schon heute bestehende hohe Maß an gegenseitiger Respektierung und Kooperation weiterentwickeln zu helfen.
Allen Referenten und Diskutanten danken wir für ihre Beiträge ebenso wie für ihre engagierte Diskussion während des Workshops. Den Firmen Deutsche Abbott, Astra, Braun-Melsungen, Hoffmann-La Roche, Parke-Davis, Rorer und Siemens verdanken wir wertvolle Unterstützung

des Workshops, ohne die die konzentrierte und engagierte Arbeit kaum möglich gewesen wäre. Dem Springer-Verlag sind wir wie stets für die gute Zusammenarbeit bei der Drucklegung zu Dank verpflichtet.

Mainz, im Mai 1989   W. Dick
                                                                                           für die Herausgeber

Inhaltsverzeichnis

Die physiologischen Veränderungen des mütterlichen Organismus während der
Schwangerschaft
(V. Friedberg) *1*

Der Gasaustausch zwischen Mutter und Kind unter physiologischen und
pathologischen Bedingungen
(W. Künzel) *20*

Schmerzentstehung und Schmerzleitung unter der Geburt, Einfluß von Schmerz und Analgesie
auf Mutter, Geburtsfortgang und Fetus
(I. Jurna) *36*

Perinatale Pharmakologie: Schmerzbekämpfung und Narkose
(K. Brune) *43*

Psychologische Methoden der Geburtserleichterung
(K. Knörr) *48*

Systemische Analgesie, Sedierung und Inhalationsanalgesie
(J. Neumark) *54*

Pudendusanästhesie, Parazervikalblockade, Periduralanästhesie und Spinalanästhesie
aus der Sicht des Geburtshelfers
(L. Beck) *63*

Pudendusanästhesie, Parazervikalblockade, Periduralanästhesie und Spinalanästhesie
aus anästhesiologischer Sicht
(E. Traub) *71*

Substitutionstherapie bei Störungen der mütterlichen Homöostase
(J. Kilian) *84*

Morbidität und Mortalität der geburtshilflichen Anästhesie
(D. Konietzke) *91*

Zusammenfassung der Diskussion zum Thema:
„Physiologie und Pathophysiologie der Schwangerschaft,
Verfahren zur Analgesie" *100*

Auswahl der Anästhesieverfahren bei der operativen Entbindung kardialer, respiratorischer
und metabolischer Risikopatientinnen
(G.G. Braun) *106*

Intensivtherapie der schweren Eklampsie
(W.F. List und W. Kröll) *121*

Indikationen zur Intensivtherapie nach geburtshilflichen Komplikationen
(K.H. Lindner und F.W. Ahnefeld) *130*

Besonderheiten der Anästhesie in der Schwangerschaft
(E. Alon und Th. Pasch) *142*

Diagnose der fetalen Asphyxie sub partu und Möglichkeiten der intrauterinen Reanimation
(R. Huch) *150*

Moderne Untersuchungsmethoden des Neugeborenen: Atmung und Herz-Kreislauf-Funktion
(H. Stopfkuchen) *161*

Die Reanimation des Neugeborenen
(G. Simbruner und M.A. Hawlik) *164*

Medikolegale Aspekte der geburtshilflichen Analgesie und Anästhesie
(H.W. Opderbecke) *176*

Zusammenfassung der Diskussion zum Thema:
„Anästhesie in der Geburtshilfe" *182*

Die anästhesiologische Vorbereitung der gynäkologischen Patientin
(K.-H. Leyser) *189*

Auswahl der Anästhesieverfahren für diagnostische und therapeutische Kurzeingriffe
(K. Strasser) *200*

Anästhesieverfahren bei Risikopatientinnen für große chirurgische Eingriffe
(H.M. Schaer) *204*

Indikation zur Intensivtherapie nach gynäkologischen Operationen
(F. Brost) *214*

Zusammenfassung der Diskussion zum Thema:
„Anästhesie und gynäkologische Eingriffe" *223*

Sachverzeichnis *230*

Verzeichnis der Referenten und Diskussionsteilnehmer

Prof. Dr. F.W. Ahnefeld
Universitätsklinik für Anästhesiologie
Klinikum der Universität Ulm
Steinhövelstraße 9
D-7900 Ulm (Donau)

Dr. E. Alon
Oberarzt am Institut für Anästhesiologie
Universitätsspital Zürich
Rämistraße 100
CH-8091 Zürich

Prof. Dr. L. Beck
Direktor der Universitätsfrauenklinik
Düsseldorf
Moorenstraße 5
D-4000 Düsseldorf

Prof. Dr. H. Bergmann
Ludwig Boltzmann-Institut
für experimentelle Anaesthesiologie
und intensivmedizinische Forschung
– Bereich Linz –
Krankenhausstraße 9
A-4020 Linz

Dr. G.G. Braun
Oberarzt am Institut für Anästhesiologie
der Universität Erlangen-Nürnberg
Maximiliansplatz 1
D-8520 Erlangen

Dr. F. Brost
Oberarzt an der Klinik für Anästhesiologie
Klinikum der
Johannes Gutenberg-Universität Mainz
Langenbeckstraße 1
D-6500 Mainz (Rhein)

Prof. Dr. K. Brune
Institut für Pharmakologie und Toxikologie
der Universität Erlangen-Nürnberg
Universitätsstraße 22
D-8520 Erlangen

Prof. Dr. W. Dick
Leiter der Klinik für Anästhesiologie
Klinikum der
Johannes Gutenberg-Universität Mainz
Langenbeckstraße 1
D-6500 Mainz (Rhein)

Prof. Dr. V. Friedberg
Klinik und Poliklinik
für Geburtshilfe und Frauenkrankheiten
Klinikum der
Johannes Gutenberg-Universität Mainz
Langenbeckstraße 1
D-6500 Mainz (Rhein)

Prof. Dr. M. Halmágyi
Klinik für Anästhesiologie
Klinikum der
Johannes Gutenberg-Universität Mainz
Langenbeckstraße 1
D-6500 Mainz (Rhein)

Prof. Dr. R. Huch
Departement für Frauenheilkunde
Klinik und Poliklinik für Geburtshilfe
Universitätsspital Zürich
Frauenklinikstraße 10
CH-8091 Zürich

Prof. Dr. I. Jurna
Institut für Pharmakologie und Toxikologie
der Universität des Saarlandes
D-6650 Homburg (Saar)

Prof. Dr. K. Knörr
Emer. Ordinarius für Gynäkologie und
Geburtshilfe der Universität Ulm
Steinhövelstraße 16
D-7900 Ulm (Donau)

Dr. D. Konietzke
Klinik für Anästhesiologie
Klinikum der
Johannes Gutenberg-Universität Mainz
Langenbeckstraße 1
D-6500 Mainz (Rhein)

Prof. Dr. W. Künzel
Gf. Direktor der Frauenklinik und
Hebammenlehranstalt der
Justus-Liebig-Universität Gießen
Klinikstraße 28
D-6300 Gießen

Dr. K.-H. Leyser
Klinik für Anästhesiologie
Klinikum der
Johannes Gutenberg-Universität Mainz
Langenbeckstraße 1
D-6500 Mainz (Rhein)

Priv.-Doz. Dr. K.H. Lindner
Oberarzt an der Universitätsklinik für
Anästhesiologie
Klinikum der Universität Ulm
Steinhövelstraße 9
D-7900 Ulm (Donau)

Prof. Dr. W.F. List
Universitätsklinik für Anästhesiologie
Landeskrankenhaus
Auenbruggerplatz
A-8036 Graz

Univ. Prof. Dr. J. Neumark
Klinik für Anästhesie und
Allgemeine Intensivmedizin
Spitalgasse 23
A-1090 Wien

Prof. Dr. H.W. Opderbecke
Obere Schmiedgasse 11
D-8500 Nürnberg 1

Prof. Dr. E. Rügheimer
Direktor des Instituts für Anästhesiologie
der Universität Erlangen-Nürnberg
Maximiliansplatz 1
D-8520 Erlangen

Dr. H.M. Schaer
Abteilungsleiterin Anästhesie
Universitäts-Frauenklinik Bern
CH-3012 Bern

Univ. Doz. Dr. G. Simbruner
Universitäts-Kinderklinik
Währinger Gürtel 18-20
A-1090 Wien

Prof. Dr. L. Stopfkuchen
Kinderklinik und Kinder-Poliklinik
Klinikum der
Johannes Gutenberg-Universität Mainz
Langenbeckstraße 1
D-6500 Mainz (Rhein)

Prof. Dr. K. Strasser
Klinik für Anästhesiologie,
Intensivmedizin und Schmerztherapie
Alfried Krupp von Bohlen und
Halbach Krankenhaus
D-4300 Essen-Rüttenscheid

Dr. E. Traub
Oberärztin an der Universitätsklinik
für Anästhesiologie
Klinikum der Universität Ulm
Prittwitzstraße 43
D-7900 Ulm (Donau)

Dr. B. Walter
Kinderklinik und Kinder-Poliklinik
Klinikum der
Johannes Gutenberg-Universität Mainz
Langenbeckstraße 1
D-6500 Mainz (Rhein)

Verzeichnis der Herausgeber

Prof. Dr. Friedrich Wilhelm Ahnefeld
Universitätsklinik für Anästhesiologie
Klinikum der Universität Ulm
Steinhövelstraße 9
D-7900 Ulm (Donau)

Prof. Dr. H. Bergmann
Ludwig Boltzmann-Institut
für experimentelle Anaesthesiologie
und intensivmedizinische Forschung
Bereich Linz
Krankenhausstraße 9
A-4020 Linz (Donau)

Prof. Dr. Wolfgang Dick
Leiter der Klinik für Anästhesiologie
Klinikum der
Johannes Gutenberg-Universität Mainz
Langenbeckstraße 1
D-6500 Mainz (Rhein)

Prof. Dr. Miklos Halmágyi
Klinik für Anästhesiologie
Klinikum der
Johannes Gutenberg-Universität Mainz
Langenbeckstraße 1
D-6500 Mainz (Rhein)

Prof. Dr. Georg Hossli
em. Direktor des Instituts
für Anästhesiologie
Universitätsspital Zürich
Rämistraße 100
CH-8091 Zürich

Prof. Dr. Erich Rügheimer
Direktor des Instituts für Anästhesiologie
der Universität Erlangen-Nürnberg
Maximiliansplatz 1
D-8520 Erlangen

Schriftleiter:

Prof. Dr. Jürgen Kilian
Universitätsklinik für Anästhesiologie
Klinikum der Universität Ulm
Prittwitzstraße 43
D-7900 Ulm (Donau)

Die physiologischen Veränderungen des mütterlichen Organismus während der Schwangerschaft

Von V. Friedberg

Während einer Schwangerschaft ändern sich im Interesse der Sicherung des Bedarfs des Feten fast alle Partialfunktionen des mütterlichen Organismus, die vorwiegend durch das Schwangerschaftsprodukt selbst, also von Fet und Plazenta induziert werden. Dabei kann es bei einzelnen Parametern zu einer gewissen Überkompensation kommen, um für die heranwachsende Frucht optimale Entwicklungsbedingungen zu sichern.

Ich möchte mich im folgenden auf drei Organsysteme beschränken, die auch für den Anästhesisten von Interesse sind und deren Regulationsmechanismus in positivem und/oder negativem Zusammenhang zueinander stehen. Dazu gehören folgende Regulationskreise:

- Die Veränderungen des uterinen Gefäßsystems und des mütterlichen Kreislaufs,
- das Verhalten der Nierenfunktion und
- die Veränderungen des Wasser- und Elektrolythaushalts.

Neben diesen drei Funktionssystemen werden auch andere Organfunktionen durch die Schwangerschaft zum Teil erheblich verändert, wie z. B. die Lungenfunktion, die Leberfunktion, das harnableitende System und auch verschiedene Stoffwechselfunktionen, vor allem aber die endokrinen Funktionen mit ihren verschiedenen Organsystemen.

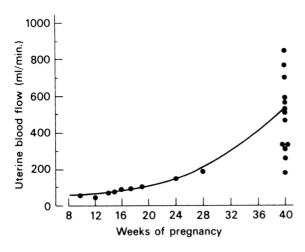

Abb. 1. Uteriner Blutfluß während der Schwangerschaft. Vor der 30. SSW (ASSALI) und am Termin (ROMNEY)

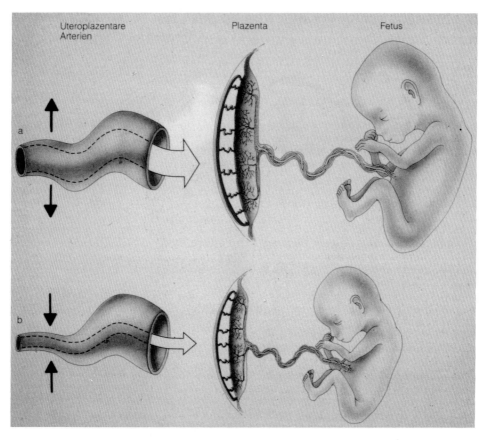

Abb. 2. Ursachen fetaler Mangelentwicklung
a) normale Verhältnisse
b) materne Ursachen (stenosiertes Lumen der uteroplazentaren Arterien)

Veränderungen des uterinen Gefäßsystems und des mütterlichen Kreislaufs

Einer der wichtigsten Anpassungsvorgänge im mütterlichen Organismus während der Schwangerschaft ist die Umstellung des Kreislaufs, vorwiegend bedingt durch die Vergrößerung und funktionelle Umstellung der Blutstromgebiete im uteroplazentaren Bereich. Dabei ist neben den morphologischen Veränderungen der uterinen Spiralarterien die Zunahme des Blutvolumens und der Anstieg des HMV eine wesentliche Voraussetzung für die Zunahme der uterinen Durchblutung. Immerhin nimmt nach ASSALI et al. ([1]) und ROMNEY et al. ([22]) die Uterusdurchblutung im Verlauf einer Schwangerschaft von ca. 50 ml/min auf 500 ml/min zu (Abb. 1), wobei nach ASSALI et al. ([1]) die untere Grenze, die dem Feten noch eine Wachstums- oder Überlebenschance erlaubt, bei ca. 350 ml/min liegen soll. Vorbedingung für diese enorme Zunahme der Durchblutung des Uterus innerhalb eines relativ kurzen Zeitraums ist

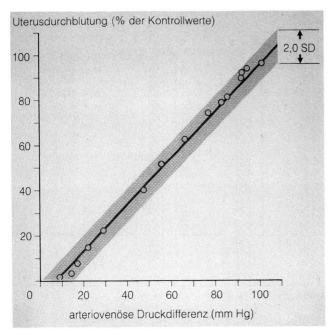

Abb. 3. Die Korrelation zwischen Perfusionsdruck und Uterusdurchblutung beim Schaf. Es besteht ein lineares Verhältnis zwischen beiden Parametern, wenn der Blutdruck nur im uterinen Gefäßgebiet gesenkt wird und der Druck an den Pressorezeptoren unverändert bleibt. Das weist darauf hin, daß der Uterus nicht die Fähigkeit zur Autoregulation besitzt.
o = einzelne Meßwerte; b = 1,035; r = 0,992 (Nach 10)

die Adaptation der uterinen Gefäße (3). Die im nichtschwangeren Uterus in Spiralen aufgedrehten Gefäße werden im wachsenden Uterus gestreckt und vor allem werden wahrscheinlich durch Einwanderung von fetalen Trophoblastzellen die elastischen Fasern in der Gefäßwand der Radialarterien abgebaut, so daß die Gefäßlumina erheblich erweitert werden. Eine mangelnde morphologische und funktionelle Gefäßadaptation in der Schwangerschaft wird heute unter anderem für die Minderdurchblutung des uteroplazentaren Blutstromgebiets und damit für das Entstehen eines Schwangerschaftshochdrucks verantwortlich gemacht, ähnlich dem Goldblatt-Mechanismus an der gedrosselten Nierenarterie (8) (Abb. 2).

Auch die Venen erfahren während der Gravidität eine Hyperplasie und eine Weitstellung, so daß deren Kapazität gegen Ende der Gravidität über das 60fache größer ist als im nichtschwangeren Zustand (18). Man glaubt anhand von Ergebnissen aus Tierversuchen, die aber durch die andersartige Plazentation nur schwer auf den Menschen übertragbar sind, daß durch diese Gefäßveränderungen der Blutdruck im präplazentaren Bereich auf etwa 20 % des zentralarteriellen Drucks abfällt.

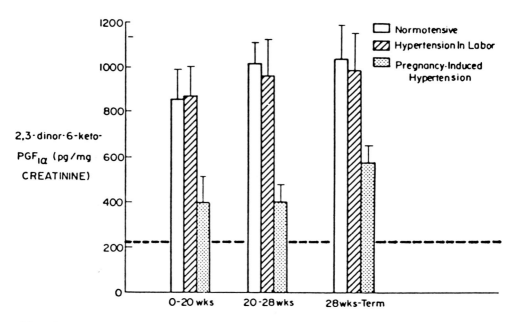

Abb. 4. Ausscheidung von 2,3-dinor-6-keto PGF_1 alpha während der Schwangerschaft bei normotonen und hypertonen Graviden und Frauen unter Wehentätigkeit

Durch den morphologischen Umbau der uterinen Arterien reagieren die uteroplazentaren Gefäße auf vasokonstriktorische Substanzen wesentlich geringer, wodurch die Autoregulation der uterinen Gefäße in der Schwangerschaft eingeschränkt wird (10), was z. B. bei einer Hypotonie klinisch von Bedeutung sein kann (Abb. 3).

Neben den morphologischen Veränderungen der uterinen Gefäßwände sind sicher auch humorale Faktoren für die Zunahme der Durchflußraten am Uterus während der Gravidität von Bedeutung, wodurch die Widerstandsregulation der Gefäßwand beeinflußt wird. Dabei scheinen die Prostaglandine (9) von Bedeutung zu sein, die in großer Menge im Fruchtwasser und in der Plazenta gefunden werden. Man nimmt heute an, daß das endogen gebildete Prostazyklin, welches stark gefäßerweiternd wirkt, an der Dilatation des maternalen vaskulären Gefäßbettes während der Schwangerschaft beteiligt ist. Eine kürzlich publizierte Arbeit von FITZGERALD et al. (6) zeigt, daß ein Metabolit des Prostazyklins im Urin während der normalen Schwangerschaft gegenüber nichtschwangeren Frauen stark erhöht gefunden wird, während beim schwangerschaftsinduzierten Hochdruck dieser Prostazyklinmetabolit deutlich vermindert im Urin nachweisbar ist (Abb. 4). Diesem wirksamen Vasodilatator Prostazyklin steht das Thromboxan A_2 aus den Thrombozyten gegenüber, das vasokonstriktorisch und thrombozytenaggregationsfördernd wirkt (9). So glaubt WALLENBURG, daß während der Schwangerschaft die ausgewogene Produktion einiger vasoaktiver Prostaglandine die Uterusdurchblutung reguliert (Abb. 5); er stellt die Hypothese auf, daß eine ver-

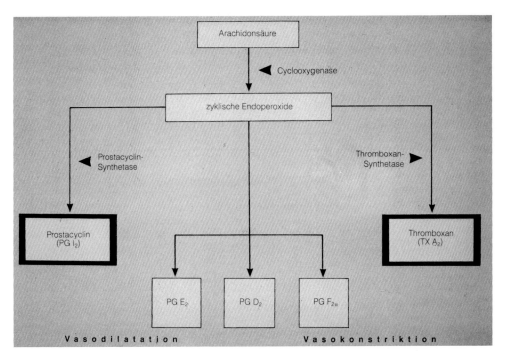

Abb. 5. Entstehung einiger vasoaktiver Prostaglandine

minderte Produktion von Prostazyklin, welches die Gefäße erweitert, und eine vermehrte Bildung des vasokonstriktorisch wirkenden Thromboxan den Schwangerschaftshochdruck verursachen. WALLENBURG empfiehlt daher, hochdruckgefährdeten Schwangeren den Prostaglandinsynthesehemmer Azetylsalizylsäure niedrig dosiert zu verabreichen, wodurch vorwiegend die Produktion des vasokonstriktorisch wirkenden Thromboxan vermindert würde (5). Wir müssen aber ganz ehrlich zugeben, daß wir bis heute nur wenig über diese humoralen Mechanismen wissen, die diese uterine Mehrdurchblutung in der Schwangerschaft begünstigen, da die Bestimmung der einzelnen Prostaglandinfraktionen durch ihre extrem kurze Halbwertszeit bekanntlich sehr problematisch ist.

Zusätzlich zu diesen lokalen morphologischen und humoralen Mechanismen, die zu einer Vergrößerung der uterinen Blutstromgebiete und zu einem enormen Anstieg der Durchflußrate führen, ist eine Zunahme des Blutvolumens und des HMV erforderlich. So steigt das Blutvolumen und das HMV bereits im ersten Trimenon weit über den tatsächlichen Bedarf hinaus beträchtlich an und beide Parameter erreichen ihr Maximum mit einer Zunahme von 30 - 50 % zwischen der 32. - 36. SSW (Abb. 6). Nach der 36. SSW bleiben diese Werte bis zur Geburt weitgehend konstant (13, 20).

Diese Zunahme des Blutvolumens resultiert überwiegend aus einem Anstieg des Plasmavolumens, während das Erythrozytenvolumen nur mäßig zunimmt (Abb. 7), so daß Hb- und Hämatokritwerte im Ver-

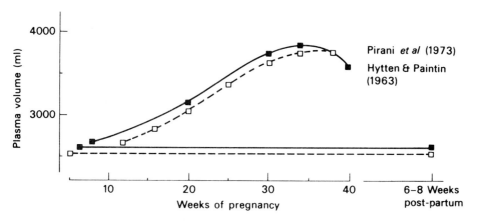

Abb. 6. Plasmavolumen gesunder Erstgravider ■——■ in Rückenlage; □——□ in Linksseitenlage

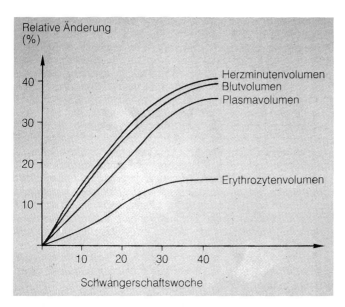

Abb. 7. Relative Änderungen des Blutvolumens, des Plasmavolumens, des Erythrozytenvolumens während der Schwangerschaft, bezogen auf Werte nichtschwangerer Frauen (Nach 2)

lauf der Schwangerschaft abnehmen (Abb. 8). Es tritt demnach eine Hämodilution ein (21), wodurch in Kombination mit einer Verminderung des onkotischen Drucks und der Blutviskosität wiederum die Fließeigenschaften des Blutes verbessert werden (2). Es besteht demnach in der Schwangerschaft trotz der intravasalen

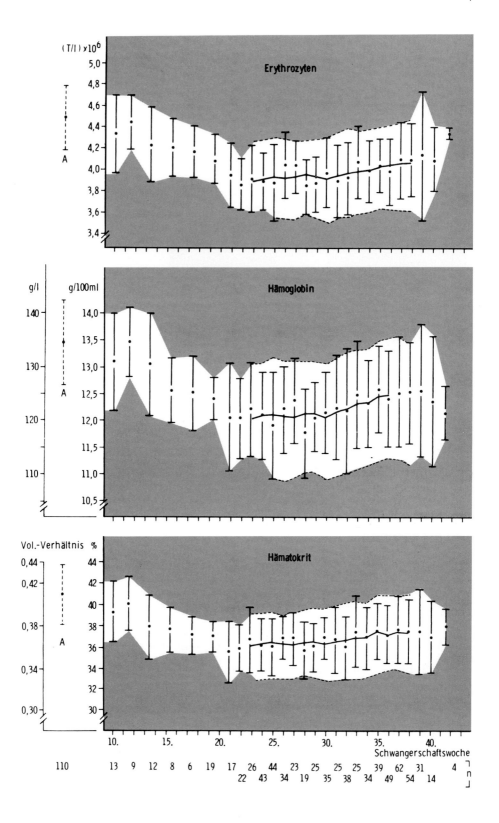

Abb. 8. Erythrozytenzahl, Hämoglobin und Hämatokrit während der normalen Schwangerschaft
Mittelwerte x (o) und deren gleitende Mittelwerte (-), Standardabweichung s_x (I), 10er und 90er Perzentile (gleitende Mittelwerte ---). A. Vergleichskollektiv gesunder Nichtschwangerer (Nach RATHGEN und Mitarbeitern)

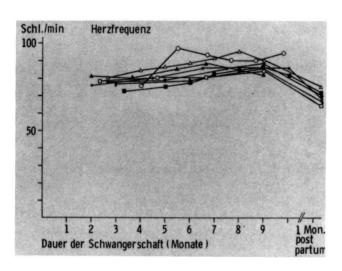

Abb. 9. Verhalten der Herzfrequenz im Verlauf der Schwangerschaft

Volumenvermehrung von mehr als 30 % keine pathologische Hypervolämie, sondern eine Anpassung des Blutvolumens an das vergrößerte Blutstromgebiet im mütterlichen Organismus, speziell im uterinen Gebiet.

Dagegen findet man bei Schwangerschaftshochdruck eine wesentlich geringere Zunahme des Blutvolumens, verbunden mit einer Hämokonzentration, wobei man bis heute aber noch nicht weiß, ob die geringere Vermehrung Ursache oder Folge dieser Schwangerschaftskomplikation ist.

Die bisher geschilderten physiologischen Veränderungen des mütterlichen Kreislaufs erfordern auch eine Änderung oder - besser ausgedrückt - eine Anpassung weiterer Kreislaufparameter, um die Dynamik des Kreislaufs während der Gravidität aufrechtzuerhalten (14). Hierzu gehören eine Vergrößerung des Herzvolumens um 70 - 150 ml oder 10 - 30 % des Ausgangsvolumens und eine Zunahme der Herzfrequenz um 15 - 20 Schläge pro Minute (Abb. 9), wobei in diesem Zusammenhang interessant ist, daß eine Schwangerschaft auch dann völlig normal verlaufen kann, wenn die Mutter aufgrund eines implantierten Herzschrittmachers eine konstante Herzfrequenz von 70 Schlägen pro Minute hat (15).

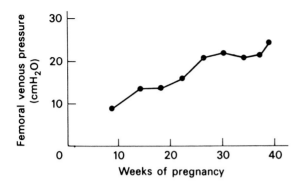

Abb. 10. Druck in den Femoralvenen während der normalen Schwangerschaft (Nach 17)

Eine weitere wichtige Rolle spielt im Rahmen der Kreislaufdynamik der periphere Gefäßwiderstand, der für die Konstanz des Blutdrucks verantwortlich ist. Schon sehr früh in der Schwangerschaft findet man ein Absinken des peripheren Gefäßwiderstandes, etwa im zweiten Trimenon wird ein Minimum erreicht, eine Normalisierung des peripheren Gefäßwiderstandes tritt gegen Ende der Gravidität ein (16). Dadurch bleibt trotz der Hypervolämie und der Zunahme des HMV der systolische Blutdruck im Verlauf der Schwangerschaft weitgehend konstant und nur der diastolische Blutdruck nimmt als Folge der Reduktion des peripheren Widerstandes im zweiten Trimenon um 10 - 15 mm Hg ab.

Dagegen sind die Änderungen der Druckverhältnisse in den venösen Gefäßen während der Schwangerschaft sehr viel ausgeprägter, wobei sich Unterschiede zwischen oberer und unterer Körperhälfte zeigen (19). Während in den Venen des Armes sich der Druck kaum ändert, steigt dieser - abhängig von der Position der Schwangeren - in den Femoralvenen beträchtlich an (Abb. 10). Dies beruht wenigstens zum Teil auf dem mechanischen Druck durch das Gewicht des schwangeren Uterus und des kindlichen Kopfes auf die großen Beckenvenen, so daß z. B. im Stehen der Venendruck in der Femoralvene um mehr als 50 % zunehmen kann (17). In der Spätschwangerschaft kann der Uterus in Rückenlage der Schwangeren die Vena cava komprimieren, so daß der Venendruck ansteigt. So haben wir durch Venendruckmessungen in der Vena cava und in den Beckenvenen zeigen können, daß bei einer Schwangeren in Rückenlage durch den Druck des Uterus auf die Vena cava der Druck in dieser etwa in Höhe des Promontoriums fast sprunghaft ansteigt (Abb. 11). Hierdurch kann der venöse Rückfluß zum Herzen vermindert werden, so daß das HMV um ca. 13 % abnimmt, das Schlagvolumen um 10 % sinkt und der periphere Strömungswiderstand wiederum um 13 % ansteigt (23). Der Fetus reagiert auf dieses Vena-cava-Kompressionssyndrom mit einer Verlangsamung der Herzfrequenz und die Mutter mit einem Blutdruckabfall, wodurch unter Umständen ein vorübergehendes Schocksyndrom auftreten kann. Im Kreißsaal muß daher darauf geachtet werden, daß eine Gebärende möglichst seitlich liegt oder bei einer

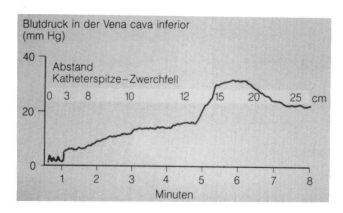

Abb. 11. Blutdruckverhältnisse in der Vena cava vom Thorax bis zur Bifurkation der Vena cava (Nach 23)

Sectio so auf die linke Seite gelagert wird, daß die Kompression der Vena cava möglichst gering gehalten wird.

Das Verhalten der Nierenfunktion

Diese schwangerschaftsbedingten Veränderungen der Kreislaufverhältnisse führen auch zu Durchblutungsänderungen in anderen Organen, wobei diese an der Niere besonders augenfällig sind.

Schon relativ früh ist eine Mehrdurchblutung der Niere von über 30 % gegenüber nichtschwangeren Vergleichsfällen nachweisbar (24), die bis zur 32. SSW noch zunimmt (Abb. 12). Bei älteren Untersuchungen fiel auf, daß es in den Wochen vor der Geburt zu einer Abnahme der Nierendurchblutung gekommen war, die man sich nicht erklären konnte. Heute wissen wir, daß es sich dabei um Artefakte durch die Lagerung der untersuchten Schwangeren handelte, die durch die schon erwähnte Vena-cava-Kompression zu einer Reduktion des HMV führte. Deutlich erkennt man diese lagebedingten Veränderungen der Nierenfunktion (7), wenn man - wie wir dies in früheren Jahren im Experiment zeigen konnten - Clearance-Untersuchungen bei Schwangeren im letzten Trimenon in wechselnder Position ausführt (Abb. 13).

In der ersten Untersuchungsperiode erfolgte die Untersuchung der Schwangeren in Seitenlage, in der zweiten Periode in Rückenlage und in der dritten Periode wieder in Seitenlage. Man sieht dabei, daß in der Rückenlage sowohl die Nierendurchblutung als auch das glomeruläre Filtrat deutlich abnehmen, verbunden mit einer Abnahme der Natriumausscheidung und des Harnzeitvolumens, während in der nachfolgenden Seitenlagerung diese Werte sich sofort wieder normalisieren.

Die Ursache für diese beträchtliche Vermehrung der Nierendurchblutung und des glomerulären Filtrates während der Schwangerschaft ist bis heute noch nicht eindeutig geklärt. HOMER SMITH,

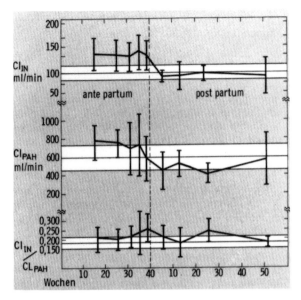

Abb. 12. Durchschnittswerte von Inulin- und PAH-Clearance während der Schwangerschaft und post partum (Nach 24)

der beste Kenner der Nierenphysiologie, bemerkte einmal während eines Vortrages: "Eine schwangere Frau ist ein sehr interessantes Phänomen. Ich kenne sonst keinen physiologischen Zustand, in welchem über einen so langen Zeitraum das glomeruläre Filtrat konstant um etwa 30 % erhöht gefunden wird." Mehrere Faktoren können hierfür eine Rolle spielen: Einmal das schon geschilderte vermehrte Blutvolumen und die Zunahme des HMV, zum anderen aber auch der verminderte onkotische Druck des Blutplasmas, wodurch sich der effektive Filtrationsdruck im Glomerulus ändert, aber ebenso können auch endokrine Faktoren, wie z. B. die in der Schwangerschaft stark erhöhte Produktion von Progesteron oder des Wachstumshormons oder des plazentaren Laktogens, eine Rolle spielen.

Von den geschilderten Kreislaufveränderungen des mütterlichen Organismus sind also auch die peripheren Organe betroffen, insbesondere Niere und Plazenta, möglicherweise - aber in wesentlich geringerem Ausmaß - auch die Leber und das Gehirn. Obwohl es sich dabei um physiologische Veränderungen der Kreislaufdynamik während der Schwangerschaft handelt, stellen diese physiologischen Veränderungen eine Belastung für Herz und Kreislauf dar, die jedoch von gesunden Schwangeren gut toleriert werden. Bei herzkranken Schwangeren kann sich jedoch diese physiologische Höchstleistung unter Umständen - besonders unter den zusätzlichen Belastungen einer Geburt - deletär auswirken. Immerhin stehen auch heute noch in der Ursachenverteilung der mütterlichen Todesfälle die Herzerkrankungen an fünfter Stelle.

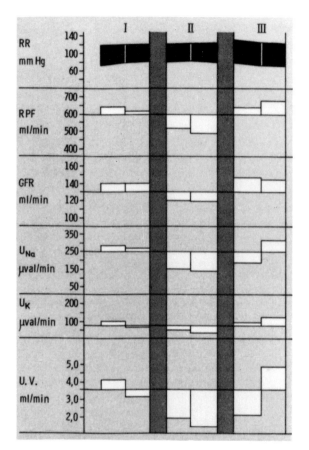

Abb. 13. Der Einfluß des Lagewechsels auf die Nierenfunktion in den letzten Schwangerschaftswochen. Durchschnittswerte bei acht Schwangeren; gemessen wurden der renale Plasmadurchfluß (RPF), das Glomerulusfiltrat (GFR), das Harnzeitvolumen (U.V.) und die Ausscheidung von Natrium (U_{Na}) und Kalium (U_K).
I = Seitenlage (Vorperiode), II = Rückenlage, III = Seitenlage

Veränderungen des Wasser-Elektrolyt-Haushalts

Der Wasser- und Elektrolythaushalt im menschlichen Organismus wird durch mannigfaltige Regulationsmechanismen im Fließgleichgewicht gehalten. Während der Schwangerschaft kommt es zu einer Veränderung der Volumenverteilung in den einzelnen Flüssigkeitsräumen. Die Grenzen dieser Veränderungen bei klinisch unauffällig verlaufenden Schwangerschaften gegenüber Schwangerschaften mit Zeichen einer Ödembildung mit oder ohne Hypertonie sind fließend.

Als unspezifische Parameter für eine starke Vermehrung des Flüssigkeitsvolumens bei der Mutter wird der Gewichtsanstieg während der Schwangerschaft angesehen. Das Ausmaß der Gewichtszu-

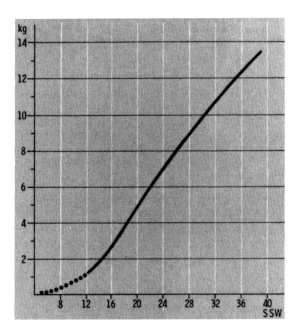

Abb. 14. Durchschnittliche Gewichtszunahme während der Schwangerschaft bei Erstgebärenden (Nach 26)

nahme der Mutter ist aber individuell außerordentlich groß. Es reicht von einem Gewichtsverlust bis zu einer Gewichtszunahme von über 30 kg, wobei innerhalb dieses Bereiches durchaus klinisch normale Schwangerschaftsverläufe mit einer normalen Schwangerschaftsbeendigung beobachtet werden. Im allgemeinen gilt noch heute die Gewichtskurve von THOMSEN und BILLEWICS (26), die bei 2 868 Erstgebärenden das Gewicht von der 13. SSW bis zur Geburt verfolgt haben (Abb. 14). Diese Kurve zeigt keinen ganz linearen Verlauf, so daß Zeiten verstärkter Gewichtszunahme mit denen geringerer Gewichtszunahme abwechseln. Von Interesse mag sein, daß man früher eine Gewichtszunahme von über 16 kg mit oder ohne Ödem als Gestosezeichen angesehen hat, das zur Entwicklung einer Präeklampsie prädestiniert mit einer entsprechenden Wachstumsretardierung der Frucht. In den letzten Jahren hat man aber festgestellt, daß bei einer überdurchschnittlichen Gewichtszunahme der Mutter auch die Neugeborenen höhere Geburtsgewichte aufweisen als die Neugeborenen von Müttern mit einer durchschnittlichen Gewichtszunahme. Eine überdurchschnittliche Gewichtszunahme wird daher bei der Schwangerenvorsorge nicht mehr als gestosegefährdendes Kriterium angesehen und daher bei diesen Schwangeren eine Behandlung mit Diuretika abgelehnt. Nur bei einer extremen Gewichtszunahme über 20 kg scheint die Gestoseinzidenz höher zu sein.

Diese Gewichtszunahme von durchschnittlich 12 kg während der Schwangerschaft verteilt sich auf die sich vergrößernden fetalen Anteile während der Gestation, wie Frucht, Fruchtwasser und

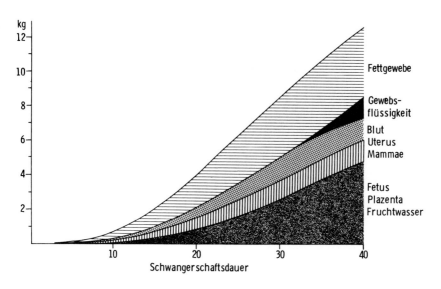

Abb. 15. Verteilung der Gewichtszunahme während der normalen Schwangerschaft

Plazenta, und auf die sich mit der Gestation vergrößernden mütterlichen Organe, wie Uterus, Mammae sowie zusätzliche Veränderungen im mütterlichen Organismus. Eine Aufschlüsselung der mütterlichen Gewichtszunahme auf diese Anteile in Abhängigkeit von der Schwangerschaftsdauer zeigt die Abb. 15.

Berücksichtigt man, daß am Ende der Schwangerschaft ca. 3 000 g auf die Frucht, ca. 1 000 g auf das Fruchtwasser, ca. 500 g auf die Plazenta und ca. 1 000 g auf den Uterus entfallen (Abb. 15), so bleibt eine Differenz von ca. 6 - 7 kg, die sich durch eine Vergrößerung der Mammae, eine Zunahme des mütterlichen Fettanteils und der Restanteil von ca. 4 - 6 kg durch eine Flüssigkeitsretention im mütterlichen Gewebe erklären läßt (14).

Über die Verteilung von Wasser und Elektrolyten in den einzelnen Flüssigkeitsräumen während der Schwangerschaft liegen zahlreiche ältere Ergebnisse mit unterschiedlichen Untersuchungsmethoden vor, wodurch auch die Ergebnisse einzelner Autoren erheblich variieren. Insgesamt ergibt sich aber folgendes Bild:

Das intrazelluläre Flüssigkeitsvolumen bleibt während der normalen Schwangerschaft praktisch unverändert, ebenso unter den extrem pathologischen Bedingungen einer Spätgestose. Intrazelluläre Elektrolytbestimmungen in den einzelnen Geweben oder in Erythrozyten zeigen, daß auch die intrazellulären Elektrolyte und das intrazelluläre Wasser in der normalen und pathologischen Schwangerschaft praktisch gleich bleiben. Eine Transmineralisation findet demnach auch beim pathologischen Ödem nicht statt (6).

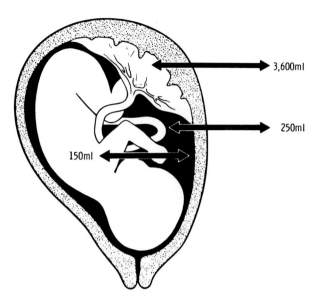

Abb. 16. Der Gesamtwasseraustausch zwischen Mutter und Fetus in ml/h (Nach 12)

Die Flüssigkeitsretention erfolgt somit ausschließlich im extrazellulären Raum. Dabei entfallen in einer normalen Schwangerschaft - wie schon geschildert - ca. 1 000 - 1 500 ml auf das Blutvolumen, und zusätzlich kommt es zu einer Zunahme der interstitiellen Flüssigkeit um etwa 3 - 5 l. Treten im Verlauf der Schwangerschaft Ödeme auf, kann das interstitielle Flüssigkeitsvolumen auf 10 - 12 l ansteigen. Interessant ist in diesem Zusammenhang, daß bei den Gestosen zwar die interstitielle Flüssigkeit erheblich zunimmt, das Plasmavolumen jedoch - wie schon geschildert - deutlich im Sinne einer Hypovolämie abnimmt; es tritt demnach eine Verschiebung des Flüssigkeitsvolumens vom intravasalen in den interstitiellen Raum ein.

Bei dieser beträchtlichen Flüssigkeitsretention während der normalen Schwangerschaft scheint es sich jedoch nicht um eine Teildekompensation des Wasserhaushalts zu handeln, sondern um eine noch physiologische Anpassung an den fetalen Energiebedarf. Der sehr rege fetale Stoffwechsel ist durch den Stoffaustausch der Mutter ausschließlich auf die flüssigen Transportmedien angewiesen (11). Untersuchungen mit radioaktivem Natrium und tritiummarkiertem Wasser zeigten, daß der Flüssigkeitsaustausch zwischen Mutter und Fetus in der 30. SSW etwa 3,5 l/h beträgt (12), das bedeutet, daß in der Spätschwangerschaft mehr als 80 l Flüssigkeit pro Tag zwischen Mutter und Fetus ausgetauscht werden (Abb. 16). Von dieser Flüssigkeitsmenge retiniert die Frucht selbst nur einen ganz minimalen Prozentsatz. Angesichts dieser Zahlen kommt dem zusätzlichen extrazellulären Wasserspeicher offenbar die Funktion eines "Überlaufbeckens" zu, aus dem ein zeitlich begrenztes Volumendefizit vorübergehend rasch kompensiert werden kann.

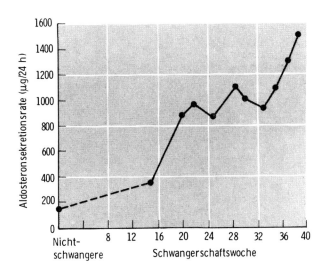

Abb. 17. Aldosteronsekretionsrate während der Schwangerschaft

Die Ursache dieser Wasserretention während der Schwangerschaft ist bis heute nicht eindeutig geklärt. In den vergangenen Jahren hatte man damit gerechnet, daß bei der normalen Schwangerschaft dem Aldosteron-Renin-Angiotensin-System (27) eine Bedeutung zukommt, wodurch die Wasser- und Natriumretention zu erklären wäre. Untersuchungen in unserer Klinik, aber auch durch andere Autoren haben gezeigt, daß sowohl die Aldosteronausscheidung wie auch die Sekretionsrate von Aldosteron während der normalen Schwangerschaft stark erhöht sind (Abb. 17). Gleiche Verhältnisse gelten für das mit der Aldosteronsekretion eng gekoppelte Renin, das außer im juxtaglomerulären Apparat der Niere in der Schwangerschaft möglicherweise auch extrarenal - in der Dezidua - gebildet wird (25). Diese Befunde sind mit den bekannten Regulationsmechanismen nicht zu erklären, denn außerhalb der Schwangerschaft hemmen Hypervolämie und Natriumretention die Aldosteronausscheidung, während Volumenmangel oder Abnahme der Nierendurchblutung die Sekretion von Aldosteron fördern. In der Schwangerschaft besteht dagegen eine Hypervolämie und Natriumretention, so daß eine Drosselung dieses Systems zu erwarten wäre, d. h. eine verminderte Sekretionsrate von Aldosteron und Renin. Interessant sind in diesem Zusammenhang auch die neueren Untersuchungen über das ANF: Erste Untersuchungen über dieses natriuretische Hormon haben gezeigt, daß auch dieses während der Gravidität vermehrt produziert wird. Das Verhalten von Renin, Aldosteron und des ANF während der Schwangerschaft können demnach die Hypervolämie und die Wasser- und Natriumretention im mütterlichen Organismus nicht erklären. Man hat immer wieder spekuliert, daß durch die enorme Produktion von Progesteron während der Schwangerschaft, das eine leichte natriuretische Wirkung besitzt, vermehrt Aldosteron gebildet werden müßte, um diese Vermehrung des extrazellulären Flüssigkeitsvolumens aufrechtzuerhalten. Diese Theorie ist für das natriure-

tisch wirkende Progesteron vielleicht akzeptabel, sie erklärt
aber nicht die Zunahme des ANF in der Schwangerschaft. Möglicherweise spielt die veränderte Proteinbindung dieser natriumretinierenden und -ausscheidenden Hormone eine Rolle, ähnlich
wie dies beim Kortison in der Schwangerschaft der Fall ist, das
ebenfalls im mütterlichen Blut in einer mehrfach höheren Menge
zirkuliert, ohne daß während der Gravidität "Cushing-ähnliche"
Symptome auftreten (4, 28).

Wir kennen zwar einige Fakten über den Wasser- und Elektrolythaushalt in der Schwangerschaft, die Zusammenhänge sind aber
noch nicht verständlich. Wir können nur vermuten, daß die während der Schwangerschaft in enorm hoher Menge produzierten Sexualhormone als Ursache eine Rolle spielen, denn ähnliche Veränderungen finden wir bei vielen Frauen in der zweiten Zyklushälfte, bekannt unter der Bezeichnung "prämenstruelles Syndrom", bei welchem innerhalb weniger Tage 1 - 3 l Wasser retiniert werden können.

Während der normalen Schwangerschaft treten erhebliche physiologische Veränderungen des mütterlichen Organismus ein, die zur
Sicherung des fetalen Bedarfs notwendig sind. Dabei muß beachtet werden, daß es nur Beispiele waren, da noch zahlreiche andere Organfunktionen während der Gravidität sich diesen veränderten Verhältnissen anpassen.

Literatur

1. ASSALI, N. S., RAURAMO, L., PELTONEN, T.: Uterine and fetal blood and oxygen consumption in early pregnancy. Amer. J. Obstet. Gynec. 79, 86 (1960)

2. ASSALI, N. S., BRINKMANN III, C. R.: Disorders of maternal circulatory and respiratory adjustments. In: Pathophysiology of gestation (ed. N. S. ASSALI), p. 269. New York: Academic Press 1972

3. BROSENS, J., ROBERTSON, W. B., DIXON, H. G.: The physiological response of the vessels of the placental bed to normal pregnancy. J. Path. Bacteriol. 93, 569 (1967)

4. COHEN, M., STIEFEL, M., REDDY, W. J., LAIDLAW, J. C.: The secretion and disposition of cortisol during pregnancy. J. clin. Endocr. 36, 8 (1973)

5. DEKKER, G. A., MAKOVITZ, J. W., WALLENBURG, H. C. S.: Reversal of an abnormal angiotensin infusion sensitivity test by low-dose aspirin. 5th International Congress JSSHP, p. 68. Nottingham, GB 1986

6. FITZGERALD, D. J., ENTMAN, S., MULLOY, K., FITZGERALD, G. A.: Decreased prostacyclin biosynthesis preceding the clinical manifestation of pregnancy-induced hypertension. Circulation 75, 956 (1987)

7. FRIEDBERG, V.: Nierenfunktion. In: Physiologie der Schwangerschaft (eds. V. FRIEDBERG, G. H. RATHGEN), p. 73. Stuttgart: Thieme 1980

8. GERRETSEN, G., HUISJES, H. J., ELEMA, J. D.: Morphological changes of the spiralarteries in the placental bed in relation to pre-eclampsia and fetal growth retardation. Brit. J. Obstet. Gynaec. 88, 876 (1981)

9. GOODMAN, R. P., KILLAM, A. P., BRASH, A. R., BRAUCH, R. A.: Prostacyclin production during pregnancy: Comparison of production during normal pregnancy and pregnancy complicated by hypertension. Amer. J. Obstet. Gynec. 142, 817 (1982)

10. GREISS, F. C.: Pressure-flow relationship in the gravid uterine vascular bed. Amer. J. Obstet. Gynec. 96, 41 (1966)

11. HELLMANN, L. M., FLEXNER, L. B., WILDE, W. S., VOSBURGH, G. J., PROCTOR, N. K.: The permeability of the human placenta to water and the supply of water to the human fetus as determined with deuterium oxide. Amer. J. Obstet. Gynec. 56, 861 (1948)

12. HUTCHINSON, D. L., GRAY, M. J., PLENTL, A. A., ALVAREZ, H., CALDYRO-BARCIA, R., KAPLAN, B., LIND, J.: The role of the fetus in the water exchange of the amniotic fluid of normal and hydramniotic patients. J. clin. Invest. 38, 971 (1959)

13. HYTTEN, F. E., PAINTIN, D. B.: Increase in plasma volume during normal pregnancy. J. Obstet. Gynaec. Brit. Commonw. 70, 402 (1963)

14. HYTTEN, F. E., LEITCH, J.: The physiology of human pregnancy. Oxford: Blackwell 1964

15. KÜNZEL, W.: Herz-Kreislauf-System während der Schwangerschaft. In: Klinik der Frauenheilkunde und Geburtshilfe, Band 4 (eds. W. KÜNZEL, K. H. WULF), p. 402. München: Urban & Schwarzenberg 1986

16. LANDT, H., BENJAMIN, J. E.: Cardiodynamic and electrocardiographic changes in normal pregnancy. Amer. Heart J. 12, 592 (1936)

17. McLENNAN, C. E.: Antecubital and femoral venous pressure in normal and toxemic pregnancy. Amer. J. Obstet. Gynec. 45, 568 (1943)

18. MOLL, W.: Physiologie der maternen plazentaren Durchblutung. In: Die Plazenta des Menschen (eds. V. BECKER, T. A. SCHIEBLER, F. KUBLI), p. 172. Stuttgart, New York: Thieme 1981

19. NAFTALIN, A. A., HART, W. G., WALTERS, W.: Blood pressure in the arm and leg in late pregnancy. Brit. J. Obstet. Gynaec. 85, 748 (1978)

20. PIRANI, B. B. K., CAMPBELL, D. M., Mac GILLIVRAY, J.: Plasma volume in normal first pregnancy. J. Obstet. Gynaec. Brit. Commonw. 80, 884 (1973)

21. RATHGEN, G. H., BROCKERHOFF, P., SCHICKETANZ, K. H., FRIEDBERG, V.: Klinisch-chemische und hämatologische Parameter. In: Physiologie der Schwangerschaft (eds. V. FRIEDBERG, G. H. RATHGEN), p. 302. Stuttgart: Thieme 1980

22. ROMNEY, S. L., REID, D. E., METCALFE, J., BURWELL, C. S.: Oxygen utilisation by the human fetus in utero. Amer. J. Obstet. Gynec. 70, 791 (1955)

23. SCOTT, D. B., KERR, M. G.: Inferior vena caval pressure in late pregnancy. J. Obstet. Gynaec. Brit. Commonw. 70, 1044 (1963)

24. SIMS, E. A. H., KRANTZ, K. E.: Serial studies of normal function during pregnancy and the puerperium in normal women. J. clin. Invest. 37, 1764 (1958)

25. SKINNER, S. L., LUMBER, E. R., SYMONDS, E. M.: Analysis of changes in the renin-angiotensin system during pregnancy. Clin. Sci. 42, 479 (1972)

26. THOMSON, A. M., BILLEWICS, W. Z.: Clinical significance of weight trends during pregnancy. Brit. med. J. 1957 I, 243

27. WEIS, R. J., FRASER, R., LEVER, A. F., MORTON, J. J., ROBERTSON, J. I. S., YOUNG, J.: A serial study in pregnancy of the plasma concentrations of renin, corticosteroids, electrolytes and of proteins; and of haematocrit and plasma volume. J. Obstet. Gynaec. Brit. Commonw. 78, 590 (1971)

28. ZUMOFF, B., FUKUSHIMA, D. K., WEITZMANN, E. D., KREAM, J., HELLMANN, L.: The sex difference in plasma cortisol concentration in man. J. clin. Endocr. 39, 805 (1974)

Der Gasaustausch zwischen Mutter und Kind unter physiologischen und pathologischen Bedingungen

Von W. Künzel

Eine Analyse der Hessischen Perinatalerhebung zum "Aktuellen kindlichen Risiko vor und während der Geburt" (16) zeigte, daß ein großer Teil der kindlichen Todesfälle auf eine Störung im Gasaustausch in der Plazenta, d. h. im Transfer von Sauerstoff von der Mutter zum Kind, zurückgeführt werden kann. Der chronisch gestörte Sauerstofftransfer ist am Wachstum des Feten bereits früh zu erkennen, während der akute Sauerstoffmangel sich dagegen fast ausschließlich während der Geburt ereignet und an den Veränderungen der fetalen Herzfrequenz zu erkennen ist. Da der Gasaustausch in der Plazenta durch zahlreiche Faktoren gestört werden kann (Tabelle 1), sollen zum besseren Verständnis zunächst die physiologischen Mechanismen, die den Gasaustausch zwischen Mutter und Kind während der Schwangerschaft sicherstellen, aufgezeigt werden. Danach werden die verschiedenen pathophysiologischen Vorgänge erörtert, die während der Schwangerschaft und Geburt geeignet sind, den Gasaustausch zwischen Mutter und Fet einzuschränken. An dieser Stelle soll auf den diaplazentaren Übertritt von Narkosegasen und auch auf den diaplazentaren Transfer von Kohlendioxyd nicht eingegangen werden, da dies den Umfang des Beitrags sprengen würde. Statt dessen soll der maternofetale Transfer von Sauerstoff im Mittelpunkt der Ausführungen stehen, da dieses Gas im Stoffwechsel des Feten eine zentrale Funktion einnimmt.

A Maternale und plazentare Anpassungsmechanismen zur Sicherstellung der Sauerstoffversorgung während der Schwangerschaft

Der diaplazentare Transfer von Sauerstoff ist von der Diffusionskapazität der Plazenta, d. h. von der Fläche, der Dicke und der Proteinkonzentration der Plazentarschranke, von der Durchblutung auf beiden Seiten der Plazenta, welche den maternofetalen O_2-Druckgradienten beeinflussen, von der maternen und fetalen Hämoglobinkonzentration und vom Halbsättigungsdruck abhängig (17). Während der Schwangerschaft vollziehen sich im maternalen Organismus eine Reihe adaptiver Vorgänge, um einerseits ein ausreichendes Angebot an Substrat an den wachsenden Feten sicherzustellen und andererseits den Gasaustausch über die Plazenta zu gewährleisten. Sie bestehen im Anstieg des Herzminutenvolumens, in der Vermehrung des Plasmas und Erythrozytenvolumens und im Abfall des gesamten peripheren Widerstandes (siehe Beitrag FRIEDBERG) als Voraussetzung für den Anstieg der uterinen Durchblutung und in Veränderungen der Plazenta.

Tabelle 1. Einfluß von maternalen, plazentaren und fetalen Faktoren auf die Sauerstoffversorgung des Feten während Schwangerschaft und Geburt

Ursachen	Folgen
A. Maternale Faktoren	
Hypoventilation	Reduktion der O_2-Transportkapazität durch Hypoxämie, Hyperkapnie und Azidose
Herzfehler	Reduktion der O_2-Transportkapazität durch Hypoxämie und Hyperkapnie
Anämie	Reduktion der O_2-Transportkapazität durch Hb-Abfall
Uterine Durchblutung - Hyperpolystolie - Dauerkontraktion - Vorzeitige Ablösung der Plazenta - Uterus bicornis - Schock - Vena-cava-Okklusionssyndrom - EPH-Syndrom - Hyperventilation	Reduktion der O_2-Transportkapazität durch Abfall der Uterusdurchblutung
B. Plazentare Faktoren	
Reduktion der Austauschfläche - EPH-Syndrom - Wachstumsretardierung - Infektion	Einschränkung des O_2-Transfers
Vergrößerung der Diffusionstrecken - Diabetes mellitus - Rh-Inkompatibilität	Einschränkung des O_2-Transfers
C. Fetale Faktoren	
Umbilikale Zirkulation - Nabelschnurkompression - Nabelschnurmißbildung - Herzfehler	Reduktion der O_2-Transportkapazität durch Abfall der Nabelschnurdurchblutung
Anämie - Rh-Inkompatibilität	Reduktion der O_2-Transportkapazität bei Hb-Abfall

1 Uterusdurchblutung

Durch Untersuchungen am Menschen konnten ASSALI et al. (*2*) und ROMNEY et al. (*24*) nachweisen, daß die Durchblutung des Uterus während der Schwangerschaft exponentiell ansteigt. Die Durch-

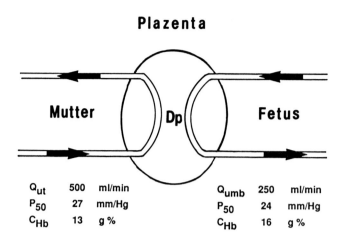

Abb. 1. Einflußgrößen auf den diaplazentaren Transfer von Sauerstoff: Der Übertritt von Sauerstoff von der Mutter auf den Feten ist von der Diffusionskapazität der Plazenta (Dp) (Fläche und Dicke der Membran, Proteinkonzentration), von der Durchblutung der Plazenta auf der mütterlichen (Q_{ut}) und der fetalen (Q_{umb}) Seite, vom Halbsättigungsdruck (P 50) und von der Hämoglobinkonzentration (CHb) abhängig

blutung des Uterus beträgt am Ende der Gravidität etwa 500 ml/min. Unter Annahme einer konstanten Hämoglobinkonzentration von 13 g/dl im maternalen Blut steigt auch die Sauerstofftransportkapazität des Blutes von 8,7 ml/min in der 12. Woche auf 87 ml/min. in der 40. Woche der Gravidität an. Legt man einen Sauerstoffverbrauch des Uterus von etwa 7 - 8 ml/kg/min zugrunde, dann ist für einen 3 500 g schweren Feten einschließlich Plazenta und Uterus eine ausreichende hämodynamische Reservekapazität am Uterus vorhanden, um den Sauerstoffbedarf von Fet, Plazenta und Uterus von etwa 35 - 40 ml/min unter den skizzierten Bedingungen zu decken.

Welche Regulationsmechanismen bewirken nun den Anstieg der uterinen Durchblutung? Die Durchblutung steigt an, weil der uterine Gefäßwiderstand, der vorwiegend in den Spiralarterien des Uterus lokalisiert ist, sinkt. Es ist bisher jedoch nicht bekannt, welche Faktoren die Dilatation dieser Gefäße am Uterus bewirken. Da nicht nur die Spiralarterien der Dilatation unterliegen, kann die Zytotrophoblasteninvasion in diese Gefäße und die Destruktion der Elastica interna, wie sie BROSENS et al. (3) beschrieben haben, nicht der alleinige Mechanismus sein. Aus tierexperimentellen Untersuchungen von CLARK et al. (4) ist bekannt, daß auch die Prostaglandine PGI_2 und PGD_2 die Durchblutung des Uterus am schwangeren Tier zu steigern vermögen.

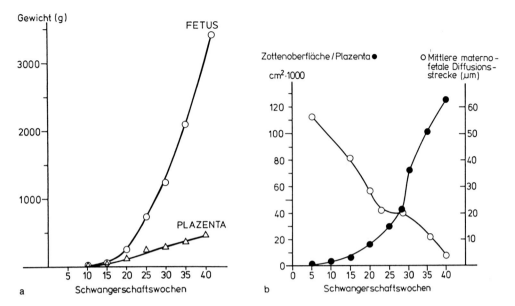

Abb. 2. Wachstum von Fetus und Plazenta (a) und Veränderung von Zottenoberfläche und mittlerer maternofetaler Diffusionsstrecke (b) während der Schwangerschaft. Das unzureichende Wachstum der Plazenta in Relation zum Fetus wird durch Vergrößerung der Zottenoberfläche und Verkürzung der maternofetalen Diffusionsstrecke kompensiert (Nach KAUFMANN, 1981)

Trotz des enormen Anstiegs der Uterusdurchblutung ist der Gasaustausch über die Plazenta bei Belastung aller Art extrem störanfällig. Der Uterus besitzt nicht die Fähigkeit der Autoregulation (6), sondern Änderungen des Blutdrucks gehen mit proportionalen Schwankungen der Durchblutung einher. Zudem ist das uterine Gefäßsystem an der Zentralisation des maternalen Kreislaufs im Schock ganz wesentlich beteiligt (5, 11, 12, 18, 19, 20).

2 Wachstum und Ausreifung der Plazenta

Der Gasaustausch in der Plazenta während der Schwangerschaft wird ferner durch das Wachstum der Plazenta, durch die Vergrößerung der Austauschfläche und durch die Ausreifung der Plazenta verbessert. Am 10. bis 11. Tag nach der Konzeption werden durch den Zytotrophoblasten die ersten maternalen Gefäße im Bereich der Dezidua basalis eröffnet. Im weiteren Verlauf erfolgt eine Aufzweigung des gleichzeitig immer umfangreicher werdenden Zottenbaumes.

Am Ende des vierten Schwangerschaftsmonats hat die Plazenta ihre endgültige Ausgestaltung erreicht. Sie dehnt sich ohne Veränderung der Haftfläche nur noch entsprechend dem wachsenden Uterus aus (8). Das Wachstum der Plazenta erfolgt jedoch nicht proportional dem Wachstum der Frucht. Ab etwa 20. Woche der Schwangerschaft zeigt das Wachstum der Frucht einen steilen Anstieg. Diese Vermehrung der Frucht und der Uterusmasse wird nicht nur vom Anstieg der uteroplazentaren Durchblutung begleitet. Die Zotten vermehren sich durch fortschreitende Verzweigung des Zottenbaumes, wodurch die synzytiale Gesamtzottenoberfläche ständig zunimmt.

Diese Ausreifungsvorgänge der Plazenta gehen mit einer mittleren Vergrößerung der Zottenoberfläche auf 120 000 cm² pro Plazenta (9) und mit einer Verkürzung der mittleren Diffusionsstrecke von 55 µm auf 4,8 µm (7) einher und begünstigen somit den Übertritt von Sauerstoff aus der maternen Strombahn über die Plazenta zum Feten.

Der Übertritt von Sauerstoff in der Plazenta wird ferner durch das multivillöse Strombahnsystem der hämochorialen Plazenta des Menschen und die Lage der maternalen und fetalen Dissoziationskurven für Sauerstoff (21) erleichtert.

Beide Austauschmechanismen sind jedoch für den Sauerstofftransfer offenbar von untergeordneter Bedeutung, da der diaplazentare Übertritt von Sauerstoff fast ausschließlich von der Durchblutung limitiert wird (14) und selbst bei entgegengesetzter Lage der Bindungskurven für Sauerstoff ein normaler Ausgang der Schwangerschaft zu beobachten ist (23).

B Theorie des gestörten plazentaren Sauerstofftransfers

Bevor an Beispielen die Störungen des maternofetalen Gastransfers belegt werden, soll zunächst der Zusammenhang der verschiedenen Störgrößen, die den Übertritt von Sauerstoff von der Mutter zum Feten behindern, analysiert werden.

Störungen des plazentaren Übertritts von Sauerstoff auf den Feten treten auf, wenn im maternalen Organismus Veränderungen ablaufen, die einen Einfluß auf die Sauerstofftransportkapazität des maternalen Blutes, d. h. auf die Durchblutung von Uterus und Plazenta, auf die Sauerstoffkonzentration sowie auf die Diffusion in der Plazenta haben:

Die Menge von Sauerstoff ($\dot{V}O_2$), die zum Feten unter physiologischen Bedingungen transferiert wird, ist der arteriovenösen Differenz der Sauerstoffkonzentration am Uterus und der Uterusdurchblutung nach ($\dot{Q}ut$) (1) proportional

(1) $\dot{V}O_2 ut = C_{Hb} \cdot 1,34 \cdot (SO_{2a} - SO_{2v}) \cdot \dot{Q}ut/100$

C_{Hb} ist die Hämoglobinkonzentration und SO_{2a} bzw. SO_{2v} die Sauerstoffsättigung des arteriellen bzw. venösen maternalen Blutes. Eine Reduktion der uterinen Durchblutung geht bei konstanter O_2-Aufnahme mit einer Zunahme der arteriovenösen Differenz am Uterus einher, jedoch nur solange, bis eine kritische Grenze der venösen Sauerstoffsättigung erreicht ist; dann fällt die

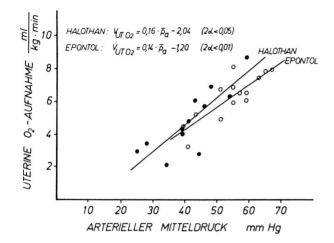

Abb. 3. Die Beziehung zwischen der Sauerstoffaufnahme des Uterus und dem arteriellen Mitteldruck bei trächtigen Meerschweinchen am Termin unter Halothan-(●) und Epontol-(o)-Narkose. Die O_2-Aufnahme nimmt bei diesen Tieren proportional mit dem Blutdruck ab (KÜNZEL, 1972)

O_2-Aufnahme ab. Auch die Hb-Konzentration beeinflußt die O_2-Aufnahme, wenn sie unter eine Grenze von 8 g/dl sinkt. Gleiches gilt für die arterielle fetale Sauerstoffsättigung, die in Annäherung der Sauerstoffsättigung in der Vena uterina entspricht. Diese Grenze liegt bei ca. 40 % (1).

Die Durchblutung des Uterus ist nach (2)

(2) $\dot{Q}_{ut} = \bar{P}_a / R_{ut}$

dem arteriellen Blutdruck proportional und dem Gefäßwiderstand umgekehrt proportional. Setzt man die Gleichung (2) in (1) ein, dann ergibt sich (3):

(3) $\dot{V}_{O_2ut} = (C_{Hb} \cdot 1{,}34 \, (SO_{2a} - SO_{2v})/100) \cdot \bar{P}_a / R_{ut}$

Danach ist die O_2-Aufnahme des Uterus dem Blutdruck der Mutter proportional und dem Gefäßwiderstand umgekehrt proportional.

In Untersuchungen am Meerschweinchen konnte gezeigt werden, daß die O_2-Aufnahme sinkt, wenn der Blutdruck des Muttertieres fällt. Auch der Anstieg des uterinen Gefäßwiderstandes geht mit einer Abnahme der uterinen O_2-Aufnahme einher (11). Ferner bestimmt nach (4) das Herzminutenvolumen und der gesamte periphere Widerstand den Blutdruck der Mutter:

(4) $\bar{P}_a = HMV \cdot R_t$

Ersetzt man den arteriellen Blutdruck in (3) durch das HMV und den gesamten peripheren Widerstand, so ergibt sich (5)

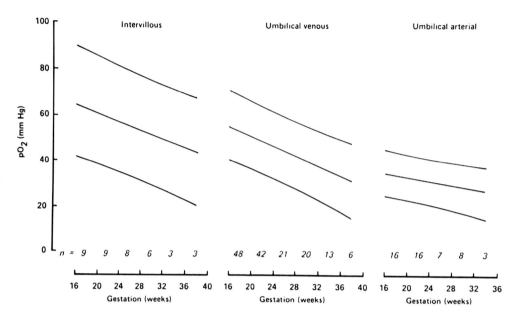

Abb. 4. Der Sauerstoffpartialdruck (PO_2) im intervillösen Raum, im Blut der Vena und Arteria umbilicalis während der Schwangerschaft. Der PO_2 fällt sowohl im intervillösen Raum als auch in den Nabelschnurgefäßen während der Schwangerschaft ab (SOOTHILL et al., 1986)

(5) $\dot{V}O_{2ut} = (C_{Hb} \cdot 1,34 \, (SO_{2a} - SO_{2v})/100) \cdot HMV \cdot Rt/Rut$

Aus dieser Gleichung wird deutlich, daß die Sauerstoffaufnahme des Feten nicht nur von der Hämoglobinkonzentration und der arteriellen Sauerstoffsättigung der Mutter beeinflußt wird, sondern auch vom Herzminutenvolumen abhängig ist und durch das Verhältnis des gesamten Widerstandes (Rt) zum uterinen Gefäßwiderstand (Rut) bestimmt wird.

C Klinik des gestörten Sauerstofftransfers

Die Kenntnis der theoretischen Zusammenhänge ist für das Verständnis der Störungen des Sauerstofftransfers von großer Wichtigkeit. Im klinischen Alltag bieten Störungen des O_2-Transfers jedoch ein vielfältiges Bild. Als Ursachen für Störungen im Transfer von Sauerstoff über die Plazenta ist zwischen maternalen, plazentaren und fetalen Ursachen zu unterscheiden, wobei die verschiedensten Störungen häufig kombiniert sind. Aus der Vielfalt der Störmöglichkeiten des Sauerstofftransfers möchte ich die Kontraktionen des Uterus, den Schockzustand der Mutter und die Anämie bei Rh-Inkompatibilität als Beispiele herausgreifen.

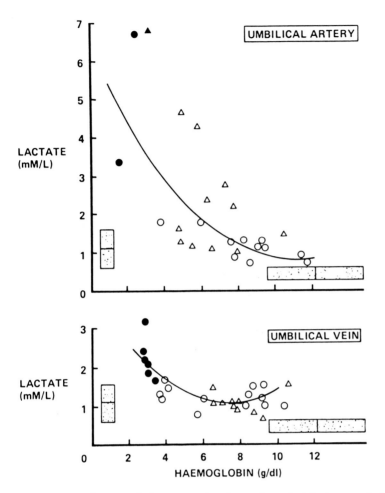

Abb. 5. Die Beziehung zwischen der Laktat- und Hämoglobinkonzentration im fetalen Blut bei 32 Rhesus-Sensibilisierungen. Die Kästchen zeigen Normalwerte (Mittelwert ± 2 SD). Die Symbole zeigen hydropische Feten (●), Feten vor (o) und nach (Δ) der Transfusion (SOOTHILL et al., 1987)

1 Sauerstoffversorgung und fetale Hämoglobinkonzentration bei der Rh-Immunisierung

In den letzten Jahren ist die Messung des fetalen Sauerstoffpartialdrucks während der Schwangerschaft durch die ultraschallkontrollierte Punktionstechnik möglich geworden. Der Sauerstoffpartialdruck in den fetalen Gefäßen der Vena und Arteria umbilicalis sowie im intervillösen Raum nimmt während der Schwangerschaft ab (25). Der PO_2 beträgt beispielsweise in der Vena umbilicalis in der 16. Woche der Gravidität etwa 55 mm Hg, in der 40. Woche jedoch nur noch 30 - 35 mm Hg.

Letzterer Wert entspricht Befunden, die WULF und andere in früheren Untersuchungen (27, 28) erhoben haben. Der Abfall des PO_2 ist jedoch ein überraschender Befund und gibt Anlaß zu Spekulationen. So wäre es denkbar, daß durch den Abfall des PO_2 möglicherweise die Ausreifungsvorgänge in der Plazenta stimuliert, sogar Mechanismen in Gang gesetzt werden, die die Geburt auslösen.

Wird nun durch Reduktion der Hämoglobinkonzentration bei der Rh-Immunisierung auf der fetalen Seite der Plazenta die Sauerstoffkonzentration zusätzlich erniedrigt, dann steigt aufgrund der unzureichenden fetalen O_2-Versorgung die Laktatkonzentration in der Vena und Arteria umbilicalis an. Zunächst kann die erhöhte Laktatkonzentration in der A. umbilicalis kompensiert werden. Die Clearance von Laktat über die Plazenta ist jedoch nicht mehr ausreichend, wenn die Hämoglobinkonzentration unter 6 g/dl abfällt.

Beim Menschen läßt sich eine ähnliche Beziehung errechnen, wenn ein Sauerstoffverbrauch des Feten von 5 ml/kg/min angenommen wird. Für eine uterine Durchblutung von 100 ml/kg/min wird die kritische fetale O_2-Sättigung, bei der die O_2-Aufnahme abnimmt, bei einer Hämoglobinkonzentration von 8 g/dl erreicht. Bei höherer Durchblutung von 150 ml/kg/min wird die Grenze erst bei 5 g/dl unterschritten.

2 Reduktion der uterinen Durchblutung durch Kontraktionen des Uterus, durch das Vena-cava-Okklusionssyndrom und durch maternalen Schock

Während der Kontraktion des Uterus fällt die Durchblutung von Uterus und Plazenta ab. Die Durchblutung nimmt durch die Kompression der Spiralarterien, die durch das Myometrium zur Plazenta führen, und durch die Okklusion der Venen, die die Plazenta drainieren, ab. Da die Drainage des intervillösen Raums zum Amniondruck korreliert ist, entspricht der Amniondruck dem Blutdruck im intervillösen Raum (19).

Tierexperimentelle Untersuchungen an Schafen zeigen, daß mit dem Anstieg des Amniondrucks eine überproportionale Einschränkung der Durchblutung als Zeichen der Kompression der Spiralarterien einhergeht. Dies belegt auch, daß das Ausmaß der Durchblutungsreduktion in den Wehen der Eröffnungsperiode während der Geburt geringer ist als während der starken Wehen der Austreibungsperiode.

Beim Vena-cava-Okklusionssyndrom wird die Durchblutung des Uterus durch Reduktion des Perfusionsdrucks am Uterus erniedrigt (15). Daran sind zwei Mechanismen beteiligt:

Durch Kompression der Vena cava durch den schwangeren Uterus steigt der Blutdruck in der Vena uterina an. Bei konstantem arteriellem Druck wird die Uterusdurchblutung allein durch den Anstieg des Blutdrucks in der Vena uterina reduziert. Da zusätzlich durch den Abfall des Herzminutenvolumens und durch Blut-

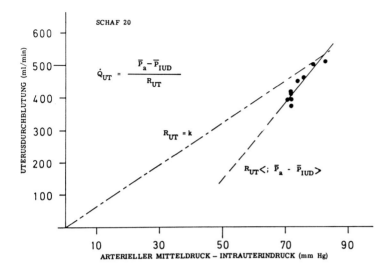

Abb. 6. Die Beziehung zwischen der Uterusdurchblutung und dem Perfusionsdruck (arterieller Mitteldruck - Amniondruck). Die strichpunktierte Linie gibt den theoretischen Zusammenhang zwischen beiden Größen wieder, der besteht, wenn bei Reduktion des Perfusionsdrucks die Uterusdurchblutung proportional sinkt und der uterine Gefäßwiderstand konstant ist (Rut = k). Die Kontraktion des Uterus senkt jedoch die Durchblutung des Uterus stärker ab, als nach dem Abfall des Perfusionsdrucks zu erwarten wäre, d. h. die Durchblutung wird zusätzlich durch den Anstieg des uterinen Gefäßwiderstandes (Rut) reduziert (KÜNZEL, 1973)

verlust in das gestaute Gebiet unterhalb der Kompression der Vena cava der arterielle Mitteldruck abfällt, wird eine weitere Einschränkung der uterinen Perfusion begünstigt. Dieser Vorgang normalisiert sich beim Wegfall der Kompression.

Ausgeprägter verlaufen jene Einschränkungen der uterinen Perfusion, die mit einer Zentralisation des maternalen Kreislaufs auftreten, da sie nicht so schnell reversibel sind. Bei operativen Eingriffen zeigt sich im Tierexperiment, daß mit dem Abfall des arteriellen Mitteldrucks das uterine Gefäßsystem einer stärkeren Vasokonstriktion unterliegt als der gesamte periphere Widerstand (Abb. 8). In Experimenten an Meerschweinchen beträgt das Verhältnis Rut/Rt bei einem normalen Blutdruck von 60 mm Hg etwa 1,8. Fällt der Blutdruck auf 40 mm Hg ab, dann steigt das Verhältnis beider Parameter um das Doppelte an. Gleiche Beobachtungen können auch bei Experimenten am Schaf gemacht werden (14).

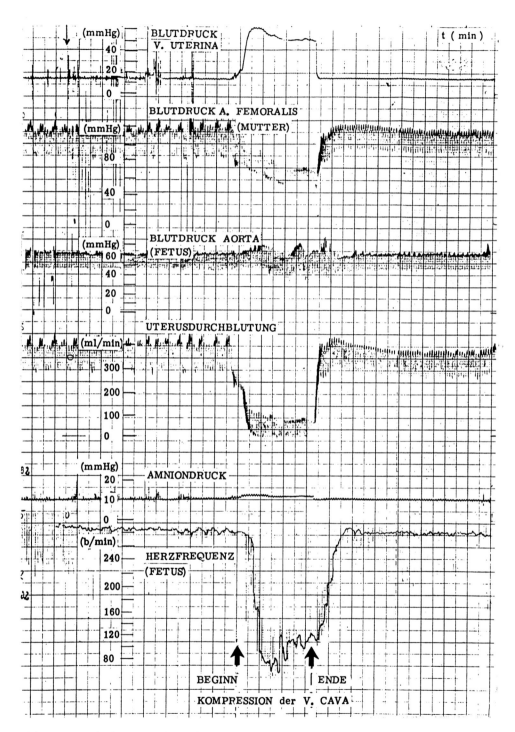

Abb. 7. Originalregistrierung von fetalem und mütterlichem Blutdruck, Uterusdurchblutung, Amniondruck und fetaler Herzfrequenz

beim experimentellen Vena-cava-Okklusionssyndrom. Bei Kompression der Vena cava fällt der arterielle Blutdruck der Mutter ab und der Blutdruck in der Vena uterina steigt an. Durch die Abnahme des Perfusionsdrucks fallen die Uterusdurchblutung und die fetale Herzfrequenz ab

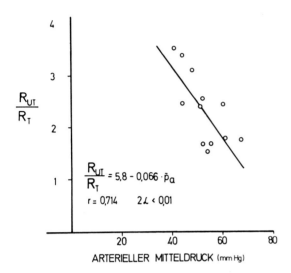

Abb. 8. Das Verhältnis von uterinem Gefäßwiderstand (Rut) zum gesamten Gefäßwiderstand (Rt) in Abhängigkeit vom arteriellen Mitteldruck bei trächtigen Meerschweinchen am Termin. Fällt der arterielle Mitteldruck ab, dann steigt der uterine Gefäßwiderstand stärker an als der gesamte Gefäßwiderstand (KÜNZEL, 1972)

3 Der Zusammenhang zwischen Uterusdurchblutung und Sauerstofftransfer

Unabhängig von der Ursache, die zur Reduktion der Durchblutung führt, besteht immer die Gefahr, daß der O_2-Transfer zum Feten eingeschränkt wird, da der Übertritt von Sauerstoff eine enge Beziehung zur Durchblutung des Uterus zeigt. Bei hoher uteriner Perfusion beträgt die O_2-Aufnahme für Meerschweinchen etwa 8 ml/kg/min (14), Rhesusaffen etwa 6 - 7 ml/kg/min (22) und für Schafe etwa 5 ml/kg/min (14). Für jede dieser Spezies mit unterschiedlichem Bau der Plazenta, verschiedener Tragzeit und fetalem Wachstum gilt, daß bei Abfall der Uterusdurchblutung unter eine kritische Grenze von 80 - 100 ml/kg/min der Sauerstofftransfer sinkt, d. h. das O_2-Angebot an den Feten von der Durchblutung des Uterus limitiert ist.

Andererseits zeigt diese Beziehung, daß unter physiologischen Bedingungen eine ausreichend große hämodynamische Reservekapa-

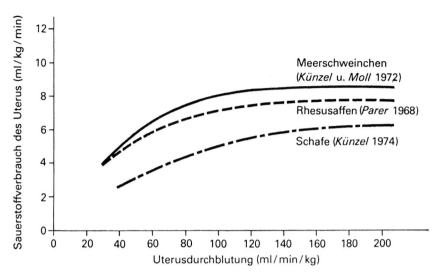

Abb. 9. Die Beziehung zwischen dem Sauerstoffverbrauch des Uterus und der Uterusdurchblutung bei Meerschweinchen, Rhesusaffen und Schafen. Der O_2-Verbrauch ist annähernd konstant, wenn die Durchblutung des Uterus mehr als 100 ml/kg/min beträgt. Änderungen der Durchblutung werden in diesem Bereich von der Zu- bzw. Abnahme der arteriovenösen Differenz für Sauerstoff gefolgt. Bei Reduktion der Durchblutung unter 100 ml/kg/min fällt die uterine O_2-Aufnahme ab, da die fetale arterielle O_2-Sättigung unter eine kritische Grenze fällt (KÜNZEL und MOLL, 1972)

zität am Uterus vorhanden ist, um in Fällen von Wehentätigkeit und leichten Formen der Vena-cava-Kompression oder auch Okklusion der maternalen Aorta eine ausreichende O_2-Versorgung des Feten zu garantieren. So führen Änderungen der Durchblutung um 30 % unter physiologischen Bedingungen noch nicht zu einer kritischen Reduktion der fetalen Sauerstoffsättigung. Erst die 70%ige Einschränkung der uterinen Perfusion senkt die Sauerstoffsättigung unter 30 - 40 %. Unter pathologischen Bedingungen, wie sie beispielsweise bei der Präeklampsie vorhanden sind, ist jedoch bereits bei geringen Änderungen der uterinen Perfusion die fetale Sauerstoffversorgung stark beeinträchtigt.

Die Bedingungen für den Gasaustausch in der Plazenta ändern sich in der Schwangerschaft durch den Anstieg der uterinen Perfusion, der Vergrößerung der Zottenoberfläche in der Plazenta und durch die Verkürzung der Diffusionsstrecken fortlaufend. Damit werden die Voraussetzungen für ein stetes Wachstum des Feten geschaffen. Maternale Erkrankungen, die durch generalisierte Konstriktion des gesamten und somit auch uterinen Gefäßbetts die uterine Perfusion einschränken, beeinträchtigen auch den Gasaustausch in der Plazenta. Dieser wird zusätzlich durch Plazentainfarkte und Fibrinablagerungen im intervillösen Raum, d. h. durch Veränderung der Diffusionsbedingungen behindert. Die fetalen Adaptationsmöglichkeiten auf einen gestörten Gasaustausch sind gering. Sie bestehen einerseits in einer kardiovaskulären Reaktion des Feten, d. h. durch Steigerung der Herzfrequenz und des Herzminutenvolumens, die Perfusion des fetalen Gewebes zu erhöhen und somit das O_2-Angebot zu verbessern. Andererseits besteht eine Kompensationsfähigkeit in der Einschränkung des Wachstums, um sich damit dem verminderten O_2-Angebot anzupassen.

Fetale Anpassungsvorgänge auf akute Störungen im Gasaustausch sind nicht effizient und beschränken sich auf die Umverteilung der Durchblutung der fetalen Organe zugunsten von Herz und Gehirn. Nur die frühzeitige Diagnostik des gestörten Gasaustauschs ist in diesen Fällen hilfreich und gleichzeitig eine Voraussetzung für effektives und schnelles therapeutisches Handeln.

Literatur

1. ACHESON, G. H., DAWES, G. S., MOTT, J. C.: Oxygen consumption and the arterial oxygen saturation in foetal and newborn lambs. J. Physiol. (Lond.) 135, 623 (1957)

2. ASSALI, N. S., RAURAMO, L., PELTONEN, T.: Measurement of uterine blood flow and uterine metabolism. Amer. J. Obstet. Gynec. 79, 86 (1960)

3. BROSENS, I., ROBERTSON, W. B., DIXON, H. G.: The physiological response of the vessels of the placental bed to normal pregnancy. J. Path. Bact. 93, 569 (1967)

4. CLARK, K. E., STYS, S. J., AUSTIN, J. E.: PGI_2 and PGD_2 vasodilatory effects on the uterine vascular bed. In: Uterine and placental blood flow (eds. A. H. MOAWAD, M. D. LINDHEIMER). Masson Publishing USA Inc. 1982

5. GREISS, F. C.: Uterine vascular response to hemorrhage during pregnancy. Obstet. and Gynec. 27, 549 (1966)

6. GREISS, F. C., ANDERSON, S. G., STILL, J. G.: Uterine pressure flow relationships during early gestation. Amer. J. Obstet. Gynec. 126, 799 (1976)

7. HÖRMANN, G.: Lebenskurven normaler und entwicklungsfähiger Chorionzotten; Ergebnisse systematischer Zottenmessungen. Arch. Gynec. 181, 29 (1951)

8. KAUFMANN, P.: Entwicklung der Plazenta. In: Die Plazenta des Menschen (eds. V. BECKER, Th. H. SCHIEBLER, F. KUBLI), p. 13. Stuttgart, New York: Thieme 1981

9. KNOPP, J.: Das Wachstum der Chorionzotten vom 2. - 10. Monat. Z. Anat. Entw. Gesch. 122, 42 (1960)

10. KÜNZEL, W.: Der Einfluß von Narkotica auf die Sauerstoffaufnahme des trächtigen Uterus. Arch. Gynec. 209, 262 (1970)

11. KÜNZEL, W.: Der Zusammenhang zwischen Durchblutung und Gefäßwiderstand des Uterus. In: Perinatale Medizin (eds. E. SALING, J. W. DUDENHAUSEN), p. 668. Stuttgart: Thieme 1972

12. KÜNZEL, W., JÜNGE, H. D., KLÖCK, F. K., MOLL, W.: The effect of low molecular weight dextran on uterine blood flow and the gas partial pressure on the fetal blood. Z. Geburtsh. Perinat. 176, 290 (1972)

13. KÜNZEL, W.: Die Durchblutung am Ende der Schwangerschaft und während der Geburt. In: Perinatale Medizin (eds. J. W. DUDENHAUSEN, E. SALING), Bd. IV, p. 127. Stuttgart: Thieme 1973

14. KÜNZEL, W., MOLL, W.: Uterine O_2 consumption and blood flow of the pregnant uterus. Z. Geburtsh. Perinat. 178, 108 (1972)

15. KÜNZEL, W.: Die "Herzinsuffizienz" der Schwangeren in Rückenlage. Med. Welt 32, 147 (1981)

16. KÜNZEL, W.: Aktuelles kindliches Risiko vor und während der Geburt. Freiburg, 1987

17. MOLL, W.: Placental function and oxygenation in the fetus. In: Oxygen transport of tissue (eds. D. F. BRULEY, H. I. BICHER), p. 1017. New York: Plenum Press 1973

18. MOLL, W., KÜNZEL, W.: Blood pressures in the uterine vascular system of anaesthetized pregnant guinea pigs. Pflügers Arch. 330, 310 (1971)

19. MOLL, W., KÜNZEL, W.: Der uteroplacentare Kreislauf. Z. Geburtsh. Perinat. 178, 1 (1974)

20. MOLL, W., KÜNZEL, W., STOLTE, L. A. M., KLEINHOUT, J., De JONG, P. A., VETH, A. F. I.: The blood pressure in the decidual part of the utero-placental arteries (spiral arteries) of the rhesus monkey. Pflügers Arch. 346, 291 (1974)

21. MOLL, W.: Gas exchange in concurrent, countercurrent and crosscurrent flow systems. The concept of the fetoplacental unit. In: Respiratory gas exchange and blood flow in the placenta (eds. L. D. LONGO, H. BARTELS). Bethesda (Maryland): U. S. Department of Health, Education and Welfare 1972

22. PARER, J. T., De LAMMOY, C. W., HOVERSLAND, A. S., METCALFE, J.: Effect of decreased uterine blood flow on uterine oxygen consumption in pregnant macaques. Amer. J. Obstet. Gynec. 100, 813 (1968)

23. PARER, J. T.: Reversed relationship of oxygen affinity in maternal and fetal blood. Amer. J. Obstet. Gynec. 108, 323 (1970)

24. ROMNEY, S. L., METCALFE, J., REID, D. E., BURWELL, G. S.: Blood flow in the gravid uterus. Ann. N. Y. Acad. Sci. 75, 762 (1959)

25. SOOTHILL, P. W., NICOLAIDES, K. H., RODECK, Ch. H., CAMPBELL, St.: Effect of gestational age on fetal and intervillous blood gas and acid-base values in human pregnancy. Fetal Therapy 1, 168 (1986)

26. SOOTHILL, P. W., NICOLAIDES, K. H., RODECK, C. H., CLEWELL, W. H., LINDRIDGE, J.: Relationship of fetal hemoglobin and oxygen content to lactate concentration in Rh isoimmunized pregnancies. Amer. J. Obstet. Gynec. 69, 268 (1987)

27. WULF, H.: Der Gasaustausch in der reifen Placenta des Menschen, II. Teil. Geburtsh. Gynäk. 158, 269 (1962)

28. WULF, H., KÜNZEL, W., LEHMANN, V.: Vergleichende Untersuchungen der aktuellen Blutgase und des Säure-Base-Status im fetalen und maternen Kapillarblut während der Geburt. Geburtsh. Gynäk. 167, 113 (1967)

Schmerzentstehung und Schmerzleitung unter der Geburt, Einfluß von Schmerz und Analgesie auf Mutter, Geburtsfortgang und Fetus

Von I. Jurna

Der Wehenschmerz ist ein akuter Schmerz, der durch eine plötzlich auftretende Gewebsschädigung entsteht. Wehenschmerzen werden durch eine Dehnung von Zervix und unteren Uterussegmenten verursacht (23). Es besteht eine direkte Beziehung zwischen dem Ausmaß und der Geschwindigkeit der Dehnung von Zervix und unteren Uterussegmenten und der Schmerzintensität, aber auch zwischen dem Beginn der Uteruskontraktionen und dem Auftreten des Schmerzes (4). Die Latenz zwischen beiden Ereignissen ist während der frühen Eröffnungsphase länger als bei der späten, was mit der Zunahme des Drucks der Amnionflüssigkeit zusammenhängt. Erst bei Anstieg des Drucks über 15 mm Hg kommt es zur Dehnung von Zervix und unteren Uterussegmenten (5). Das bedeutet, daß bei Zervix und Uterus wie bei anderen Hohlorganen eine isotone Kontraktion oder Dehnung, bei der sich die Muskellänge ändert, Spannung oder Druck jedoch konstant bleiben, schmerzlos ist. Eine isometrische Kontraktion, bei der die Muskellänge konstant bleibt, ist jedoch schmerzhaft.

Tatsächlich wird bei isotoner Kontraktion eines Hohlorgans im Tierversuch keine Änderung der Aktivität in nozizeptiven Afferenzen beobachtet, wohl aber bei isometrischer Kontraktion, wo es zu ganz erheblichen Frequenzsteigerungen kommt (7, 22). Dem Wehenschmerz liegen dieselben neurophysiologischen Vorgänge wie dem Kolikschmerz zugrunde, der im Bereich der Harnleiter oder Gallengänge entsteht. Da diese Vorgänge bei allen Frauen der Welt dieselben sind, ist es unwahrscheinlich, daß der Wehenschmerz etwas mit dem Zivilisationsgrad zu tun hat.

Nach NETTELBLADT und Mitarbeitern (32) gaben 35 % eines Kollektivs von Gebärenden unerträgliche Schmerzen an, bei 39 % waren die Schmerzen schwer und nur bei 28 % mäßig. Das entspricht im wesentlichen auch anderen Beobachtungen (6). Interessant ist, daß nach Untersuchungen von MELZACK und Mitarbeitern (31) der Pain rating index beim Wehenschmerz um 8 bis 10 Punkte höher lag als beim Ischialgie- oder Lumbalgieschmerz, beim Tumor- und Phantomschmerz und bei Schmerzen postherpetischer Neuralgien.

Die Dichte sensibler Nervenfasern ist in Zervix und unteren Uterussegmenten, von wo der Wehenschmerz ausgeht, höher als im übrigen Uterus (12). Zervix und untere Uterussegmente enthalten größtenteils nichtmyelinisierte Afferenzen, also C-Fasern, und einige wenige myelinisierte Fasern geringen Durchmessers aus Mechanorezeptoren (7, 8, 14). Der Wehenschmerz ist ein Nozizeptorschmerz, bei dem die Erregung aus den Nozizeptoren über C-Fasern in das Zentralnervensystem geleitet wird.

Die nozizeptiven Afferenzen ziehen mit sympathischen Efferenzen von Zervix und Uterus durch den Plexus cervicalis und den Plexus uteri weiter durch den Plexus hypogastricus inferior und superior und dann durch den lumbalen in den thorakalen Grenzstrang, von wo sie über die Rami communicantes albi und die Hinterwurzel hauptsächlich in die Rückenmarkssegmente Th_{11} bis Th_{12}, zu einem geringen Teil aber auch in die Segmente Th_{10} und L_1 eintreten. Aus dem Bereich des Perineums und äußeren Teils der Vagina ziehen die nozizeptiven Afferenzen mit dem Nervus pudendalis über die entsprechenden Hinterwurzeln in die Rückenmarkssegmente S_2, S_3 und S_4.

Die nozizeptiven Afferenzen enden im Hinterhorn des Rückenmarks und gehen dort synaptische Kontakte mit Neuronen ein, auf die auch nozizeptive Afferenzen aus der Haut konvergieren. Von diesen Neuronen nehmen motorische Reflexbahnen ihren Ausgang, über die Fluchtreflexe bzw. Muskelverspannungen und Schonhaltungen zustandekommen, und sympathische Efferenzen. Außerdem gehen von ihnen Bahnen aus, die im Rückenmark aufsteigen und über die schmerzreizbedingte Signale zum Thalamus geleitet werden, wo die Schmerzempfindung entsteht. Bei den aufsteigenden Bahnen handelt es sich um Tractus spinothalamicus, Tractus spinocervicalis, Tractus spinoreticularis und Tractus spinomesencephalicus (39).

Die Konvergenz der nozizeptiven Afferenzen aus Zervix und Uterus mit nozizeptiven Afferenzen aus der Haut auf dieselben Neurone im Hinterhorn des Rückenmarks ist der Grund dafür, daß der Schmerz aus diesen Organen auf entsprechende Dermatome übertragen wird. In der frühen Eröffnungsphase ist der Schmerz relativ schwach und beschränkt sich auf die Segmente Th_{11} und Th_{12}. Mit zunehmender Wehentätigkeit, d. h. bis zu einer Eröffnung der Zervix von 3 - 4 cm, wird der Schmerz intensiver, schärfer und krampfender und breitet sich über die angrenzenden Dermatome Th_{10} und L_1 aus.

Wenn in der späten Eröffnungsphase die Zervix voll dilatiert ist, nimmt die nozizeptive Erregung aus diesem Bereich ab. Die Kontraktion des Uterus und die Dehnung der unteren Uterussegmente erzeugen jedoch Schmerzen in denselben Dermatomen wie in der vorausgehenden Phase. In dem Maße, in dem weitere schmerzerzeugende Gewebe wie Beckenorgane und Perineum betroffen sind, nimmt der Schmerz zu und breitet sich auf die Dermatome der Sakralsegmente S_2 bis S_4 aus. Es kommt zu einer intensiven Dehnung oder gar zu Rissen in Faszien und subkutanem Gewebe und zu Druck auf die Muskulatur des Perineums. Der Perineumschmerz ist wie anderer Oberflächenschmerz scharf und gut lokalisierbar und kann durch eine Leitungsblockade der Nervi pudendales beseitigt werden (4, 25). In der Austreibungsperiode entstehen Schmerzen durch Erregung von Nozizeptoren infolge Zug am Peritoneum und den Ligamenta uteri, Druck und Dehnung der Harnblase, Zug und Dehnung im Bereich von Ligamenten, Faszien und Muskeln im Becken und Druck auf Wurzeln des Plexus lumbosacralis.

Die Erregung der Nozizeptoren aktiviert das nozizeptive System, das mit einer Vielzahl von Reaktionen antwortet, von denen

einige eine Aktivierung des Systems im Sinne einer negativen
Rückkopplung abschwächen oder verhindern können. Es werden aus
dem Hirnstamm (periaquäduktales Grau, Raphekerne) deszendie-
rende Bahnen aktiviert, die einen hemmenden Einfluß auf die
nozizeptive synaptische Impulsüberleitung im Rückenmark ausüben
(3, 30). Außerdem kommt es im Rahmen einer Aktivierung endo-
kriner Funktionen durch Schmerz und Angst zu einer Ausschüttung
von Betaendorphin aus der Hypophyse (2, 18, 20). Betaendorphin
wird auch vom Feten (11, 16) und von der Plazenta (28) gebildet.
Während der späten Eröffnungsphase und der Austreibungsperiode
ist die Plasmakonzentration von Betaendorphin fünf- bis zehnmal
höher als normalerweise (11, 16). Dies reicht wahrscheinlich für
die Entstehung einer endogenen Analgesie nicht aus (9, 11, 17).

Weitere wichtige Reaktionen des nozizeptiven Systems sind
Steigerungen des Skelettmuskeltonus, der Atmung, des Sympathi-
kustonus und der Leistung des endokrinen Systems. Erhöhte sympathische Aktivität bedingt eine Zunahme der Herzaktion, des
Blutdrucks, des Stoffwechsels und des Sauerstoffverbrauchs. Diese
Reaktionen dienen normalerweise der Homöostase, können sich
jedoch für Mutter und Fetus ungünstig auswirken.

Wehenschmerz ist ein starkes Atemstimulans (10). In der frühen
Eröffnungsphase nimmt die Atmung in Litern pro Minute deutlich
zu, die CO_2-Spannung nimmt ab. Das steigert sich im weiteren
Verlauf bis in die frühe Nachgeburtsperiode. Da während der
Uterusrelaxation das Atemzentrum durch Schmerzreize nicht mehr
stimuliert wird und außerdem infolge der schmerzbedingten Hyperventilation die CO_2-Spannung abgesunken ist, ist die Sauerstoffsättigung im Blut von Mutter und Fetus vermindert (6). Die Sauerstoffspannung im Blut von Mutter und Fetus normalisiert sich
jedoch unter Periduralanästhesie und Pudendusblockade (6, 13,
21).

Das Herzminutenvolumen nimmt während der Wehentätigkeit zu (1,
19, 38). Diese Steigerung der Herzarbeit ist geringer unter
Periduralanästhesie (6). Sie wird von kreislaufgesunden Gebärenden vertragen, Gefahr besteht jedoch bei Herzinsuffizienz,
Hypertonie, hypertensiven Spätgestosen und hochgradiger Anämie
(6).

Erhöhte Sympathikusaktivität steigert den Stoffwechsel und den
Sauerstoffverbrauch. Dies kann, zusammen mit der hyperventila-
tionsbedingten Steigerung der Bikarbonatausscheidung über die
Nieren und der häufig verminderten Kohlenhydrataufnahme, zu einer
metabolischen Azidose führen, die sich auch auf den Feten
auswirkt (33, 34). Es läßt sich auch feststellen, daß die Konzentration von Laktat im mütterlichen Blut zunimmt (34). Diese
Veränderungen können durch eine Periduralanästhesie abgeschwächt
werden (33, 34).

Erhöhte Sympathikusaktivität verzögert die Magen-Darm-Passage, so
daß Erbrechen auftreten kann. Es kann außerdem ein Ileus und,
wegen der gehemmten Funktion der Harnwege und Blasenmotilität,
eine Oligurie entstehen (6).

Der Wehenschmerz und die mit ihm verbundene Angst erhöhen die Konzentration von Katecholaminen und Kortikosteroiden im Plasma (24), was sich auf die Uteruskontraktionen auswirkt, wobei Noradrenalin die Kontraktionen steigert, Adrenalin und Kortikosteroide sie hemmen (26, 27). Eine Periduralanästhesie verhindert den Anstieg von Katecholaminen im Plasma (37).

Eine Reihe von Faktoren wirkt sich auf die Sauerstoffversorgung des Feten negativ aus:

1. Die erhöhte Noradrenalinkonzentration im Blut reduziert die Uterusdurchblutung (36).

2. Der Blutfluß wird während der Uteruskontraktionen gedrosselt.

3. Die schmerzbedingte Hyperventilation erzeugt eine respiratorische Alkalose, wobei die Affinität des Sauerstoffs zum Hämoglobin im mütterlichen Blut zunimmt und der Sauerstoff schlechter an den Feten abgegeben wird.

4. Der Ausfall der schmerzreizbedingten Stimulation des Atemzentrums während der Wehenpausen und die hyperventilationsbedingte Abnahme der CO_2-Spannung verursachen eine Hypoxie.

Experimentelle und klinische Beobachtungen zeigen eindeutig, daß eine Beseitigung von Schmerz und Angst unter der Geburt die Bedingungen für Mutter und Feten signifikant verbessern.

Zum Abschluß ein Wort von BONICA (6): "... there is a growing body of evidence that properly administered obstetric analgesia/anaesthesia provides much needed relief and not only does not contribute to maternal or perinatal mortality but reduces them."

Literatur

1. ADAMS, J. Q., ALEXANDER, A. M.: Alterations in cardiovascular physiology during labour. Obstet. Gynaec. 12, 542 (1958)

2. AKIL, H., WATSON, S. J., YOUNG, E., LEWIS, M. E., KHACHATURIAN, H., WALKER, J. M.: Endogenous opioids: biology and function. Ann. Rev. Neurosci. 7, 223 (1984)

3. BASBAUM, A. I., FIELDS, H. L.: Endogenous pain control mechanisms: review and hypothesis. Ann. Neurol. 4, 451 (1978)

4. BONICA, J. J.: Principles and practice of obstetric analgesia and anaesthesia, vol. 1. Philadelphia: Davis 1967 (zitiert nach 6)

5. BONICA, J. J.: Labour pain: mechanisms and pathways. In: Obstetric analgesia and anesthesia (eds. G. F. MARX, G. M. BASSELL), p. 173. New York: Elsevier 1980

6. BONICA, J. J.: Labour pain. In: Textbook of pain (eds. P. D. WALL, R. MELZACK), p. 377. Edinburgh: Churchill Livingstone 1984

7. BOWER, E. A.: Action potentials from uterine sensory nerves. J. Physiol. (Lond.) 148, 2 (1959)

8. BOWER, E. A.: The characteristics of spontaneous and evoked action potentials recorded from the rabbit's uterine nerves. J. Physiol. (Lond.) 183, 730 (1966)

9. CLEMENT-JONES, V., BESSER, G. M.: Clinical perspectives in opioid peptides. Brit. med. Bull. 39, 95 (1983)

10. COLE, P. V., NAINBY-LUXMOORE, R. C.: Respiratory volumes in labour. Brit. med. J. 1962 2, 1118

11. CSONTOS, K., RUST, M., HÖLLT, V., MAHR, W., KROMER, W., TESCHEMACHER, H. J.: Elevated plasma ß-endorphin in pregnant women and their neonates. Life Sci. 25, 835 (1979)

12. DAVIS, A. A.: The innervation of the uterus. J. Obstet. Gynaec. Brit. Commonw. 40, 481 (1933)

13. FISHER, A., PRYS-ROBERTS, C.: Maternal pulmonary gas exchange. A study during normal labour and extradural blockade. Anaesthesia 23, 350 (1968)

14. FLOYD, K., HICK, V. E., MORRISON, J. F. B.: Afferent units in the cat hypogastric nerve. J. Physiol. (Lond.) 246, 86 (1974)

15. GINTZLER, A. R.: Endorphin-mediated increases in pain threshold during pregnancy. Science 210, 193 (1980)

16. GOLAND, R. S., WARDLAW, S. L., STARK, R. I., FRANTZ, A. G.: Human plasma ß-endorphin during pregnancy, labour and delivery. J. clin. Endocr. 52, 74 (1981)

17. GOLDSTEIN, A.: Endorphins: physiology and clinical implications. Ann. N. Y. Acad. Sci. 311, 49 (1978)

18. GUILLEMAIN, R., VARGO, T., ROSSIER, J., MINICK, S., LING, N., RIVIER, C., VALE, W., BLOOM, F.: ß-endorphin and adrenocorticotropin are secreted concomitantly by the pituitary gland. Science 197, 1367 (1977)

19. HENDRICKS, C. H., QUILLIGAN, E. J.: Cardiac output during labor. Amer. J. Obstet. Gynec. 71, 953 (1956)

20. HENRY, J. L.: Circulating opioids: possible physiological roles in central nervous function. Neurosci. biobehav. Rev. 6, 229 (1982)

21. HUCH, A., HUCH, R., SCHNEIDER, H., ROOTH, G.: Continuous transcutaneous monitoring of foetal oxygen tension during labour. Brit. J. Obstet. Gynaec. 84S, 1 (1977)

22. IGGO, A.: Physiology of visceral afferent system. Acta neuroveget. 28, 121 (1966)

23. JAVERT, C. T., HARDY, J. D.: Measurement of pain intensity and its physiologic, neurologic, and pharmacologic implications. Amer. J. Obstet. Gynec. 60, 552 (1950)

24. KAUPPILA, A., TUIMALA, R., HAAPALAHTI, J.: Maternal adrenocorticotropic hormone and cortisol during labour and vaginal delivery. J. Obstet. Gynaec. 81, 691 (1974)

25. KLINK, E. W.: Perineal nerve block, an anatomical and clinical study in the female. Obstet. Gynaec. 1, 137 (1953)

26. LEDERMAN, R. P., LEDERMAN, E., WORK jr., B. A., McCANN, D. S.: The relationship of maternal anxiety, plasma catecholamines and plasma cortisol to progress in labor. Amer. J. Obstet. Gynec. 132, 495 (1978)

27. LEDERMAN, R. P., McCANN, D. S., WORK, B., HUBER, M. J.: Endogenous plasma epinephrine and norepinephrine in last-trimester pregnancy and labor. Amer. J. Obstet. Gynec. 129, 5 (1977)

28. LIOTTA, A. S., KRIEGER, D. T.: In vitro biosynthesis and comparative posttranslational processing of immunoreactive precursor corticotropin/ß-endorphin by human placental and pituitary cells. Endocrinology 106, 1504 (1980)

29. MARX, G. F., MACATANGAY, A. S., COHEN, A. V., SCHULMAN, H.: Effect of pain relief on arterial blood gas values during labor. N. Y. J. Med. 69, 819 (1969)

30. MAYER, D. J., PRICE, D. D.: Central nervous system mechanisms of analgesia. Pain 2, 379 (1976)

31. MELZACK, R., TAENZER, P., FELDMAN, P., KINCA, R. A.: Labour is still painful after prepared childbirth training. Canad. med. Ass. J. 125, 357 (1981)

32. NETTELBLADT, P., FAGERSTRÖM, C. F., UDDENBERG, N.: The significance of reported childbirth pain. J. psychosom. Res. 20, 215 (1976)

33. PEARSON, J. F., DAVIES, P.: The effect of continuous lumbar epidural analgesia on acid-base status of maternal blood during the first stage of labour. J. Obstet. Gynaec. Brit. Commonw. 80, 218 (1973)

34. PEARSON, J. F., DAVIES, P.: The effect of continuous lumbar epidural analgesia on maternal acid-base balance and arterial lactate concentration during the second stage of labour. J. Obstet. Gynaec. Brit. Commonw. 80, 225 (1973)

35. RUST, M., KELLER, M., GESSLER, M., ZIEGLGÄNSBERGER, W.: Endorphinerge Mechanismen bei der schwangerschaftsspezifischen Schmerzadaptation. Anaesthesist 33, 452 (1984)

36. SHNIDER, S. M., WRIGHT, R. G., LEVINSON, G., ROIZEN, M. F., WALLIS, K. L., ROLBIN, S. H., CRAFT, J. B.: Uterine blood flow and plasma norepinephrine changes during maternal stress in the pregnant ewe. Anesthesiology 50, 524 (1979)

37. SHNIDER, S. M., ABBOUD, T., ARTAL, R., HENRIKSEN, E., STEFAN, S. J., LEVINSON, G.: Maternal endogenous catecholamines decrease during labour after lumbar epidural anaesthesia. Anesthesiology 53S, 5299 (1980)

38. UELAND, K., HANSEN, J. M.: Maternal cardiovascular dynamics. II. Posture and uterine contractions. Amer. J. Obstet. Gynec. 103, 1 (1969)

39. WILLIS, W. D.: The pain system. Basel: Karger 1985

Perinatale Pharmakologie: Schmerzbekämpfung und Narkose
Von K. Brune

Während der Schwangerschaft bis zur Geburt besteht eine Symbiose zwischen Mutter und Fetus. Nahrungsmittel und Arzneimittel können, wenn auch mit unterschiedlicher Geschwindigkeit und Vollständigkeit, vom mütterlichen Organismus auf das Kind übertreten; natürlich besteht aber auch die Möglichkeit für Arzneimittelbewegungen in der umgekehrten Richtung. Alle während der Schwangerschaft eingenommenen Pharmaka können also prinzipiell neben der Mutter das ungeborene Kind, aber auch die Hilfsstruktur Plazenta beeinflussen. Es kann nicht die Aufgabe dieses Beitrags sein, die zahlreichen kindlichen Schädigungen durch Pharmaka, die zur Therapie mütterlicher Erkrankungen eingenommen werden, aufzulisten. Erwähnt seien nur die Entwicklungsschädigungen, ausgelöst durch z. B. Thyreostatika, oder die Knochen- und Zahnschäden im Zusammenhang mit der Einnahme von Tetrazyklinen. Natürlich können aber auch Anästhetika und Anästhesieadjuvanzien, wenn sie wiederholt in der Schwangerschaft zugeführt werden, zu Schäden an Plazenta, Gebärmutter und Kind führen. Zum Glück sind wiederholte Expositionen von Patienten selten. Einzelfälle von Kindsschäden sind beschrieben worden, der Kausalzusammenhang ist nicht bewiesen, zumal es andererseits auch Beobachtungen gibt, die gegen eine Keimschädigung durch wiederholte Exposition von Müttern im Rahmen von Narkosen sprechen (3, 4, 5). Eine Frau wurde angeblich 17mal narkotisiert, trotzdem zeigte das Kind nach der Geburt keinerlei Schäden (6). Trotzdem zwingt die zunehmende Häufigkeit von chirurgischen Eingriffen bei Schwangeren, aber auch der Verdacht auf Keimschädigungen bei OP-Personal zu einer sorgfältigen Analyse der möglichen Risiken.

1 Wiederholte Exposition während der Schwangerschaft

Im Tierexperiment lassen sich Keimschäden durch die Exposition der schwangeren Muttertiere gegen eine Vielzahl von Anästhetika und Anästhesieadjuvanzien auslösen. Einige wichtige Informationen aus der Monographie von SCHARDEIN (5) sind in der Tabelle 1 zusammengestellt. Die Frage bleibt, inwieweit diese tierexperimentellen Untersuchungen, bei denen relativ hohe Konzentrationen verwendet wurden, von irgendwelcher klinischer Relevanz sind. Allerdings wird in einigen retrospektiven Studien auf ein erhöhtes Abortrisiko, aber auch auf ein erhöhtes Risiko von Mißbildungen bei weiblichem OP-Personal, aber auch, wenn auch seltener, bei männlichen Mitarbeitern mit langdauernder Exposition im Rahmen ihrer Tätigkeit im OP hingewiesen (5). Andere, ebenfalls retrospektive Studien sprechen gegen eine signifikante Assoziation zwischen Fehlgeburten, Mißbildungen und anderen Schwangerschaftsproblemen mit der Tätigkeit im Umfeld der Narkose und Anästhesie (5).

Tabelle 1. Teratogene Potenz von Anästhetika (Nach 5)

Medikament	Spezies						
	Maus	Ratte	Kaninchen	Hund	Hamster	Katze	Primat
Bupivacain		–	–				
Enfluran	+	–					
Äthyläther	+	+					
Halothan	+	+	–				
Halothan + N_2O	–				–		
Isofluran	–	–					
Ketamin	–	–	–				
Methohexital	–	–					
Methoxyfluran	+	+					
Methylenchlorid	–	–					
Lachgas	–	+			–		
Phencyclidin	+	+					
Procain		+					
Propanidid	–			+			
Thiamylal	+						
Thiopental	–	–					

2 Probleme der perinatalen Applikation von Narkotika und anderen Adjuvanzien

Bei der perinatalen Applikation von Narkotika und Anästhesieadjuvanzien handelt es sich um kurzfristige, einmalige Applikationen. Das Risiko, dadurch strukturelle Veränderungen an den Geburtswegen, der Plazenta oder dem Kind auszulösen, sind dementsprechend gering. Hingegen sind alle im Rahmen der Narkose verwendeten Pharmaka natürlich in der Lage, prinzipiell auf das Kind überzugehen und dort ähnliche Phänomene auszulösen wie bei der Schwangeren. Naturgemäß kann das Neugeborene allerdings durch derartige Effekte stärker betroffen werden als das ausgereifte Organsystem der Mutter. Im Rahmen dieser Pharmaka lassen sich zwei Gruppen unterscheiden:

2.1 Pharmaka mit schneller Permeation in den kindlichen Organismus

Grundsätzlich handelt es sich bei diesen Pharmaka um lipophile Substanzen, die aufgrund ihrer physikochemischen Eigenschaften schnell auf das Kind übertreten können. Dazu gehören alle unter A in Tabelle 2 gelisteten Pharmaka, also zahlreiche Inhalationsnarkotika, die meisten Injektionsnarkotika, Lokalanästhetika, Opiate und Neuroleptika. Von großer Bedeutung bei ähnlicher Lipophilie ist bei diesem Übertritt die Geschwindigkeit der mütterlichen Elimination dieser Pharmaka nach kurzzeitiger oder Bolusapplikation. Diese prinzipiellen Ereignisse sind in Abb. 1 zusammengefaßt. Es ergibt sich daraus, daß nach ausreichend schnell erfolgtem Übertritt des Pharmakons in den fetalen Organismus das Konzentrationsniveau im Feten erheblich unter dem

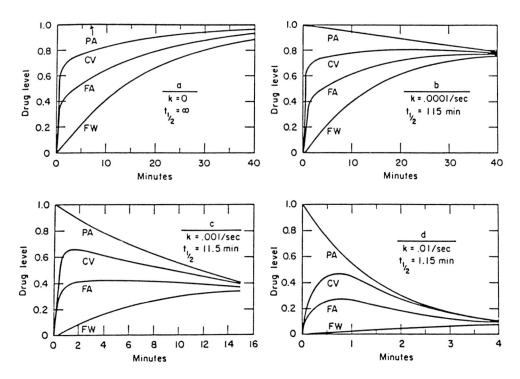

Abb. 1. Äquilibriumskinetik zwischen mütterlichem und kindlichem Gewebe von hypothetischen Pharmaka mit unterschiedlichen Eliminationskonstanten. Auf der Basis unterschiedlicher Eliminationsgeschwindigkeiten wurde für vier verschiedene Pharmaka die Äquilibriumskinetik zwischen mütterlichem und fetalem Gewebe abgeschätzt. Es handelt sich um Pharmaka, die prinzipiell auf den Feten übergehen könnten. Für jedes Pharmakon sind die Konzentrationen im mütterlichen Plazentablut (PA), im fetalen venösen Blut (CV), arteriellen Blut (FA) und Körperwasser (FW) berechnet worden. Die Zeitachsen haben unterschiedliche Dimensionen. Die mütterliche Arzneimittelresorption und -verteilung wird als instantan und vollständig angenommen. Ein wesentliches Ergebnis der Modellrechnung ist die Feststellung, daß die relative Pharmakonkonzentration im kindlichen Organismus um so niedriger ist, je kürzer die Eliminationshalbwertszeit bei der Mutter ist (Aus 1)

der Mutter liegen muß, wenn eine sehr schnelle Elimination erfolgt; während bei langsamer Elimination annähernd gleiche maximale Konzentrationsniveaus erreicht werden wie bei der Mutter (1). Dementsprechend sind die Effekte am Organismus des Kindes ausgeprägter und die sehr kursorischen Angaben in Tabelle 2 müssen dementsprechend ernster genommen werden (2).

Tabelle 2. Mögliche Narkoseeffekte während der Geburt (Nach 2)

Therapeutische Verfahren	Arzneimittelgruppe	Beispiel	Mutter	Effekte Gebärmutter	Kind
A					
Lokalanästhesie	Lokalanästhesie	Lidocain	Übelkeit Arrhythmien Krämpfe	?	Kardiodepression
Inhalationsnarkose	Inhalationsnarkotika	N$_2$O Halothan	Verwirrtheit RR ↓	gering Tonus ↓	gering RR ↓ (?)
Injektionsnarkose	Injektionsnarkotika	Thiopental Ketamin	RR ↓ RR ↑	Tonus ↓ Tonus ↑	Atmung ↓ Atmung (↓)
	Opiate	Morphin	Atmung ↓, RR ↓	Wehentätigkeit ↓	Atmung ↓
	Neuroleptika	Droperidol	Bewegungsstörung RR ↓	Wehentätigkeit (?)	gering
B					
Prämedikation	Parasympathikolytika	Atropin	gastraler Reflux Tachykardie	gering	Tachykardie
Muskelrelaxation	Muskelrelaxanzien	Tubocurarin Suxamethonium	Lähmung Tachykardie	gering Tonus ↑	∅ gering

2.2 Hydrophile Pharmaka mit langsamem Übertritt in den kindlichen Organismus

Pharmaka, die nur sehr langsam in den kindlichen Organismus übertreten (B in Tabelle 2), werden naturgemäß bei nicht allzulange dauernder Narkose nur geringe Effekte auf den kindlichen Organismus haben können. Hier sind in erster Linie die Muskelrelaxanzien zu nennen. Bei allen handelt es sich um quaternäre oder tertiäre Amine, die aufgrund ihrer extremen Polarität nur sehr langsam in den kindlichen Organismus übertreten und nur bei anhaltenden Narkosen zu Muskellähmungen des Kindes nach der Geburt führen können. Relativ langsam treten auch die Parasympathikolytika vom Typ des Atropin oder noch polarere Pharmaka wie Methylatropin u. a. m. in den kindlichen Organismus über. Es wäre zu überlegen, wenn das nicht bereits geschehen ist, in der Narkoseprämedikation nur extrem polare Parasympathikolytika einzusetzen.

3 Zusammenfassung

Es bleibt festzuhalten, daß die durch die Narkose heraufbeschworenen Risiken während der Geburt allgemein gering sind. Sie sind weitgehend Standardwissen der Anästhesiologie. Trotzdem besteht die Möglichkeit, daß aufgrund unseres unzureichenden Wissens Risikosituationen weder vorhergesehen noch vermieden werden. Insbesondere fehlen uns heute noch verläßliche Angaben über akute Effekte von Narkotika oder andere, im Rahmen der perinatalen Narkose gebrauchten Pharmaka auf besonders sensible Systeme wie Plazenta und ZNS des Feten. Hier liegen nur vereinzelte Ergebnisse aus Tierversuchen vor, die sicher nicht immer auf den Menschen übertragbar sind, und die zu wiederholen bei der derzeitigen Tierschutzgesetzgebung unmöglich sein wird.

Literatur

1. GOLDSTEIN, A., ARONOW, L., KALMAN, S. M.: Principles of drug action: The basis of pharmacology. New York: Wiley & Sons 1974

2. LEDWARD, R. S., HAWKINS, D. F.: Drug treatment in obstetrics. Bungay: Richard Clay Ltd. 1983

3. MELLIN, G. W.: Comparative teratology. Anesthesiology 29, 1 (1968)

4. POPE, W. D., HALSEY, M. J., LANSDOWN, A. B., BATEMAN, P. E.: Lack of teratogenic dangers with halothane. Acta anaesth. belg. 23, (Suppl.), 169 (1975)

5. SCHARDEIN, J. L.: Chemically induced birth defects. New York: Marcel Dekker 1985

6. SLATER, B. L.: Multiple anaesthetics during pregnancy. A case report. Brit. J. Anaesth. 42, 1131 (1970)

Psychologische Methoden der Geburtserleichterung
Von K. Knörr

Psychologische Methoden zur Erleichterung der Geburt haben - von Ausnahmen abgesehen - erst seit Beginn der 20er Jahre Eingang in die Geburtshilfe gefunden. Es waren zunächst die Hypnose und das autogene Training, die mit Erfolg zur Verminderung der Geburtsängste und der durch sie ausgelösten Geburtsschmerzen eingesetzt wurden. Aber die zur Anwendung dieser Verfahren notwendige Auslese der Schwangeren, ebenso der Aufwand und die Tatsache, daß nur wenige Geburtshelfer diese Methoden beherrschen, haben ihrer allgemeinen Verbreitung im Wege gestanden (7, 8, 11, 12, 14).

Mit systematischen psychologischen Vorbereitungskursen für die Geburt mit einem leicht verständlichen, auf breiter Basis und im geburtshilflichen Routinebetrieb realisierbaren Verfahren hat erstmalig in der Bundesrepublik Mitte der 50er Jahre ROEMER unter maßgeblicher Mitarbeit von LUKAS in der Tübinger Universitäts-Frauenklinik begonnen (6, 7, 12, 13, 14).

Ich kann aus eigener Erfahrung zu dieser in der Literatur als "Tübinger-Methode" eingegangenen psychologischen Geburtsvorbereitung etwas sagen, weil ich als damaliger Oberarzt in der Tübinger Frauenklinik selbst ein Lernender war, der von ROEMER - seinerzeit einer der ganz wenigen Psychosomatiker in unserem Fach - in die psychologischen Betrachtungs- und Verhaltensweisen in unserer Disziplin eingeführt wurde.

Das Tübinger Vorgehen beruht im wesentlichen auf den Gedankengängen von DICK-READ über den Zusammenhang zwischen Angst, Spannung und Schmerz (1) (Abb. 1). Seine Vorstellungen haben jedoch eine wesentliche methodische und grundsätzliche Erweiterung erfahren, insbesondere durch die in Tübingen von vornherein praktizierte Geburtsvorbereitung in Gruppen gegenüber der von READ bevorzugten Einzelbehandlung. Auch wurden mit der Zeit einige Vorschläge von LAMAZE übernommen. Andere Modifikationen ergaben sich mit zunehmender Erfahrung.

Das Ziel der psychologischen Geburtsvorbereitung nach READ bzw. nach der Tübinger Methode besteht darin, die Kreißende während der Wehen in der Eröffnungperiode zu einer weitgehenden Entspannung zu bringen. Um dies zu erreichen, wird im theoretischen Unterricht während der Schwangerschaft versucht, den Frauen durch Information und Objektivierung die Angst vor der Geburt zu nehmen und schwangerschaftsbezogene Ängste abzubauen (1, 6, 7, 8, 14).

Bei den praktischen Übungen in kleinen Gruppen steht der psychotherapeutische Effekt der Gruppenbehandlung und das Erlernen der Entspannungs- und Atemübungen als Training für die Geburt

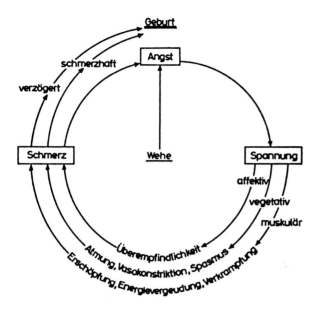

Abb. 1. Der Circulus vitiosus "Angst - Spannung - Schmerz" unter der Geburt (Aus 7)

im Vordergrund. Entscheidendes Gewicht kommt den Gesprächen in der Gruppe unter Leitung eines Arztes und/oder einer Hebamme zu (6, 7, 14).

Zur gleichen Zeit wurde in den 50er Jahren die russische Methode der Psychoprophylaxe des Geburtsschmerzes bekannt, die von LAMAZE übernommen und modifiziert wurde. Das Verfahren besteht in einer Kombination von rein verstandesmäßiger Aufklärung und Wortsuggestion - der "Erziehung zur Geburt". Die positive Geburtsmotivation - Freude auf das Kind anstatt Angst vor der Geburt - und ein gewisses Leistungsprinzip sind mitbestimmend für den Erfolg (4, 7, 8, 12, 14).

Zu den von LAMAZE vorgenommenen Modifikationen gehören die Erziehung der Frauen zu einer bewußten aktiven Mitarbeit, die Einbeziehung des Ehemannes in die Vorbereitungskurse und das Geburtsgeschehen und die strenge methodische Ausrichtung des gesamten geburtshilflichen Personals auf die Psychoprophylaxe (4, 8, 12, 14).

Ein weiteres bewährtes Konzept eines Vorbereitungskurses stammt von PRILL. Hervorzuheben ist, daß er zusätzlich zu Aufklärung und Gruppengesprächen in den praktischen Teil auch die Grundübungen des autogenen Trainings eingebaut hat, also ein Verfahren, das von den ausbildenden Ärzten, Hebammen und Krankengymnastinnen eine besondere Qualifikation erfordert (8, 12).

Unverkennbar ist, daß sich in den letzten Jahren eine Akzentverschiebung in Inhalt und Durchführung der Vorbereitungskurse vollzogen hat. Während früher auf die praktischen Übungen mit Schwangerschaftsgymnastik, Entspannungs- und Atemübungen der größte Wert gelegt wurde, geht es heute mehr darum, ein Vorbereitungsprogramm zu gestalten, das eine Atmosphäre des Vertrauens und der Sicherheit schafft. Im Vordergrund stehen eine psychosomatisch orientierte Betreuung der Schwangeren sowie Unterrichtsveranstaltungen über Schwangerschaft, Geburt und Versorgung des Neugeborenen mit Gesprächsrunden in kleinen Gruppen. In dieses Vorbereitungsprogramm werden möglichst alle einbezogen, die an der Betreuung von Mutter und Kind beteiligt sind, also Geburtshelfer, Psychologe, Hebamme, Krankengymnastin, Kinderarzt und Kinderschwester (3, 9, 13). Besonderer Wert wird darauf gelegt, daß die werdenden Väter in diese Schulung miteinbezogen werden, auch am Unterricht teilnehmen und sich dadurch auf ihre Rolle bei der Geburt vorbereiten (2, 13, 15, 16).

Eine wichtige Zielsetzung der vorbereitenden Gespräche geht dahin, in der Kommunikation und verbalen Interaktion zwischen dem Geburtshelfer, dem Psychologen und der Hebamme, aber auch zwischen den Schwangeren der Gruppe untereinander, reale und Erwartungsängste abzubauen, irrige Vorstellungen über Schwangerschaft und Geburt zu korrigieren und insgesamt die Mutter-Kind-Beziehungen zu fördern. Dabei leisten die obligatorischen Ultraschalluntersuchungen eine wertvolle Hilfe, da durch die Darstellung des Feten und seiner Herzaktion schon früh in der Schwangerschaft eine enge Beziehung mit positiver Motivation zum Kind hergestellt werden kann.

Wie eine Gravide ihre Schwangerschaft in ihrem Umfeld akzeptiert, wie sie durch Wissen über den Geburtsvorgang Ängste abbaut, wie sie durch Vertrauen in ihre Leistungsfähigkeit in die Geburt geht, das alles hat wesentlichen Anteil an der Bewältigung der Geburtsarbeit. Ihr seelisches und körperliches Wohlbefinden bestimmt die Toleranz des Geburtsschmerzes (13).

Diese Informationsveranstaltungen bieten auch die Möglichkeit, die heute von einem Teil der Schwangeren und ihren Lebensgefährten vorgetragenen Wünsche nach einer "sanften" bzw. "natürlichen" Geburt - mit zum Teil ideologischen Inhalten - in sachlicher Atmosphäre zu erörtern (3, 10, 18).

Zu den vorbereitenden Informationen gehören auch - am besten anläßlich des üblichen Besuches der Entbindungsräume im Rahmen der Gymnastikkurse - Ausführungen über die apparativ-technischen Überwachungsmethoden, die einen wesentlichen Bestandteil der heutigen Geburtshilfe im Interesse der Sicherheit des Kindes darstellen.

Die Schwangere soll mit der Gewißheit der Geburt entgegensehen, daß alles getan wird, um dem bis dahin im Uterus geborgenen Kind den Übergang in die Außenwelt so "sanft" wie möglich, vor allem aber so sicher wie möglich, zu gestalten.

Die Gesellschaft für psychosomatische Geburtshilfe und Gynäkologie hat diese Entwicklung aufgegriffen und versucht, in einem

Katalog die Punkte zu artikulieren, die erfüllt werden sollten, um einer Graviden zu einer möglichst "individuellen" Geburt zu verhelfen (2, 13, 16). Als essentielle Forderungen werden herausgestellt: die Reduktion der Angst, die Anwesenheit des Ehemannes und die individualisierte Schmerzerleichterung mit dem Ziel einer sicheren, angstfreien, schmerzarmen, möglichst natürlichen Geburt als individuelles Geburtserlebnis (Tabelle 1).

Zur psychologischen Geburtsführung - also zur Führung der Frau unter der Geburt - ist unabhängig von der jeweiligen Vorbereitungsmethode folgendes zu sagen:

Verständlicherweise läßt sich die ärztliche Führung der Gebärenden wesentlich einfacher gestalten, wenn sie an der Geburtsvorbereitung teilgenommen hat und/oder gar von dem Geburtshelfer während der Schwangerschaft selbst betreut wurde. Aber die wichtigste Voraussetzung für eine psychologische Geburtsleitung ist das einwandfreie Verhalten des Kreißsaalpersonals.

Die Atmosphäre bei der Aufnahme zur Geburt ist mitentscheidend für den Erfolg der Geburtsvorbereitung. Das erste Gespräch mit der Hebamme und dem Arzt, also dieser häufig erste persönliche Kontakt, stellt ein ganz wesentliches Element der Entspannung und der Vertrauensbildung dar (3).

Geburtshelfer und Hebamme müssen wissen, daß sie für diesen wichtigen Lebensabschnitt der Frau zu aktuellen Bezugspersonen werden. In das Gespräch muß der Ehemann einbezogen werden. Gerade weil man als Geburtshelfer die Hausgeburt heute nicht mehr vertreten kann und ihre Renaissance in den Bereich der schwärmerischen Nostalgie verbannen muß, läßt sich durch die Anwesenheit des Ehemannes ein Kompromiß finden, der es ermöglicht, daß das Kind doch in die Familie geboren wird.

Geburtshelfer und Hebamme verlieren in der Routinearbeit verständlicherweise leicht das Gefühl für die emotionalen Bedürfnisse der Kreißenden. Am schwerwiegendsten sind unbedachte, die Kreißende in Unruhe versetzende Äußerungen (14). Um diese Fehler zu vermeiden, sind zum Gelingen einer psychosomatisch orientierten Geburtsführung eine ständige Kontrolle und Schulung besonders des Kreißsaalpersonals und strenge Selbstdisziplin erforderlich (14). Dies gilt gleichermaßen für den im Kreißsaal tätigen Anästhesisten und seine Mitarbeiter.

Die Erfolge der psychologischen Geburtsvorbereitung sind unbestritten, aber schwer zu objektivieren. Sie werden für alle Verfahren in der gleichen Größenordnung von 60 - 90 % angegeben (7, 8, 12, 14). Reicht die Psychoprophylaxe nicht aus, so stehen die medikamentöse Geburtserleichterung und die regionalanästhesiologischen Verfahren zur Diskussion. Insbesondere die Periduralanästhesie bedeutet eine echte Hilfe für die Gebärende, da sie das Erleben der Geburt nicht beeinträchtigt. Sie wird in Ulm bevorzugt eingesetzt, wenn die individuelle Schmerzschwelle überschritten wird (17).

Tabelle 1. Psychosomatische Forderungen an das Geburtsgeschehen (Basis "Die sichere Geburt") (13)

Ziel: Sichere, angstfreie, schmerzarme, möglichst natürliche Geburt als individuelles Geburtserlebnis

    Einfühlsamer Umgang mit der Gebärenden (Angstreduktion)
- durch die Hebamme (Akzent auf Zuwendung)
- durch den Arzt/die Ärztin (Akzent auf Sicherheit)

    Anwesenheit des Partners oder vertrauter Bezugsperson
- als Helfer bei der Verarbeitung der Wehen (spart Analgetika)
- als Vermittler von Geborgenheit

    Individualisierte Schmerzerleichterung
- durch Vermeidung von Gebärstörungen (Angst - Spannung - Schmerz)
- durch geduldige Hilfe bei der Wehenverarbeitung
- durch Akzentuierung des Geburtserlebens

    Förderung des sofortigen Kontaktes von Mutter und Kind durch intensiven Hautkontakt und frühes Anlegen des Kindes

---

Zusammenfassung

Es ist nicht nur möglich, sondern es entspricht unserem Auftrag als Geburtshelfer, die psychosomatisch orientierte Geburtshilfe mit ihrer unmittelbaren Zuwendung zur werdenden Mutter und die mit den Vorteilen der apparativen Überwachung betriebene Geburtshilfe zu einer glücklichen Synthese und zum Vorteil von Mutter und Kind miteinander zu verknüpfen. Das Ziel unserer Bemühungen muß sein, den Schwangeren zu einer sicheren, schmerzarmen, möglichst natürlichen Geburt als individuelles Erlebnis zu verhelfen (16).

Literatur

1. DICK-READ, G.: Mutter werden ohne Schmerz. Hamburg: Hoffmann & Campe 1958

2. KENTENICH, H., STAUBER, M.: Die individuelle Geburt. Geburtsh. und Frauenheilk. 45, 153 (1985)

3. KNÖRR, K., KNÖRR-GÄRTNER, H., BELLER, F. K., LAURITZEN, Ch.: Lehrbuch der Geburtshilfe und Gynäkologie, 3. Aufl. Berlin, Heidelberg, New York: Springer 1988

4. LAMAZE, F.: La supression de la douleur liée à la contraction de l'uterus en travail. Rev. nouv. med. (Paris) 7, 61 (1956)

5. LEBOYER, F.: Der sanfte Weg ins Leben - Geburt ohne Gewalt. München: Desch 1974

6. LUKAS, K. H.: Erfahrungen mit der psychologischen Geburtsleitung. Med. Klin. 52, 1579 (1957)

7. LUKAS, K. H.: Die psychologische Geburtserleichterung, 3. Aufl. Stuttgart: Schattauer 1976

8. LUKESCH, H.: Schwangerschafts- und Geburtsängste. Stuttgart: Enke 1981

9. MÜLLER, P.: Möglichkeiten des Geburtshelfers zur Intensivierung der Mutter-Kind-Beziehung. pädiat. prax. 23, 557 (1980)

10. ODENT, M.: Die sanfte Geburt: Die Leboyer-Methode in der Praxis. München: Kösel 1978

11. POETTGEN, H.: Die Integration des autogenen Trainings in die geburtshilfliche Psychoprophylaxe. Geburtsh. u. Frauenheilk. 31, 150 (1971)

12. PRILL, H. J.: Methoden der Geburtserleichterung - Psychologische bzw. nichtmedikamentöse Methoden. In: Gynäkologie und Geburtshilfe (eds. O. KÄSER, V. FRIEDBERG, K. G. OBER, K. THOMSEN, J. ZANDER), Bd. II, Teil 2: Schwangerschaft und Geburt, 2. Aufl., p. 11.1. Stuttgart, New York: Thieme 1981

13. RICHTER, D., STAUBER, M.: Psychosomatik in Gynäkologie und Geburtshilfe. In: Psychosomatische Medizin (ed. Th. von UEXKÜLL), 3. Aufl., p. 910. München, Wien, Baltimore: Urban & Schwarzenberg 1986

14. ROEMER, H.: Methoden der Geburtserleichterung. In: Gynäkologie und Geburtshilfe (eds. O. KÄSER, V. FRIEDBERG, K. G. Ober, K. THOMSEN, J. ZANDER), Bd. II: Schwangerschaft und Geburt, 1. Aufl., p. 631. Stuttgart: Thieme 1967

15. STAUBER, M.: Psychosomatische Aspekte in der Geburtshilfe. Dtsch. Ärztebl. 76, 797 (1979)

16. STAUBER, M.: Derzeitiger Stand einer sicheren, psychosomatisch orientierten Geburtshilfe. Frauenarzt 26, 47 (1985)

17. WENSKE, C., GEIER, G., TRAUB, E., LÜDTKE, K. W., HEYES, H., GRÜNEBERGER, A.: Geburtshilfliche Aspekte der Katheterperiduralanästhesie. Geburtsh. u. Frauenheilk. 43, 82 (1983)

18. WULF, K.-H.: Geburtshilfliche Perspektionen - Für eine Geburtshilfe ohne Ideologie. Arch. Gynec. 235, No. 1-4, XXXV - XLVII (1983)

Systemische Analgesie, Sedierung und Inhalationsanalgesie
Von J. Neumark

In der geburtshilflich-anästhesiologischen Fachliteratur der letzten zehn Jahre fristet die systemische Medikation ein zunehmend stiefkindliches Dasein. Blättert man z. B. durch die Jahrgänge 1985 und 1986 von "Obstetric Anesthesia Digest", findet man 47 Publikationen, die sich mit den Lokalanästhetika und der Epiduralanästhesie bei vaginalen Entbindungen beschäftigen. Nur 14 Arbeiten behandeln systemische Analgetika und Sedativa, die für vaginale Entbindungen von Interesse sein könnten. Auch in den Kapiteln zur systemischen Medikation in Lehrbüchern und Fortbildungsbänden der letzten Zeit wird nur Altes wiedergekaut. Anders kann man es sich nicht erklären, daß in der fast enzyklopädischen 2. Auflage des Werkes von R. D. MILLER (1986) die prominenten Autoren SHNIDER und LEVINSON zum Thema systemische Medikation für vaginale Entbindungen zwar auf 41 Zitate hinweisen, aber nur eines davon ist aus der Zeit nach 1980 (30). In der Reihe "Clinics in Anesthesiology" weisen McMORLAND und DOUGLAS 1986 in ihrer Übersicht "Systemic medication in labour and delivery" auf 73 Zitate hin, nur acht sind jünger als 1980 (23).

In der Praxis sieht es aber anders aus. Eine Umfrage in geburtshilflichen Abteilungen im deutschsprachigen Raum ergab, daß im Landesschnitt zwischen 10 und 15 % (zum Vergleich: in den USA 30 %) aller Gebärenden eine Epiduralanästhesie zur vaginalen Entbindung erhalten und diese sammeln sich in wenigen Ballungszentren (18). Da wir aus diversen Statistiken wissen, daß weniger als 10 % der Gebärenden ohne Analgesie zurechtkommen (26), müssen wir annehmen, daß eine große Zahl der restlichen 70 - 80 % (in den USA immerhin auch noch über 50 %) eine mehr oder weniger suffiziente systemische Medikation während der Wehen erhalten.

Ich möchte nicht den vielen Lehrbuch- und Symposienbeiträgen zu diesem Thema einen weiteren hinzufügen. Ich will in dieser Übersicht detailliert zusammenfassen, was ich in den letzten Jahren Neues über die uns vertrauten klassischen Substanzen erfahren konnte, und auf Substanzen hinweisen, die in den letzten Jahren auf den Markt gekommen sind und an die man sich in der Geburtshilfe noch herantasten muß.

Die Alkaloide

Von den klassischen Alkaloiden hat sich bisher nur das Pethidin gehalten; es ist noch immer das verbreitetste Analgetikum in der Geburtshilfe. In den letzten Jahren vermehrten sich Arbeiten, die darauf hinweisen, daß auch dann, wenn der Gebärenden weniger als 100 mg i.m. verabreicht werden, beim Neugeborenen neurologische Verhaltensänderungen über drei bis sieben Tage zu beobachten sind (2, 9, 15). Diese lange Wirkungsdauer wird nicht mehr nur damit erklärt, daß das Neugeborene längere Eliminationszeiten hat, sondern auch damit, daß der Hauptmetabolit Normeperidin, der ebenfalls ZNS-depressiv ist, bis 24 h nach Verabreichung von Pethidin im Blutspiegel ansteigt (14, 24). Nachdem der Blutspiegel seinen Spitzenwert erreicht hat, wird seine Elimination durch Halbwertszeiten von durchschnittlich 70 h noch lange hinausgezögert. Auch die Blutgase im Nabelschnurblut werden beeinflußt, falls die Entbindung innerhalb 4 h nach i.m.-Pethidingabe erfolgt (28). Dabei kommt es aber nur zu einem leichten Anstieg des PCO_2 und einer dadurch bedingten leichten Senkung des pH im Nabelschnurblut, der PO_2 bleibt unverändert. Es handelt sich wohl um eine rein respiratorische Verschiebung, die auf eine Beruhigung der Hyperventilation der Mutter durch die Schmerzlinderung hinweist. Auch die Relevanz der Verlangsamung gewisser neurologischer Verhaltensmuster beim Neugeborenen ist nicht ausdiskutiert. Da die Neugeborenen dieses Manko in wenigen Tagen aufholen, muß man sich fragen, ob man dem wirklich soviel Bedeutung zumessen muß. Untersuchungen an Mäusen haben gezeigt, daß die Mütter nach Pethidin-Promethazin bis zu 15 Tage über die Geburt hinaus einen Verlust an Lernfähigkeit zeigen, ihr Wurf hingegen sich in dieser Hinsicht nicht von jenem in einer Kontrollgruppe unterscheidet (5).

20 mg <u>Nalbuphin</u> sind äquipotent zu 100 mg Pethidin. Wie andere Agonisten-Antagonisten hat es einen Plafondeffekt, womit die Atemdepression mit zunehmender Dosierung begrenzt ist. Sein Metabolit ist im Gegensatz zum Normeperidin ein inaktives Glukuronidkonjugat. Dennoch haben klinische Untersuchungen die durch die Pharmakologie erwarteten Vorteile nicht bestätigt. Bei vergleichbar analgetischer Wirkung hat das Nalbuphin einen stärker sedierenden Effekt auf die Mutter, und das neurologische Verhalten des Neugeborenen ist bis 24 h nach der Geburt stärker deprimiert als nach Pethidin (35). Pharmakokinetisch liegt Nalbuphin auch etwas schlechter als Pethidin. Die F-M-Ratio (Verhältnis der Blutkonzentration Fetus/Mutter) ist bei Nalbuphin mit 0,8 höher als bei Pethidin mit 0,6. Das bedeutet eine höhere Eliminationsbelastung für das Neugeborene nach der Geburt.

<u>Alfentanil</u> wurde bisher für vaginale Entbindungen nicht untersucht. Die kurze Halbwertszeit von 1 - 3 h und seine niedere F-M-Ratio von 0,29 sprechen dafür, daß es das Neugeborene nur wenig belasten würde. Dies hat sich nach Gabe von 30 µg/kg 10 min vor der Entbindung per Sectio bestätigt (8). Wegen seiner kurzen Wirksamkeit könnte es durch die Patientin in Form von On-Demand-Analgesie gut selbst gesteuert werden. EVANS et al. hatten seinerzeit bei Pethidin gute Erfahrungen mit der patientengesteuerten Infusion gemacht (7).

<u>Tramadol</u> ist ein Alkaloid, das nicht dem Suchtgesetz unterworfen ist und als Analgetikum ohne Atemdepression bezeichnet wird. Einer klinischen Studie zufolge hatte es sich bei einer i.m.-Dosierung von 50 mg dem Pethidin 50 mg i.m. hinsichtlich seiner analgetischen Wirkung als gleichwertig und hinsichtlich seinem Einfluß auf das Neugeborene als überlegen erwiesen (3). Diese

Schlußfolgerung der Autoren beruht jedoch auf einer Vielzahl nicht vergleichbarer Beobachtungen bei zu geringer Fallzahl (Tramadol n = 23 und Pethidin n = 22). Ein vielleicht vorhandener Unterschied wäre wegen eines zu hohen Typ-2-Error trotz Randomisierung und Doppelblindstudie gar nicht feststellbar. Inzwischen ist bekannt, daß Tramadol 50 mg eine signifikant geringere analgetische Wirkung haben soll als Pethidin 50 mg. Weiters sind Gebärende Plazeboeinflüssen besonders stark ausgesetzt (26). Für das Tramadol fehlen jegliche pharmakokinetische und pharmakologische Daten (F-M-Ratio, neurologische Verhaltenstests etc.). Das alles bedeutet, daß wir uns mit einer verbindlichen Aussage noch Zeit lassen müssen.

Im Zusammenhang mit den Alkaloiden noch ein paar Worte zum Antagonisten Naloxon. Sämtliche Symptome der Neugeborenendepression nach Alkaloiden können mit Naloxon antagonisiert werden. Naloxon passiert rasch die Plazenta und kann, wenn man es der Mutter vor der Geburt verabreicht, Depressionen beim Neugeborenen vorbeugen. Von dieser Methode der Antagonisierung ist aber abzuraten. Der Streß und die Schmerzen, denen die Mutter dann bis zur Geburt ausgesetzt wird, sind dieser nicht zumutbar. Es konnten auch schädliche Folgen für das Kind beobachtet werden (17). Naloxon kann dem Neugeborenen postpartal in die Umbilikalvene (0,04 mg) und i.m. (0,2 mg) verabreicht werden. Eine alleinige Injektion intravenös hebt die Alkaloidwirkung meist nur für etwa 30 min auf, die i.m.-Injektion wirkt bis 48 h (34). Die Möglichkeit, Alkaloide mit Naloxon zu antagonisieren, sollte nicht dazu verleiten, Alkaloide unkontrolliert zu verabreichen. Naloxon kann zwar die Alkaloidwirkung antagonisieren, aber nicht die hypoxischen Schäden des Neugeborenen, die durch langzeitige alkaloidbedingte Atemdepression der Mutter verursacht werden. Naloxon ist auch imstande, die Atem- und ZNS-Depression hypoxisch azidotischer Neugeborener, deren Mütter keine Alkaloide erhalten hatten, zum Teil zu beheben (6): Bei gestreßten azidotischen Neugeborenen konnte eine massive Endorphinsteigerung nachgewiesen werden (19). Diese endogenen Substanzen haben einen ähnlich ZNS-depressiven Effekt wie exogen zugeführte Alkaloide und sind somit durch Naloxon antagonisierbar.

Die Inhalationsanalgesie

Die Inhalationsanalgesie hat den Vorteil, daß sie über die Lunge gut steuerbar und das Analgetikum bzw. Anästhetikum durch Abatmung auch vom Neugeborenen leicht eliminierbar ist. Da Trilen und Methoxyfluran nicht mehr am Markt sind, verbleibt von den klassischen Inhalationsanalgetika nur mehr Lachgas. Es hat einen guten analgetischen Effekt und belästigt, da es geruchlos ist, das im Kreißsaal arbeitende Personal nicht. Nach der Entdeckung der Methioninsynthetasehemmung bei Langzeitinhalation von Lachgas wurde in Untersuchungen an Schwangeren festgestellt, daß diese Störung sich beim Fetus bzw. Neugeborenen bereits nach nur 30 min Inhalation durch die Mutter manifestiert (1). Durch prophylaktische Folsäuregabe an die Schwangere kann dieser Mangel begrenzt werden (13). Es sind zwar trotz jahrzehntelanger Anwendung von Lachgas im Kreißsaal bisher Schäden an Neugeborenen nicht aufgefallen. Es ist aber auch möglich, daß vorübergehende Methioninmangelsymptome beim Neugeborenen (Neuropathien, Störung der Hämatopoese etc.), wenn man nicht gezielt nach ihnen fahndet, klinisch nicht auffällig werden. Weiters entdeckt man, daß Lachgas die DNA-Synthese und den aeroben Metabolismus selektiv im fetalen Hirn inhibiert (32). Für Narkosen zur operativen Entbindung kann man Lachgas (50 %) weiterhin empfehlen, da der Fetus dem selten länger als 30 min ausgesetzt sein wird. Von stundenlanger Analgesie muß derzeit jedoch abgeraten werden.

Enfluran und Isofluran scheinen eine gute analgetische Wirkung in subklinischen Dosen zu haben (21, 22). Die klinische Erprobung ist jedoch noch mangelhaft und die Praktikabilität fragwürdig: Bei Verwendung von Inhalationsanalgetika sollte die unvermeidliche Luftverunreinigung in den Kreißsälen, einerseits wegen des belästigenden Geruchs, andererseits wegen möglicher Gesundheitsschäden für das Personal, nicht unterschätzt werden. Die derzeitige apparative Handhabung ist unbequem und ohne personalaufwendige Überwachung nicht ungefährlich. Weiters sind auch die Kosten hoch. Somit sehe ich vorläufig nicht viele Vorteile in einer mehr als kurzfristigen Anwendung dieser Form der Analgesie.

Die Sedativa

Sedierung ist nach klassicher Meinung der Geburtshelfer bei Angst, während mangelhafter Wehentätigkeit, oder wenn Angst und Verspannung den Wehenschmerz potenzieren, indiziert. Sie sind auch als Schlafmittel in der Nacht vor einer Geburtseinleitung oder einer geplanten Sectio von Vorteil. In Verwendung stehen derzeit Phenothiazine und Diazepine, seltener Neuroleptika.

Die Phenothiazine haben neben der sedierenden auch eine antiemetische und antihistaminische Wirkung. Sie werden (besonders das Promethazin) meist gemeinsam mit Analgetika zu deren Potenzierung verwendet. Obwohl sie noch weit verbreitet sind, ist das Interesse der Wissenschaftler an diesen Substanzen offensichtlich nicht existent. Die letzten zitierbaren Arbeiten liegen mehr als 20 Jahre zurück (23, 30). Diese Einstellung ist zu bedauern. Da z. B. Promethazin bereits seit Jahrzehnten in Verwendung steht, hat es epidemiologisch seine Unschädlichkeit bewiesen. Seine antiemetische Komponente fehlt den Diazepinen. Pharmakologisch wissen wir zwar, daß es rasch die Plazenta passiert, aber brauchbare Aussagen über F-M-Ratio, Eliminationshalbwertszeit und neurologische Verhaltensänderungen beim Neugeborenen sind mir nicht bekannt.

Von den Benzodiazepinen ist das Diazepam die am längsten in Verwendung stehende Substanz. Die anxiolytische, antikonvulsive und sedierende Wirkung hat ihm auch einen Platz in der Geburtshilfe verschafft. Erst nach langjähriger Anwendung stellte sich, dank besserer biochemischer und pharmakokinetischer Untersuchungsmöglichkeiten und neurologischer Verhaltenstests, heraus, daß Diazepam viele unerwünschte Eigenschaften hat: Freies (ungebundenes) Diazepam ist im Plasma während der Schwangerschaft höher als außerhalb der Schwangerschaft. Die Eliminationshalbwertszeit liegt bei 50 - 70 h. Der Hauptmetabolit N-desmethyldiazepam ist pharmakologisch wirksam und hat eine Halbwertszeit von über 90 h (24). Die F-M-Ratio beträgt wegen einer stärkeren Plasmabindung im Feten als in der Mutter um 2 : 1 (16). Diazepam und N-desmethyldiazepam können noch nach über einer Woche postpartal im Neugeborenenblut nachgewiesen werden. Das injizierbare Diazepam führt auch zu einer Verzögerung des Bilirubinabbaus, erstens als Albumin-Bilirubin-Entkoppler und zweitens durch seinen Hauptmetabolit N-desmethyldiazepam, der mit dem Bilirubin um die Konjugation an der Glukuronsäure konkurriert. 5 - 10 mg schränken die Herzfrequenzvariabilität des Fetus ein und senken die Temperatur des Neugeborenen (20). Bei mehr als 10 mg Diazepam kommt es bereits zu sogenannten "Floppy babies". Diazepam kann in Dosen von mehr als 30 mg vor der Geburt zu apnoischen Attacken sowie zu schweren Temperaturregulationsstörungen und Verhaltensstörungen (z. B. gestörte Nahrungsaufnahme) beim Neugeborenen führen.

Man hoffte in letzter Zeit, bei Substanzen mit besseren pharmakokinetischen Eigenschaften auch bessere klinische Ergebnisse zu finden. Aber ebenso, wie bei den Alkaloiden Nalbuphin klinisch nicht hielt, was die Pharmakologie versprach, ging es bei den Diazepinen mit dem Lorazepam. Trotz einer Eliminationshalbwertszeit von nur 12 h und inaktiven Metaboliten (33) zeigte Lorazepam mehr Nebenwirkungen als Diazepam (27) und erwies sich nebenbei auch als weniger effektiv (10).

Günstige pharmakologische Eigenschaften findet man beim Midazolam. Abgesehen von seiner Wasserlöslichkeit hat es eine Eliminationshalbwertszeit von nur 1,5 - 2,5 h. Seine Metaboliten sind inaktiv bzw. werden wie 1-Hydroxymethylmidazolam rasch konjugiert und ausgeschieden. Die F-M-Ratio von nur 0,15 bedeutet eine geringe Eliminationsbelastung für das Neugeborene. Wenn man abends 15 mg als Schlafmittel und Anxiolytikum per os verabreicht, so findet man am nächsten Morgen Midazolam nicht mehr im mütterlichen Blut und im Falle einer Geburt schon gar nicht im Neugeborenen (11, 12). (Dort sollte wegen der F-M-Ratio nur mehr ein Sechstel der mütterlichen Konzentration zu finden sein.) Auch klinisch ist bereits 3 h nach 5 mg i.m. kein ZNS-depressiver Effekt mehr erkennbar. Es hat eine akute antikonvulsive, aber auch amnestische Wirkung. Hat man die Absicht, die Mutter die Geburt bewußt miterleben zu lassen, so muß die letzte Eigenschaft eher als weniger erwünscht angesehen werden (4).

An dieser Stelle noch ein paar Worte zu den Antagonisten der Benzodiazepine. Flumazenil könnte ähnlich wie Naloxon dem Neugeborenen postpartal verabreicht werden, um neurologische Depressionen hintanzuhalten, wobei man aber an seine kurze Halbwertszeit denken sollte (etwa 1 h). Es kann aber auch der Mutter postpartal gegeben werden, um die amnestischen und ZNS-dämpfenden Nebenwirkungen der Diazepine aufzuheben und die Zuwendung zum Kind zu verbessern. Klinische Erfahrungen mit Midazolam und dem Antagonisten in der Geburtshilfe stehen noch aus.

Zum Abschluß sei hier noch das Ketamin erwähnt. Ketamin ist ein starkes Analgetikum und hat hypnotische, amnestische und etwas sedierende Eigenschaften. In subklinischen Dosen von nur 0,1 mg/ kg - 1 mg/kg Körpergewicht wird es auch in der Geburtshilfe angewandt. Da die analgetische Wirkung nur kurz ist, die hypnotische Wirkung bei wiederholten Gaben aber kumuliert, kann es bei vaginalen Entbindungen nur kurzfristig und da am ehesten gegen Ende der Austreibungsperiode verwendet werden. Wenn man von der in höheren Dosen (> 1 mg/kg) uterustonisierenden Wirkung absieht, hat Ketamin auf den Fetus nur günstige Einflüsse: Es steigert die Uterusdurchblutung. Es reduziert beim Fetus den zerebralen Metabolismus (29). Hämodynamik und regionaler Blutfluß in Myokard und Gehirn werden selbst bei fetaler Asphyxie und Azidose nicht negativ beeinflußt (31). Dennoch ist es eher zur operativen vaginalen Entbindung indiziert als zur reinen Analgesie des Wehenschmerzes (25).

Angesichts eventuell noch zu erwartender neuer, kurzwirksamer und leicht zu steuernder Substanzen, die ähnlich dem Alfentanil und dem Midazolam eine rasche Eliminationszeit, inaktive Metaboliten und eine niedere F-M-Ratio aufweisen, sowie in Anbetracht der Möglichkeit Alkaloide und Benzodiazepine zu antagonisieren, sollten sich die Experten und Forscher veranlaßt sehen, ihre reservierte Einstellung zur systemischen Medikation zu überdenken.

Literatur

1. BADEN, J. M., SERRA, M., MAZZE, R. I.: Inhibition of fetal methionine synthase by nitrous oxide. Brit. J. Anaesth. 56, 523 (1984)

2. BELSEY, E. M., ROSENBLATT, D. B., LIEBERMAN, B. A., REDSHAW, M., CALDWELL, J., NOTARIANNI, L., SMITH, R. L., BEARD, R. W.: The influence of maternal analgesia on neonatal behaviour: I. Pethidine. Brit. J. Obstet. Gynaec. 88, 398 (1981)

3. BITSCH, M., EMMRICH, J., HARY, J., LIPPACH, G., RINDT, W.: Geburtshilfliche Analgesie mit Tramadol. Fortschr. Med. 16, 632 (1980)

4. CAMANN, Q., COHEN, M. B., OSTHEIMER, G. W.: Is midazolam desirable for sedation in parturients? Anesthesiology 65, 441 (1986)

5. CHALON, J., WALPERT, L., RAMANATHAN, S., EISNER, M., TANG, C. K., KATZ, R., TURNDORF, H.: Meperidine-promethazine combination and learning function of mice and their progeny. Canad. Anaesth. Soc. J. 29, 612 (1982)

6. CHERNIK, V., CRAIG, R. J.: Naloxone reverses neonatal depression caused by fetal asphyxia. Science 216, 1252 (1982)

7. EVANS, J. M., ROSEN, M., McCARTHY, J. P., HOGG, M. I. J.: Apparatus for patient controlled administration of intravenous narcotics during labour. Lancet 1976 1, 790

8. GEPTS, E., HEYTENS, L., CAMU, F.: Pharmacokinetics and placental transfer of intravenous and epidural alfentanil in parturient women. Anesth. Analg. 65, 1155 (1986)

9. HODGKINSON, R., HUSAIN, F. J.: The duration of effect of maternally administered meperidine on neonatal neurobehaviour. Anesthesiology 56, 51 (1982)

10. HOUGHTON, D. J.: Use of lorazepam as a premedicant for caesarean section. An evaluation of its effects on the mother and the neonate. Brit. J. Anaesth. 55, 767 (1983)

11. KANTO, J., AALTONEN, L., ERKKOLA, R., AARIMAA, L.: Pharmacokinetics and sedative effect of midazolam in connection with caesarean section performed under epidural analgesia. Acta anaesth. scand. 28, 116 (1984)

12. KANTO, J., SJOVALL, S., ERKKOLA, R., HIMBERG, J. J., KANGAS, L.: Placental transfer and midazolam kinetics. Clin. Pharmacol. Ther. 33, 786 (1983)

13. KEELING, P. A., ROCKE, D. A., NUNN, J. F., MONK, S. J., LUMB, M. L., HALSEY, M. J.: Folinic acid protection against nitrous oxide teratogenicity in rat. Brit. J. Anaesth. 58, 528 (1986)

14. KUHNERT, B. R., KUHNERT, P. M., PHILIPSON, E. H., SYRACUSE, C. D.: Disposition of meperidine and normeperidine following multiple doses during labor. II. Fetus and neonate. Amer. J. Obstet. Gynec. 151, 410 (1985)

15. KUHNERT, B. R., LINN, P. L., KENNARD, M. J., KUHNERT, P. M.: Effects of low doses of meperidine on neonatal behavior. Anesth. Analg. 64, 335 (1985)

16. KUNZ, W., NAU, H.: Differences in in vitro binding of diazepam and n-desmethyldiazepam to maternal and fetal plasma proteins at birth: relation to free fatty acid concentration and other parameters. Clin. Pharmacol. Ther. 34, 221 (1983).

17. LaGAMMA, E. F., ITSKOVITZ, J., RUDOLPH, A. M.: Effects of naloxone on fetal circulatory responses to hypoxemia. Amer. J. Obstet. Gynec. 143, 933 (1982)

18. LANZ, E., ZIMMER, H. D.: Geburtshilfliche Anästhesie - eine Befragung von 312 Krankenhäusern. Anästh. Intensivmed. 22, 161 (1981)

19. LAUNGANI, S. G., DELIVORIA, B., GINTZLER, A., WONG, S., GLASS, L.: Apgar scores and cerebrospinal fluid beta endorphine-like immunoreactivity during the first day of life. Preliminary observations. Amer. J. Dis. Child. 139, 403 (1985)

20. McALLISTER, C. B.: Placental transfer and neonatal effects of diazepam when administered to women just before delivery. Brit. J. Anaesth. __52__, 423 (1980)

21. McGUINESS, C., ROSEN, M.: Enflurane as an analgesic in labour. Anaesthesia __39__, 24 (1984)

22. McLEOD, D. D., RAMAYYA, G. P., TUNSTALL, M. E.: Self-administered isoflurane in labor - a comparative study with entonox. Anaesthesia __40__, 424 (1985)

23. McMORLAND, G. H., DOUGLAS, M. J.: Systemic medication in labour and delivery. Clin. Anesth. __4__, 81 (1986)

24. MORRISON, J. C., TODD, E. L., LIPSHITZ, J., ANDERSON, G. D., SCHNEIDER, J. M., DILTS, P. V.: Meperidine metabolism in the parturient. Obstet. Gynec. __59__, 359 (1982)

25. NEUMARK, J.: Ketamin in der Geburtshilfe. Anästh. Intensivmed. __21__, 271 (1980)

26. NEUMARK, J.: Grenzen der Psychoanalgesie, Akupunktur und TNS in der Geburtshilfe. In: Anaesthesiologie und Intensivmedizin, Bd. 152, p. 79. Berlin, Heidelberg, New York: Springer 1982

27. ONG, B. J., PICKERING, B. G., PALAHNIUK, R. J., CUMMING, M.: Lorazepam and diazepam as adjuncts to epidural anesthesia for cesarean section. Canad. Anaesth. Soc. J. __29__, 31 (1982)

28. ROOTH, G., LYSIKIEWICZ, A., HUCH, R., HUCH, A.: Some effects of maternal pethidine administration on the newborn. Brit. J. Obstet. Gynaec. __90__, 28 (1983)

29. SCHWEDLER, M., MILETICH, D. J., ALBRECHT, R. F.: Cerebral blood flow and metabolism following ketamine administration. Canad. Anaesth. Soc. J. __29__, 222 (1982)

30. SHNIDER, S. M., LEVINSON, G.: Obstetric anesthesia. In: Anesthesia (ed. R. D. MILLER), 2. ed., p. 1681. New York, Edinburgh, London, Melbourne: Churchill Livingstone 1986

31. SWARTZ, J., CUMMING, M., BIEHL, D.: The effect of ketamine anesthesia on the acidotic fetal lamb. Canad. J. Anaesth. __34__, 233 (1987)

32. VANNUCI, R. C., WOLF, J. W.: Oxidative metabolism in fetal rat brain during maternal anesthesia. Anesthesiology __48__, 238 (1978)

33. WHITELAW, A. G. L., CUMMINGS, A. J., McFADYEN, I. R.: Effect of maternal lorazepam on the neonate. Brit. med. J. __282__, 1106 (1981)

34. WIENER, P. C., HOGG, M. I. J., ROSEN, M.: Effects of naloxone on pethidine induced neonatal depression. Brit. med. J. 1977 II, 228

35. WILSON, C. M., McLEAN, E., MOORE, J., DUNDEE, J. W.: A double blind comparison of intramuscular pethidine and nalbuphine in labour. Anaesthesia 41, 1207 (1986)

Pudendusanästhesie, Parazervikalblockade, Periduralanästhesie und Spinalanästhesie aus der Sicht des Geburtshelfers

Von L. Beck

1. Wie häufig werden die Verfahren in der Bundesrepublik Deutschland angewandt und welche Bedeutung kommt den Verfahren in der geburtshilflichen Praxis zu?
2. Indikation und Kontraindikation aus der Sicht der Geburtshilfe.
3. Was muß der Geburtshelfer während der Schwangerschaftsvorsorge der werdenden Mutter über die Verfahren der Analgesie und Anästhesie sagen?
4. Zusammenarbeit zwischen Geburtshilfe und Anästhesiologie, derzeitige Praxis an der Universitätsfrauenklinik Düsseldorf.

1 a) Häufigkeit

Aus einer Übersicht über Erhebungen zur Anwendung der Analgesie und Anästhesie in der Geburtshilfe in der Bundesrepublik Deutschland der letzten Jahre (5, 8) ist ersichtlich, daß die Pudendusanästhesie und die Damminfiltration das am häufigsten angewandte Verfahren darstellen (Tabelle 1). Danach wird die lumbale Periduralanästhesie trotz allgemeiner Anerkennung verhältnismäßig selten angewandt. Praktisch keine Bedeutung mehr besitzt der parazervikale Block; die Häufigkeit der Anwendung der Spinalanästhesie sowie der Kaudalanästhesie liegt unter 1 % bzw. 0,5 %.

Aus der Universitätsfrauenklinik Düsseldorf liegen nach den verschlüsselten Daten der Geburtshilfe folgende Zahlen vor, die in den Tabellen 2 und 3 dargestellt sind. Sie zeigen, daß die lumbale Periduralanästhesie mit über 50 % am häufigsten angewandt wurde; dies gilt auch für die abdominalen Schnittentbindungen. Bemerkenswert ist, daß bei der Sectio in Periduralanästhesie in 7,9 % zusätzlich eine Allgemeinnarkose notwendig wurde und daß Duraperforationen nur mit einer niedrigen Zahl registriert wurden. Die meisten Frauen entschieden sich unter der Geburt für eine Periduralanästhesie, eine gute Kooperation zwischen Anästhesie und Geburtshilfe ist die Voraussetzung für ihre vermehrte Anwendung unter der Geburt.

1 b) Bedeutung der Verfahren in der geburtshilflichen Praxis

Die Pudendusanästhesie ist das in der Welt am häufigsten angewandte Verfahren zur Schmerzausschaltung am Ende der Geburt.

Tabelle 1. Häufigkeit der Lokal- und Leitungsanästhesien in der
Bundesrepublik Deutschland (Mittelwert nach Umfragen)

Pudendusanästhesie + Damminfiltration	60 %
Lumbale Periduralanästhesie (PDA)	18 %
Keine Lokal- und Leitungsanästhesie	20 %
Parazervikalblock (Perinatalerhebung 1986)	< 1 %
Kaudalanästhesie	< 1 %
Spinalanästhesie	< 1 %

Tabelle 2. Dokumentation der Perinatalerhebung in der Bundesrepublik Deutschland (1986)

Periduralanästhesie	
Nordrhein + Westfalen-Lippe	24,1 %
Andere Bundesländer ohne Westberlin	15,2 %
Parazervikaler Block	0,8 %
in der Bundesrepublik Deutschland insgesamt	

Tabelle 3. Geburtshilfliche Anästhesieverfahren
(1973 - 1986 Universitätsfrauenklinik Düsseldorf)

Vaginale Entbindungen	10 065	
PDA	5 422	= 54,0 %
Pudendusanästhesie	1 864	= 18,5 %
Ab 1.1.1979		
Spontangeburten	4 041	
Damminfiltration	254	= 6,3 %
Keine	313	= 7,8 %
Kaiserschnitte	2 242	
in PDA	1 228	= 55,0 %
1979 - 1986		
PDA + ITN	111	= 7,9 %
Komplikationen 1977 - 1986		
PDA	4 520	
Duraperforation	25	= 0,55 %

Das schmerzlose Anlegen einer Episiotomie, die Naht, aber auch eine Forzeps- oder Vakuumentbindung sind in Pudendusanästhesie möglich. Seit vielen Jahren wird der transvaginale Einstich bevorzugt. Injiziert werden je 7 - 8 ml z. B. einer 1%igen Scandicain-Lösung. Die Mitarbeit der Frau bleibt erhalten, und es wurden keine nachteiligen Einwirkungen auf das Kind festgestellt (3). Die Zahl der Komplikationen ist sehr gering. Die größte Statistik in der Bundesrepublik stammt aus der Landesfrauenkli-

nik Wuppertal mit 35 830 Entbindungen in Pudendusanästhesie
(7). Dabei fand man in etwa 5 % eine teilweise oder komplette
gleichzeitige Ausschaltung des Nervus ischiadicus. Es wurden
25 Fälle mit Abszeßbildung zwischen dem 14. und 21. Tag post
partum registriert (0,06 %). Die Zahl der Hämatombildungen ist
schwer zu erfassen, da sie auch bei Spontangeburten ohne Pudendusanästhesie mit einer Häufigkeit von etwa 0,1 % eintreten. Intravasale Injektionen sind in der angegebenen Technik sehr selten. Wir haben in den letzten 15 Jahren keine schwerwiegenden
Komplikationen im Zusammenhang mit der Pudendusanästhesie registriert. Mütterliche Todesfälle sind nicht bekannt.

Der parazervikale Block (PCB) wurde vor 30 Jahren an zahlreichen Kliniken der Bundesrepublik angewandt. Ausgedehnte Erfahrungen liegen bis in die Mitte der 70er Jahre vor (1, 3, 6).
Danach wissen wir, daß Herztonveränderungen des Feten, wie Bradykardie, Tachykardie, variable und späte Dezelerationen, in Abhängigkeit vom Lokalanästhetikum, der Dosierung und dem Anwender, in 5 - 25 % vorkommen. Sie stellen in der Regel eine direkte Folge der Einwirkung des Lokalanästhetikums auf das Kind
dar. Gelegentlich entstehen auch hypertone Reaktionen des Uterus. Bradykardie, Hypoxie und Azidose lassen sich auch bei sachgerechter Anwendung nicht vermeiden. Trotz der guten Wirksamkeit bei der klinischen Anwendung ist das Verfahren allgemein
verlassen worden. Wenn man in einem Aufklärungsgespräch vor der
Geburt davon ausgeht und der werdenden Mutter sagen muß, daß
bei der Anwendung dieses Verfahrens in 5 % und mehr eine Gefährdung für das Kind entsteht, kommt das Verfahren in der Praxis
nicht mehr zur Anwendung.

Die Katheterperiduralanästhesie haben wir in Zusammenarbeit mit
dem Institut für Anästhesiologie, insbesondere mit K. STRASSER,
hinsichtlich des Geburtsverlaufs und der Einwirkung auf das
Kind untersucht (Tabelle 2). Wir haben ein Vergleichskollektiv
gebildet, das dann als Maßstab für die Beeinflussung der Periduralanästhesie herangezogen wurde.

Für die Spontangeburten ohne mütterliches und fetales Risiko
fanden sich keine signifikanten Unterschiede des Apgar-Wertes
nach 1 min und des arteriellen pH-Wertes der Gruppe mit und
ohne Periduralanästhesie.

Bei den Forzeps-Entbindungen in Periduralanästhesie fanden sich
im Vergleich zu Geburten ohne Periduralanästhesie signifikant
weniger Fälle mit einem pH-Wert unter 7,2, während die Apgar-Werte nach 1 min keinen Unterschied aufwiesen. Auch bei den abdominalen Schnittentbindungen zeigte sich bei den Apgar-Werten
nach 1 min kein Unterschied. Beim Vergleich lagen die pH-Werte
der Kinder von Frauen mit Allgemeinnarkose jedoch signifikant
niedriger als bei den Fällen mit Kaiserschnitt in Periduralanästhesie.

Untersuchungen über den Einfluß der Periduralanästhesie auf die
fetale Herzfrequenz ergaben bei konstanter Rückenlage ein vermehrtes Auftreten pathologischer CTG-Veränderungen; bei konstanter Seitenlagerung wurden keine vermehrten pathologischen CTG-Veränderungen festgestellt.

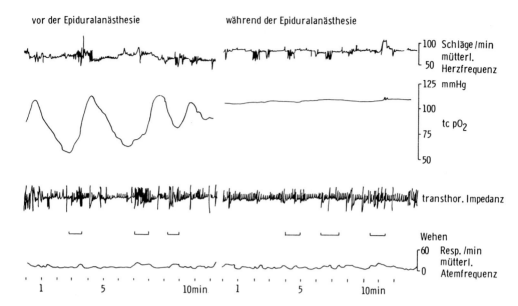

Abb. 1. Auszug einer Originalregistrierung. Von oben nach unten: mütterliche Herzfrequenz, transkutaner PO$_2$, Atemtiefe mittels transthorakaler Impedanz, Wehen, mütterliche Atemfrequenz. Vor Schmerzausschaltung finden sich PO$_2$-Abfälle bis zu 50 % des Maximalwertes; nach Schmerzausschaltung durch Periduralanästhesie lassen sich keine PO$_2$-Änderungen mehr nachweisen

Die Uterusaktivität kann unter der Periduralanästhesie abnehmen, gleich bleiben oder in den ersten 30 min nach Anlegen der Periduralanästhesie zunehmen. Als wehenhemmend erweisen sich bei der Periduralanästhesie eine mütterliche Hypotonie und ein Vena-cava-Kompressionssyndrom.

Einfluß auf die Geburtsdauer
Eine Verlängerung der Entbindungszeit wird von den meisten Autoren beobachtet, wobei in erster Linie eine verlängerte Austreibungsperiode festgestellt wird.

Zunahme der vaginalen Entbindungsfrequenz
Der abgeschwächte Preßdrang, der Verlust des Druckgefühls und die nachlassende Beinmotorik gehen mit einem Anstieg der vaginalen Entbindungsfrequenz einher. Wir sehen darin keinen Nachteil. Die schonende Beckenausgangs-Zangenentbindung in Periduralanästhesie zeigte günstige Zahlen in bezug auf Apgar- und pH-Wert und stellt nach bisherigem Wissen keinen Nachteil für das Kind dar.

Untersuchungen mit kontinuierlicher Messung des mütterlichen PO$_2$ zeigen, daß die durch den Wehenschmerz bedingte Hyperventilation der Mutter mit Hypoventilation und PO$_2$-Abfall bis zu 50 % in der nachfolgenden Wehenpause nach Anlegen der Periduralanästhesie ausgeglichen waren. Wir sehen danach den wesentlichen Vorteil der Periduralanästhesie in der Schmerzausschaltung und damit der Vermeidung nachteiliger schmerzbedingter vegetativer Reaktionen, wie z. B. Hyperventilation, Wehenstörungen und andere schmerzbedingte nachteilige Einflüsse auf den Geburtsverlauf (Abb. 1).

Einfluß auf das Neugeborene
Bei Spontangeburten fand sich kein Einfluß der Periduralanästhesie auf die Frühmorbidität der Neugeborenen gemessen am pH der Nabelarterie und am Apgar-Wert. Bei operativen Vaginalentbindungen hatte die Gruppe mit Periduralanästhesie signifikant weniger Fälle mit pH unter 7,2 in der Nabelarterie als in der Kontrollgruppe. Neuropädiatrische Untersuchungen in Anlehnung an PRECHTEL fanden für Lidocain und Mepivacain hinsichtlich Reflextätigkeit, allgemeinem Körpertonus und Muskelspannung, daß diese beim Neugeborenen herabgesetzt waren, während nach Anwendung von Bupivacain keine Veränderungen gefunden wurden (3). Wir haben einen Neugeborenenindex erarbeitet, der über den 1-Minuten-Apgar- und Nabelarterien-pH-Wert hinausgehend die pädiatrisch-neurologischen Untersuchungen am ersten und siebten Tag einschließt. Wir verwenden Bupivacain zur periduralen Anästhesie und fanden bei den Kindern nach Periduralanästhesie der Mutter keinen negativen Einfluß.

2 Indikation zur lumbalen Periduralanästhesie

Vorteile aus der Sicht der Mutter
Unabhängig von der psychischen Verfassung wird eine sichere Schmerzausschaltung unter Beibehaltung des Bewußtseins erreicht. Die Schmerzausschaltung unter der Geburt stellt die wichtigste Indikation dar. Sie verhindert die Entstehung schmerzbedingter Störungen des Geburtsverlaufs und trägt zu einer Normalisierung des Geburtsvorganges bei. Eine Verbesserung der Nabelschnurdurchblutung konnte nach Anlegen der Periduralanästhesie nicht nachgewiesen werden; auch ist nicht zu erwarten, daß eine Verbesserung der uterinen Perfusion durch die Periduralanästhesie erfolgt.

Nachteile
Die Gebärende muß im Bett liegen, weitgehend Seitenlagerung einhalten, eine Infusion muß angelegt werden, eine CTG-Kontrolle ist angezeigt. Die Mitarbeit vor allem in der Austreibungsperiode ist je nach Dosierung mehr oder weniger eingeschränkt.

Indikationen zur Periduralanästhesie, über die in der Geburtshilfe eine einheitliche Meinung besteht
Bei der vaginalen Geburt aus Beckenendlage ist die Mitarbeit der Frau unerläßlich. Diese ist aber durch die Periduralanästhesie eingeschränkt. Wir empfehlen für diese Fälle, daß die Dosierung gerade nur so hoch sein soll, daß eine Schmerzausschaltung erreicht wird und die Mitarbeit in der Austreibung weitgehend erhalten bleibt.

Bei der vaginalen Entbindung von Gemini ist es ebenfalls ratsam, die Dosierung zur Schmerzausschaltung so niedrig wie möglich zu halten, um die Mitarbeit der Frau zu ermöglichen. Nötigenfalls kann man für den Dammschnitt noch eine Pudendusanästhesie anlegen.

Bei einem Status nach Sectio wird von einigen Autoren die Periduralanästhesie zur vaginalen Entbindung nicht oder nur mit Einschränkung empfohlen. Wir verwenden die Periduralanästhesie auch bei einer vaginalen Entbindung nach vorangegangenem Kaiserschnitt und müssen bei der Beobachtung der Gebärenden in Rechnung stellen, daß die Schmerzsymptomatik für die Erkennung einer drohenden - sehr seltenen - Uterusruptur weniger Bedeutung besitzt.

(Indikation und Kontraindikation zur Anwendung der Periduralanästhesie in der Geburtshilfe aus der Sicht der Anästhesiologie werden im Beitrag TRAUB dargestellt.)

3 Was muß der Geburtshelfer bei der Schwangerschaftsvorsorgeuntersuchung bezüglich der Anästhesie bei der Geburt der Mutter sagen?

a) Pudendusanästhesie
Die Komplikationsrate eines Abzesses ist sehr gering; sie liegt weit unter 1 : 1 000, die Komplikation ist nicht lebensbedrohlich; wir sind der Meinung, sie der Mutter nicht mitteilen zu müssen. Mütterliche Todesfälle sind nicht bekannt. Nach Unverträglichkeitsreaktionen gegenüber einem Lokalanästhetikum in der Anamnese muß gefragt werden, sonst gibt es keine Kontraindikation.

b) Für den parazervikalen Block gibt es zur Zeit keine Indikation mehr, und wir raten aufgrund möglicher Komplikationen von diesem Verfahren ab.

c) Bei der lumbalen Periduralanästhesie sind für den Fetus keine Nachteile zu erwarten. Bei der Mutter sind Duraperforationen mit nachfolgenden Kopfschmerzen in etwa 1 - 2 % möglich. Weiterhin ist eine vermehrte Forzepsentbindungsrate der Mutter mitzuteilen, die jedoch bei einem Beckenausgangsforzeps keinen Nachteil für Mutter und Kind darstellt. Hinzuweisen ist, daß die Mutter während der Periduralanästhesie in Seitenlagerung im Bett liegen muß und eine Infusion angelegt wird.

4 Zur Zusammenarbeit zwischen Anästhesie und Geburtshilfe

Für die Anwendung der Periduralanästhesie in der Geburtshilfe haben wir an der Universität Düsseldorf folgende Zusammenarbeit vereinbart: Der mit der Periduralanästhesie in der Geburtshilfe vertraute Anästhesist wird in den Kreißsaal gerufen, wenn seitens der Geburtshilfe hierzu ein Bedarf besteht (natürlich ist der Anästhesist zu jeder Zeit im Kreißsaal willkommen); wir betrachten ihn als einen in der Geburtshilfe wichtigen ärztlichen Partner. Der Geburtshelfer kennt die anästhesiologischen Kontraindikationen, wie Infektion der Punktionsstelle, Sepsis, starke Blutung der Mutter, Gerinnungsstörungen bei Antikoagulanzientherapie, Erkrankungen des ZNS, Allergien gegen Lokalanästhetika und anderes und bespricht dies mit dem Anästhesisten.

Technische Durchführung
Infusion von 500 ml Ringer-Laktat, Punktion in Seitenlage, Einstichstelle bei L 2/3, L 3/4 mit der Tuohy-Nadel, Testdosis 6 ml Carbosthesin 0,25 %, nach Ausschluß intravasaler oder spinaler Lage des Katheters nach 5 min Nachinjektion von 5 - 6 ml Carbosthesin 0,25 %. Der Anästhesist verbleibt in der Regel wenigstens 30 min zur Beobachtung der Gebärenden im Entbindungszimmer. Weitere Nachinjektionen, selten vor 60 - 90 min, werden von einem mit der Methode vertrauten Geburtshelfer oder einer Hebamme in Absprache mit dem Geburtshelfer durchgeführt, der in der Entbindungsabteilung anwesend ist. Die Schlußdosis sollte 6 - 8 ml nicht überschreiten. Wir haben in den Jahren 1973 - 1986 insgesamt 6 000 Periduralanästhesien in der Geburtshilfe durchgeführt ohne schwere neurologische Komplikationen, keine totale spinale oder hohe PDA und einer akzidentellen Duraperforation unter 1 %.

Literatur

1. ALBRECHT, H., BERLE, P., et al.: Regionalanästhesie. Stuttgart: Fischer 1981

2. ALBRECHT, H., STRASSER, K.: Indikation zur Periduralanästhesie in der Geburtshilfe, Einfluß auf den Geburtsverlauf, den Fetus und das Neugeborene. In: Analgesie und Anästhesie in der Geburtshilfe (eds. L. BECK, H. ALBRECHT), 2. Aufl., p. 123. Stuttgart: Thieme 1982

3. BECK, L., ALBRECHT, H.: Analgesie und Anästhesie in der Geburtshilfe, 2. Aufl. Stuttgart: Thieme 1982

4. CHESTNUT, D. H.: Obstetric analgesia and anaesthesia. Clin. Obstet. Gynec. 30, No. 3 (1987)

5. KNITZA, R., STROWITZKI, M., HEPP, H.: Schmerzbedingte Veränderungen und deren Beeinflußbarkeit unter der Geburt. In: Anästhesie und Geburtshilfe. Wissenschaftl. Verlagsabt. 1987

6. MATTHIESSEN, H. v., BECK, L.: Komplikationen bei der Mutter nach Leitungsanästhesien unter der Geburt. Geburtsh. u. Frauenheilk. 40, 216 (1980)

7. MEINRENKEN, H., RÜTHER, K., STOCKHAUSEN, H.: Transvaginale Leitungsanästhesien in ihrer praktischen Anwendung. Gynäkologe 9, 193 (1976)

8. Perinatalerhebung: Persönliche Mitteilung H. Wolff, Ärztekammer Nordrhein

Pudendusanästhesie, Parazervikalblockade, Periduralanästhesie und Spinalanästhesie aus anästhesiologischer Sicht

Von E. Traub

Die Indikationen zum Einsatz der verschiedenen Methoden der Regionalanästhesie sind in ihrer zeitlichen Zuordnung zu den jeweiligen Geburtsphasen in Abb. 1 dargestellt. Während Parazervikalblock, Pudendusanästhesie sowie Spinalanästhesie eine Analgesie nur für einen begrenzten Zeitraum ermöglichen und unter Umständen zur Geburt bereits wieder abgeklungen sind, erlaubt die Katheterperiduralanästhesie eine zuverlässige und kontrollierte Schmerzbekämpfung über den gesamten Geburtsverlauf, einschließlich aller in der partalen Phase notwendig werdenden operativen Eingriffe. Eine Befragung der Patientinnen unmittelbar nach der Geburt und zu späteren Zeitpunkten ergab, daß dieses Verfahren hinsichtlich seiner Effizienz allen anderen Analgesiemethoden weit überlegen war.

Die Pudendusanästhesie stellt im europäischen Raum unter den Leitungsanästhesien das am häufigsten vom Geburtshelfer angewandte Verfahren in der Austreibungsphase dar. Bis zu 40 % aller Geburten werden mit Hilfe der Pudendusanästhesie durchgeführt. Zu den Indikationen zählen vor allem die vaginal-operative Entbindung, Frühgeburten mit der Notwendigkeit der guten Relaxation des Beckenbodens, Beckenendlage sowie Gemini. Die aktive Mitarbeit der Schwangeren wird durch diese Methode nicht beeinträchtigt. Häufigkeit und Schweregrad mütterlicher Komplikationen sind gering. Bei den Nebenwirkungen ist zu unterscheiden zwischen systemtoxischen Komplikationen, methodenspezifischen Nebeneffekten und verfahrenstechnischen Problemen. Intoxikationen sind zu befürchten, wenn bereits vorher eine andere Form der Lokalanästhesie angewandt wurde. Die Häufigkeit versehentlicher intravasaler Injektionen wird in der Literatur mit 4 auf 10 000 angegeben (2).

Praktisch alle Lokalanästhetika eignen sich zur Durchführung des Blocks. Mepivacain ist aufgrund seiner langen Plasmahalbwertszeit von ca. 9 h beim Neugeborenen weniger geeignet als Lidocain, das nur eine solche von 3 h aufweist. Lidocain 1 % bewirkt eine Analgesiedauer von 30 - 45 min. Ein Injektionsvolumen von je 10 ml sollte aus Sicherheitsgründen nicht überschritten werden. Bupivacain 0,25 oder 0,5 % weist den Vorteil einer länger anhaltenden Analgesie auf und kann daher zu einem früheren Zeitpunkt eingesetzt werden. Bei fetaler Gefährdung gilt 1 - 2 % Chloroprocain als sicherstes Anästhetikum, nachteilig kann seine kurze Wirkungsdauer sein.

Der Parazervikalblock dient der Analgesie in der Eröffnungsphase. Er stellt ein technisch einfach durchzuführendes Verfahren dar und bietet den Vorteil einer relativ hohen Effektivität, eines raschen Wirkungseintritts bei erhaltener Kooperationsfähigkeit der Patientin sowie des Fehlens einer Sympathikusblockade.

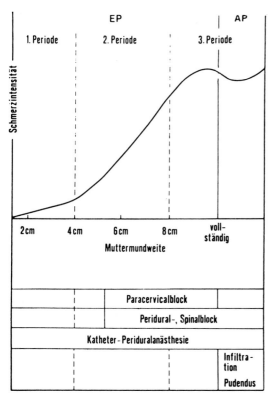

Abb. 1. Übersicht über die Möglichkeiten der Regionalanästhesie während des Geburtsverlaufs

In Abhängigkeit von dem angewandten Lokalanästhetikum ist mit einer mehr oder weniger kurzen Wirkungsdauer zu rechnen. Allerdings werden nur der im Uterus oder in der Zervix lokalisierte Schmerz, nicht aber die über den Plexus sacralis fortgeleiteten Schmerzempfindungen ausreichend blockiert, so daß zum Durchtritt des Kopfes oder für postpartale operative Maßnahmen ein weiteres Anästhesieverfahren erforderlich wird. Die hohe Inzidenz fetaler Nebenwirkungen ist hinreichend bekannt. Schwere mütterliche Komplikationen, in der Literatur auf 3,5 pro 10 000 eingeschätzt (2), sind auf versehentliche intravasale Injektionen zurückzuführen.

Zu den gebräuchlichsten Lokalanästhetika gehören 1%iges Lidocain und Mepivacain, 1- bis 2%iges Chloroprocain und 0,25- bis 0,5%iges Bupivacain. Höhere Konzentrationen, eine 12 - 15 ml überschreitende Gesamtmenge sowie der Zusatz von Adrenalin erhöhen die Häufigkeit fetaler Bradykardien. Diese treten in geringerem Maß mit Chloroprocain als mit Lidocain oder Mepivacain auf. Bupivacain, insbesondere 0,5%iges, erhöht die Inzidenz.

ASLING et al. (3) konnten nachweisen, daß bei Auftreten von Bradykardien die fetalen Blutspiegel die mütterlichen arteriellen Werte übersteigen. Hohe fetale Plasmakonzentrationen in Verbindung mit einer durch Lokalanästhetika ausgelösten Vasokonstriktion der uterinen Gefäße mit entsprechender Minderperfusion der Plazenta gelten als wahrscheinlichste Ursache für die fetalen Bradykardien. Im Tierversuch führt Bupivacain im Vergleich mit Lidocain und Mepivacain zu einer erheblich stärkeren Reduktion des uterinen Blutflow (9). Es ist deshalb zur Anwendung beim Parazervikalblock ungeeignet und gilt in den USA als kontraindiziert.

Nach den statistischen Erhebungen der Baden-Württembergischen und Bayerischen Perinatalstudie 1985/86, in der etwa 180 000 Geburten erfaßt worden sind, beläuft sich der Anteil der Parazervikalblockaden unter den angewandten Analgesieverfahren auf 0,3 %, während KNITZA 1986 (10) einen Anteil von 6,6 % beschrieb. Risikogeburten stellen eine Kontraindikation zur Durchführung dar. Es ist daher unverständlich, daß die Technik mit der höchsten fetalen Nebenwirkungsrate bei immerhin noch 15 % der Kliniken - nach KNITZA - gerade hier als Methode der Wahl gilt.

Die Spinalanästhesie gilt als ausgezeichnetes Narkoseverfahren für die vaginale Entbindung und zur Durchführung der Sectio. Mit Hilfe der sogenannten tiefen Spinalanästhesie werden die Segmente Th 10 bis S 5 blockiert. Sie ist indiziert in der späten Eröffnungsphase oder zu Beginn der Austreibungsphase. Durch Verabreichung hyperbarer Lösungen unmittelbar vor der Entbindung wird ein Sattelblock mit Blockierung ausschließlich der Sakralsegmente erzielt, der eine perineale Analgesie für die Austreibungsphase sowie postpartale Eingriffe im Bereich des Dammes und der Vagina ermöglicht.

Die Wahl der Medikamente und deren Dosierung (Tabelle 1) für eine Spinalanästhesie zur vaginalen Entbindung hängt entscheidend davon ab, wann die Blockade induziert wird. Tetracain, ein langwirkendes Lokalanästhetikum vom Estertyp, sowie 5%iges Lidocain unter Zusatz von 7,5 - 10 % Glukose eignen sich am besten für die tiefe Spinalanästhesie. Die Lösung sollte langsam über 8 - 10 s injiziert werden und die Patientin nicht länger als 20 - 30 s in sitzender Position verbleiben. 1,5%iges hyperbares Lidocain erzeugt eine gute perineale Analgesie bei nur schwacher motorischer Blockade zur Durchführung einer Zangenentbindung, die etwa 40 - 60 min anhält. Um ein sicheres Absinken des Lokalanästhetikums zu erreichen, muß die Patientin 2 - 3 min nach Injektion in sitzender Position verharren.

Zur Durchführung einer Sectio werden Lidocain, Tetracain, eine Mischung von Tetracain mit hyperbarem 10%igem Procain sowie Bupivacain empfohlen. RUSSELL (14) konnte in einer vor kurzem publizierten Untersuchung nach Verabreichung von 12,5 mg isobarem bzw. hyperbarem Bupivacain bezüglich Anschlagzeit, Analgesie, Ausbreitung und Analgesiedauer keinerlei Unterschiede beobachten. Bei Injektion des Lokalanästhetikums in Seitenlage ist eine Dosisreduktion erforderlich, wobei in Rechtsseitenlage eine

Tabelle 1. Auswahl und Dosierung des Lokalanästhetikums für die subarachnoidale Gabe zur Analgesie bei vaginaler Entbindung bzw. Sectio

Medikamente	Dosierung (mg) vaginale Entbindung	Sectio	Wirkungsdauer (min)
Lidocain	25 - 40	50 - 75	60 - 120
Tetracain 1 %	3 - 6	8 - 12	120 - 180
Tetracain 0,5 - 1 % + Procain 10 %	3 - 5 20 - 50	6 - 10 60 - 100	120 - 180
Bupivacain 0,5 % isobar		10 - 15	90 - 150
Bupivacain 0,5 % hyperbar	6 - 8	10 - 15	

größere Ausbreitung der analgetischen Zone beobachtet wird (13). Der Zusatz von Adrenalin verbessert die Qualität der Analgesie, verkürzt die Zeitdauer bis zum Auftreten der motorischen Blockade und verlängert die Wirkungsdauer.

Als Kontraindikation für die Durchführung einer Spinalanästhesie gelten die fehlende Zustimmung der Patientin, Blutgerinnungsstörungen, chronische oder akute Hypovolämie, allgemeine oder lokale Infektionen, anatomische Veränderungen sowie manifeste Erkrankungen des ZNS. Zu den Vorteilen des Spinalblocks zählen neben der relativ einfachen technischen Durchführung vor allem die binnen weniger Minuten eintretende Wirkung sowie die nahezu 100%ige Erfolgsquote. Die jeweils nur geringe Menge applizierter Lokalanästhetika schließt eine ungünstige Beeinflussung des Feten oder toxische Reaktionen aus.

Zu den wesentlichen Nachteilen der Methode gehört der Blutdruckabfall, der trotz Vorgabe von 1 - 2 l Ringer-Laktat und prophylaktischer Gabe betaadrenerger Vasopressoren in einem hohen Prozentsatz aufgrund der drastisch einsetzenden Sympathikusblockade auftritt. In Abhängigkeit von der jeweiligen Technik schwanken die Angaben in der Literatur zwischen 3 und 80 %. Trotz Verwendung sehr dünner Nadeln ist mit einem postspinalen Kopfschmerz in bis zu 30 % der Fälle zu rechnen. Auch hier wird die Häufigkeit sehr unterschiedlich angegeben. Intrapartal treten nicht selten Übelkeit und Erbrechen auf. Für die vaginale Entbindung erweist sich die begrenzte Zeitdauer der Analgesie, die unter Umständen eine wiederholte Punktion erfordert, als erheblicher Nachteil. Der komplette motorische Block wird von den Patientinnen als unangenehm empfunden und erlaubt keine aktive Mitarbeit. Bei Anwendung des Verfahrens zur Sectio muß, wenn auch selten, selbst bei klinisch üblicher Dosierung, insbesondere bei Injektionen in Seitenlage mit dem raschen Auftreten eines hohen oder totalen Blocks gerechnet werden.

Die Spinalanästhesie gehört in Deutschland zu den im Rahmen der Geburtshilfe selten durchgeführten Anästhesieverfahren; ihr Anteil dürfte unter 1 % liegen. Aufgrund ihrer hohen Treffsicherheit gilt sie als Verfahren der Wahl, wenn mit Intubationsschwierigkeiten zu rechnen oder im Rahmen der Narkoseeinleitung eine Intubation nicht durchführbar ist, vorausgesetzt, die fetale Situation setzt kein zeitliches Limit.

Neben einer mehr oder weniger kompletten Analgesie über den gesamten Geburtsverlauf ermöglicht die Katheterperiduralanästhesietechnik die Durchführung aller operativen Eingriffe in der partalen Phase ohne zusätzliche risikoreiche Allgemeinanästhesie, die häufig unter Notfallbedingungen erfolgen muß. Der günstige Einfluß auf die mütterlichen Blutgase durch die Normalisierung der Atmung ist in zahlreichen Untersuchungen nachgewiesen. Bezüglich der speziellen Stoffwechselveränderungen unter der Geburt gilt die Periduralanästhesie geradezu als metabolische Prophylaxe. Die Eröffnungsperiode ist in der Regel eher verkürzt, die relaxierte Beckenbodenmuskulatur ermöglicht eine schonende Entwicklung. Nicht zuletzt empfindet die Mutter das Geburtserlebnis besonders bei Sectio erhöht.

Aus eigenen Untersuchungen bei vaginal entbundenen Patientinnen mit und ohne PDA geht hervor, daß ACTH als empfindlichster Streßparameter im Kontrollkollektiv während der Austreibungsperiode erheblich ansteigt, während die ACTH-Ausschüttung unter der Periduralanästhesie ausbleibt (11). Einen ähnlichen Befund konnten wir beim Vergleich von Sectiopatientinnen, die unter Allgemein- bzw. Periduralanästhesie entbunden wurden, erheben. Auch hier kam es nur unter der Allgemeinanästhesie zu einem signifikanten Anstieg (16).

Bei vaginaler Entbindung unter Periduralanästhesie fanden ABBOUD et al. (1) signifikant niedrigere mütterliche Adrenalinspiegel als ohne Anwendung einer Analgesie. Die adäquate Katecholaminantwort des Neugeborenen auf den Geburtsstreß, die für die postpartale Anpassung der Neugeborenen von großer Bedeutung ist, wird durch die Anästhesie nicht beeinflußt.

Die Nachteile der Periduralanästhesie bestehen in den höheren Anforderungen an die technische Durchführung und in der Notwendigkeit einer im Vergleich zu anderen Regionalanästhesieverfahren aufwendigeren Überwachung der Patientinnen. Die Anästhesisten müssen mit der Methode vertraut sein, die geburtshilfliche Problematik kennen und vor allem auch die Therapie aller eventuell auftretenden Komplikationen beherrschen. Darüber hinaus muß ein PDA-Service rund um die Uhr gewährleistet sein. Aus geburtshilflicher Sicht führen der abgeschwächte Preßdrang und die eingeschränkte Beinmotorik zu einer Verlängerung der Austreibungsperiode und zu einer Zunahme der Frequenz vaginal-operativer Entbindungen. Sie wird in der Literatur in Abhängigkeit von der Führung der PDA in der Austreibungsperiode zwischen 6 - 70 % angegeben. In der Regel handelt es sich um leichte Beckenausgangszangen, die nicht mit einer erhöhten neonatalen Morbidität verbunden sind.

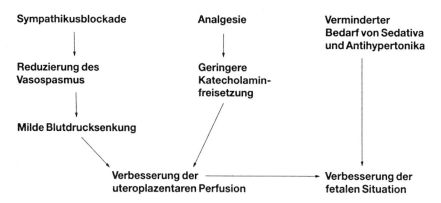

Abb. 2. Günstige Beeinflussung einer EPH-Gestose durch die
Katheterperiduralanästhesie

Aus den vorher genannten Vorteilen der Katheterperiduralanästhesie lassen sich die Indikationen ableiten. An erster Stelle steht der Wunsch der Mutter, insbesondere dann, wenn sie die Wehen besonders schmerzhaft empfindet. Weiterhin könnte man vereinfacht sagen, daß die Indikation zur Durchführung einer PDA bei jeder Risikogeburt gegeben ist.

Ein erhöhtes mütterliches Risiko besteht bei kardiopulmonalen Vorerkrankungen, Diabetes und insbesondere bei Patientinnen mit einer EPH-Gestose; ein erhöhtes fetales Risiko bei Plazentainsuffizienz und fetaler Unreife. Darüber hinaus ist bei geburtshilflichen Besonderheiten wie einem protrahierten Geburtsverlauf, Beckenendlagen, Mehrlingsschwangerschaft und geplanter vaginal-operativer Entbindung eine PDA indiziert.

In einer 1983 (16) durchgeführten Untersuchung konnten wir in Übereinstimmung mit anderen Autoren zeigen, daß bei primärer Sectio ohne mütterliche und fetale Risiken hinsichtlich des postpartalen Zustandes der Neugeborenen keine Überlegenheit eines bestimmten Narkoseverfahrens nachzuweisen war. Hier kann die Wahl der Mutter überlassen werden. Eine Indikation zur Durchführung einer Sectio in Periduralanästhesie ergibt sich hingegen, wenn eine technisch schwierige Entwicklung zu erwarten ist. Ein langes Zeitintervall zwischen Uterotomie und Entwicklung des Kindes verursacht unter Allgemeinanästhesie - auch das ein Ergebnis unserer Studie - aufgrund der Beeinträchtigung der Nabelschnur- und Plazentadurchblutung eher eine Azidose des Neugeborenen als unter Anwendung einer Regionalanästhesie.

Beim Krankheitsbild der Gestose (Abb. 2) bewirkt die Sympathikusblockade eine Verminderung des Vasospasmus. Der Verbrauch an Antihypertonika und Analgetika ist herabgesetzt. Die geringere Freisetzung endogener Katecholamine aufgrund der guten Analgesie führt zu einer Verbesserung der uteroplazentaren Durchblutung und somit zu einer günstigen Beeinflussung der fetalen Situation. Die Katheterperiduralanästhesie gilt, selbst bei Prä-

Tabelle 2. Kontraindikationen zur Durchführung einer Katheterperiduralanästhesie

---

Nichteinwilligung der Patientin

Aus geburtshilflichen Gründen
- Fetale Notsituation
- Hämorrhagischer Schock (vorzeitige Plazentalösung, Placenta praevia)
- Drohende Uterusruptur

Aus allgemeinmedizinischen Gründen
- Antikoagulanzientherapie, Blutgerinnungsstörungen
- Lokale und schwere Allgemeininfektion
- Manifeste Erkrankungen des ZNS (multiple Sklerose, diabetische Neuropathie)
- Allergien auf Lokalanästhetika

---

eklampsien und Eklampsien, als Methode der Wahl, da Lokalanästhetika Konvulsionen eher entgegenwirken. Limitierender Faktor für die Durchführung sind hier allerdings häufig Gerinnungsstörungen. Bei manifester Eklampsie ziehen wir eine Allgemeinanästhesie vor, da sie eine bessere Überwachung der Vitalfunktionen ermöglicht.

Den zahlreichen Indikationen stehen einige wenige Kontraindikationen (Tabelle 2) entgegen. Lehnt die Patientin trotz intensiver sachlicher Aufklärung das Verfahren ab, so sollte man nicht versuchen, ihr eine PDA aufzudrängen. Aus geburtshilflichen Gründen ist bei einer fetalen Notsituation wegen des Zeitmangels eine PDA nicht angebracht, ebensowenig beim hämorrhagischen Schock der Mutter, ausgelöst z. B. durch eine vorzeitige Plazentalösung oder Placenta praevia. Zu den seltenen Kontraindikationen zählen allgemeinmedizinische Gründe.

Bupivacain gilt als Mittel der Wahl zur Durchführung geburtshilflicher Anästhesien. Aufgrund seiner hohen Proteinbindung passieren nur geringe Mengen die Plazenta. Gegenüber Etidocain, das eine ähnlich günstige fetomaternale Kinetik und lange Wirkungsdauer aufweist, zeichnet es sich durch eine bessere sensorische bei geringer motorischer Blockade aus. Mepivacain hat eine geringgradig längere Wirkungsdauer als Lidocain. Die lange Halbwertszeit führt bei Mutter und Kind zu relativ hohen Blutspiegeln, es erscheint deshalb zur Anwendung in der Geburtshilfe relativ ungeeignet.

In den USA wird Chloroprocain wegen seiner kurzen Halbwertszeit und damit fast fehlenden Toxizität für Mutter und Fet sowie seiner guten Steuerbarkeit favorisiert. Die Neurotoxizität dieser Substanz, insbesondere nach intrathekaler Injektion, wird auf das niedrige pH in Verbindung mit relativ hohen Konzentrationen von Natriumbisulfit zurückgeführt ([8]). Ein Zusatz von Natriumbikarbonat scheint diese Problematik zu vermindern.

Tabelle 3. Auswahl und Dosierung des Lokalanästhetikums zur Durchführung der Katheterperiduralanästhesie bei vaginaler Entbindung - intermittierende Applikation

Medikamente	Dosierung (ml)		Wirkungsdauer (min)
	Erst-injektion	Nach-injektion	
Chloroprocain 2 - 3 %	8 - 12	8 - 10	40 - 60
Lidocain 1 - 2 %	8 - 12	8 - 10	60 - 75
Mepivacain 1 - 2 %	8 - 12	8 - 10	60 - 75
Bupivacain 0,25 - 0,5 %	8 - 12	8 - 10	90 - 180

Tabelle 4. Katheterperiduralanästhesie zur Durchführung der Sectio. Auswahl und Dosierung der Lokalanästhetika

Medikamente	Dosierung (mg)	Wirkungsdauer (min)
Chloroprocain 3 %	360 - 600	40 - 60
Lidocain 2 %	240 - 400	60 - 90
Mepivacain 2 %	240 - 400	60 - 90
Bupivacain 0,5 %	100 - 150	120 - 180
Etidocain 1 - 1,5 %	120 - 300	75 - 150

Durch Beimischung von Bupivacain zu Lidocain kann eine Verlängerung der Analgesiedauer erzielt werden (15). Dies gelingt jedoch nicht bei Hinzufügen von Bupivacain zu Chloroprocain (4, 7).

Die in Tabelle 3 angegebenen Dosierungen können nur als Orientierung gelten. Volumen und Konzentration des Lokalanästhetikums müssen den Erfordernissen der jeweiligen Geburtsphase angepaßt werden. Um den Preßdrang zu erhalten, sollte ein größeres Volumen einer niedriger konzentrierten Lösung appliziert werden.

Um die Problematik der zeitgerechten Nachinjektionen zu vermeiden, wird heute alternativ zur Katheterperiduralanästhesie mit fraktionierten Lokalanästhetikagaben in zunehmendem Maße die kontinuierliche Technik mittels Spritzen- oder Infusionspumpen gewählt. Hierbei werden im Anschluß an eine initiale Bolusinjektion stündlich 10 - 15 ml 0,125%iges Bupivacain zugeführt. Die Patientin muß in halbstündlichen Abständen die Seitenlage wechseln, um eine einseitige Ausbreitung zu verhindern. Die Infusionsmethode gilt als sicher und einfach und bietet den Vorteil einer gleichmäßigeren Analgesie und einer größeren Kreislaufstabilität. Top-up-Dosen sind nur in geringem Umfang erforderlich.

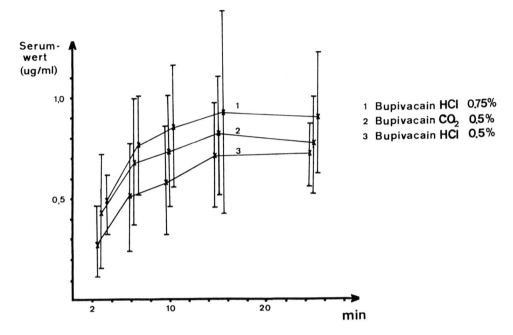

Abb. 3. Plasmakonzentrationen von Bupivacain im mütterlichen Venenblut nach periduraler Applikation von jeweils 20 ml 0,5 % Bupivacain und 0,5 % CO_2-Bupivacain, 0,75 % Bupivacain (Mittelwerte mit Standardabweichung)

Komplikationen, wie beispielsweise durch eine Duraperforation des Katheters während der Anästhesie verursacht, treten langsamer ein und erlauben rechtzeitige Therapiemaßnahmen. Als spezielle Indikation für diese Technik gelten eine lange Geburtsdauer sowie Patientinnen mit kardiovaskulären Vorerkrankungen oder Gestose.

Zur Durchführung der Sectio eignen sich am besten 3%iges Chloroprocain, 2%iges Lidocain und insbesondere 0,5%iges Bupivacain (Tabelle 4). Aufgrund seiner besseren motorischen Blockade empfiehlt NOLTE die Anwendung der 0,75%igen Lösung. Bei 27 Sectiopatientinnen aus unserem Patientengut zeigten sich nach Anwendung von 0,5%igem Bupivacain, der karbonisierten 0,5%igen Lösung sowie 0,75%igem Bupivacain signifikant höhere Blutspiegel nach Verabreichung der hochkonzentrierten Lösung (Abb. 3). Hinsichtlich Anschlagzeit und Analgesiequalität fanden sich keine wesentlichen Unterschiede zwischen den drei Gruppen. Die hochkonzentrierte Lösung bringt keine entscheidenden Vorteile, die höhere Bupivacaingesamtdosis beinhaltet jedoch das größere Risiko toxischer Reaktionen. Ihr Einsatz in der geburtshilflichen Anästhesie ist unseres Erachtens nicht erforderlich.

Unter den Komplikationen im Zusammenhang mit rückenmarksnahen Anästhesien steht die maternale Hypotension, häufig erheblich

Tabelle 5. Maßnahmen zur Prophylaxe schwerer Komplikationen bei Durchführung einer Katheterperiduralanästhesie

- Prähydratation
- Adäquate Lagerung
- Sorgfältige technische Durchführung
- Niedrigste erforderliche Dosierung
- Fraktionierte Gabe des Lokalanästhetikums (Einzeldosis nicht > 30 mg)
- Langsame Injektion
- Aspiration vor jeder Injektion
- Überwachung der Kreislaufparameter
- Kontrolle der Sensibilitätsgrenzen
- Kontinuierliche Kardiotokographie
- Keine Oxytocingaben in den ersten 30 min nach Anlegen der Katheterperiduralanästhesie

verstärkt durch ein aortokavales Syndrom, an erster Stelle. Inwieweit mit einer Beeinträchtigung des fetalen Zustandes durch die daraus resultierende Minderperfusion des Uterus zu rechnen ist, hängt vom Ausmaß und der Dauer des Blutdruckabfalls ab. Vasovagale Reaktionen führen im Zusammenhang mit einer Hypotension zu Übelkeit und Erbrechen. Die unangenehmste technische Komplikation ist die Duraperforation, da sie gerade bei Schwangeren zu heftigen und lang anhaltenden Kopfschmerzen führt. Wird eine Duraperforation nicht erkannt und die gesamte Lokalanästhetikamenge subarachnoidal verabreicht, kann eine massive Spinalanästhesie resultieren. Über 90 % aller toxischen Reaktionen beruhen auf einer relativen Überdosierung durch versehentliche intravasale Injektion. Die hohe Kardiotoxizität von Bupivacain ist bei Schwangeren gegenüber Nichtgraviden noch gesteigert. Bupivacain hemmt im Gegensatz zu Lidocain die Erregungsleitung auch bei niedrigen Frequenzen, hat darüber hinaus eine höhere Affinität zum Herzmuskel und wird langsamer ausgewaschen. Somit gestalten sich Reanimationsmaßnahmen beim Herzstillstand äußerst schwierig, sie müssen unter Umständen über Stunden fortgesetzt werden. Bei inzwischen über 12 000 geburtshilflichen Periduralanästhesien konnten wir keine schweren Komplikationen beobachten. CRAWFORD (6) berichtet über neun lebensbedrohliche Zwischenfälle bei insgesamt 27 000 Periduralanästhesien zur vaginalen Entbindung. Zwei weitere Patientinnen mußten sich einer Laminektomie unterziehen.

Die beste Therapie der genannten Komplikationen ist ihre Prophylaxe. Die erforderlichen Maßnahmen sind in Tabelle 5 zusammengefaßt. Um Blutdruckabfälle durch die Sympathikusblockade zu vermeiden, ist in Abhängigkeit von der Höhe des Blocks die Vorinfusion von 500 - 1 500 ml Ringer-Laktat unerläßlich. Die Therapie bei Hypotension muß bei normotonen Schwangeren bei systolischen Blutdruckwerten unter 100 mm Hg und bei hypertensiven Patientinnen bei einem Blutdruckabfall von 20 - 30 % des systolischen Ausgangswertes beginnen. Die Therapie selbst besteht in einer verstärkten Linksseitenlagerung, weiterer Flüssigkeitszufuhr und Sauerstoffapplikation. Kann mit den genannten Maßnahmen

Tabelle 6. Prozentsatz an Periduralanästhesien unter den angewandten Analgesieverfahren bei vaginaler Entbindung und Sectio nach den Erhebungen der Perinatalstudien

Münchner Perinatalstudie		
1982	- 92 245 Geburten	8,2 %
1983	- 87 349 Geburten	8,4 %
1984	- 88 189 Geburten	9,2 %
1985	- 90 436 Geburten	9,5 %
Baden-Württembergische Perinatalstudie		
1986	- 85 690 Geburten	9,9 %

nicht rasch ein ausreichender Effekt erzielt werden, ist die Gabe von Vasopressoren indiziert. Das Lokalanästhetikum sollte hinsichtlich Konzentration und Volumen immer in möglichst niedriger Dosierung verabreicht und langsam injiziert werden. Das Überwachungsregime umfaßt eine engmaschige Puls- und Blutdruckkontrolle, insbesondere im Anschluß an jede peridurale Injektion. Ebenso bedarf die Ausbreitung der Anästhesie hinsichtlich Sensibilität und Motorik einer sorgfältigen Überprüfung. Die kontinuierliche Überwachung der kindlichen Herzfrequenz und der Wehen muß über den gesamten Geburtsverlauf gefordert werden. Um eine Uterusstimulation zu vermeiden, sind Wehenmittel in den ersten 30 min nach Anlegen der Anästhesie kontraindiziert. Als effektivste Testdosis gilt 1,5- bis 2%iges hyperbares Lidocain (2 ml) unter Zusatz von 15 µg Adrenalin (12). Die Identifizierung der nur kurz dauernden kardiovaskulären Veränderungen nach intravasaler Injektion von Adrenalin erscheint insbesondere bei tokolysierten Patientinnen problematisch. Die Beimischung von Adrenalin zur Gesamtmenge des Lokalanästhetikums wird zwar teilweise gefordert, mehrheitlich jedoch wegen der Gefahr einer ungünstigen Beeinflussung von Uterustonus und Blutflow abgelehnt.

Erstaunlicherweise zeichnet sich nur eine geringe Tendenz zum vermehrten Einsatz der Periduralanästhesie ab, legt man die Zahlen der Perinatalstudien zugrunde (Tabelle 6). An unserer Klinik liegt ihr Anteil in dem hier angeführten Zeitraum konstant bei ca. 40 %. Sectiones hingegen werden bei uns zunehmend in Katheterperiduralanästhesie durchgeführt - 1987 bei ca. 70 % der Patientinnen -; insgesamt dürfte ihr Anteil jedoch, bezogen auf alle geburtshilflich tätigen Kliniken, 15 % nicht wesentlich überschreiten.

Die peridurale Opiatanalgesie bietet theoretisch gegenüber der Periduralanästhesie mit Lokalanästhetika den Vorteil einer langen Wirkungsdauer, einer geringen Kreislaufbeeinträchtigung durch die Vermeidung der Sympathikusblockade sowie einer fehlenden motorischen Blockade.

Die alleinige peridurale Opiatapplikation erweist sich im Hinblick auf eine Schmerzlinderung unter der Geburt jedoch nicht als ausreichend wirksam. Die kombinierte Applikation von Lokalanästhetika und 2 oder 5 mg Morphin führt nur zu einer geringfügigen Verlängerung der Nachinjektionsintervalle. Die Inzidenz von Nebenwirkungen wie Pruritus, Nausea und Erbrechen nach periduraler Verabreichung liegt hoch, sie wird in der Literatur mit bis zu 70 bzw. 20 % angegeben.

In den letzten Jahren beschäftigten sich zahlreiche Untersucher aus den USA mit der epiduralen Opiatanalgesie zur vaginalen und operativen Entbindung sowie zur postoperativen Analgesie nach Sectio. Die Ergebnisse sind zum Teil kontrovers, entsprechen in der Tendenz jedoch unseren Erfahrungen. Günstiger für die Analgesie in der Geburtshilfe sind lipophile Substanzen mit kurzer Wirkungsdauer wie Fentanyl und Pethidin. Ihre Applikation in einer Dosierung von 0,05 - 0,1 bzw. 50 - 100 mg ist nicht mit der Gefahr der Atemdepression verbunden, Nebenwirkungen wie nach Morphin wurden nicht beobachtet. Ihre alleinige Anwendung zur Schmerzlinderung erweist sich jedoch auch als ineffektiv. Mit der kombinierten Applikation von Bupivacain und Fentanyl läßt sich nur eine geringfügige Verbesserung der Analgesie erreichen (5). Somit kann eine derartige Kombination nicht als Routinetherapie empfohlen werden. Eine Indikation zu ihrer Anwendung wäre allenfalls bei langer Geburtsdauer oder inadäquater, mit anderen Maßnahmen nicht korrigierbarer Periduralanästhesie gegeben.

Literatur

1. ABBOUD, T. K., YANAGI, T., ARTAL, R., COSTANDI, J., HENRIKSEN, E.: Effect of epidural analgesia during labor on fetal plasma catecholamine release. Regional Anesthesia 10, 170 (1985)

2. ALBRIGHT, G. A., FERGUSON II, J. E., JOYCE III, T. H., STEVENSON, D. K.: Anesthesia in obstetrics - maternal, fetal, and neonatal aspects, p. 212, 222. Boston, London, Durban, Singapore, Sydney, Toronto, Wellington: Butterworths 1986

3. ASLING, J. H., SHNIDER, S. M., MARGOLIS, A. J., WILKINSON, G. L., WAY, E. L.: Paracervical block anesthesia in obstetrics. Amer. J. Obstet. Gynec. 107, 626 (1970)

4. COHEN, S. E., THURLOW, A.: Comparison of a chloroprocaine-bupivacaine mixture with chloroprocaine and bupivacaine used individually for obstetric epidural analgesia. Anesthesiology 52, 288 (1979)

5. COHEN, S. E., TAN, S., ALBRIGHT, G. A., HALPERN, J.: Epidural fentanyl/bupivacaine mixtures for obstetric analgesia. Anesthesiology 67, 403 (1987)

6. CRAWFORD, J. S.: Some maternal complications of epidural analgesia for labour. Anaesthesia 40, 1219 (1985)

7. GALINDO, A., WITCHER, T.: Mixtures of local anesthetics: Bupivacaine - chloroprocaine. Anesthesiology 51, 213 (1979)

8. GISSEN, A. J., DATTA, S., LAMBERT, D.: The chloroprocaine controversy: II. Is chloroprocaine neurotoxic? Regional Anesthesia 9, 135 (1984)

9. GREISS jr., F. C., STILL, J. G., ANDERSON, S. G.: Effects of local anesthetic agents on the uterine vasculatures and myometrium. Amer. J. Obstet. Gynec. 124, 889 (1976)

10. KNITZA, R., HEPP, H., WISSER, J., SANS-SCHERER, U.: Zum Stand der geburtshilflichen Anästhesie in Deutschland. Geburtsh. u. Frauenheilk. 46, 162 (1986)

11. KNOCHE, E., TRAUB, E., STRECKER, J., FEHM, H., DICK, W.: Untersuchungen zum Verhalten wichtiger metabolischer Parameter in der Peripartalperiode unter dem Einfluß der Periduralanästhesie. Infusionstherapie 4, 190 (1981)

12. PRINCE, G., McGREGOR, D.: Obstetric epidural test doses. Anaesthesia 41, 1240 (1986)

13. RUSSELL, I. F.: Effect of posture during the induction of subarachnoid analgesia for caesarean section. Right v. left lateral. Brit. J. Anaesth. 59, 342 (1987)

14. RUSSELL, I. F., HOLMQVIST, E. L. O.: Subarachnoid analgesia for caesarean section: A double-blind comparison of plain and hyperbaric 0.5 % bupivacaine. Brit. J. Anaesth. 59, 347 (1987)

15. SEOW, L. T., LIPS, F. J., COUSINS, M. J., MATHER, L. E.: Lidocaine and bupivacaine mixtures for epidural blockade. Anesthesiology 56, 177 (1982)

16. TRAUB, E., DICK, W., KNOCHE, E., MUCK, J., KRAUS, H., TÖLLNER, U.: Vergleichende Untersuchungen zur Allgemeinanaesthesie bzw. Periduralanaesthesie bei der primären Sectio caesarea. Regional-Anaesthesie 7, 15 (1984)

Substitutionstherapie bei Störungen der mütterlichen Homöostase

Von J. Kilian

Bei der Betrachtung der Veränderungen im Verlauf einer Schwangerschaft wird klar, daß eine Vielzahl von Parametern Abweichungen von der physiologischen Schwankungsbreite aufweisen, die es bei einer notwendigen Anästhesie zu beachten gilt. Im folgenden soll auf die Veränderungen im Wasser-Elektrolyt-Haushalt bei der normalen Schwangerschaft und bei der EPH-Gestose eingegangen werden.

Eine normale Schwangerschaft ist gekennzeichnet durch einen sehr intensiven Flüssigkeits- und Elektrolytaustausch zwischen Mutter und Fetus, der sein in der 30. bis 35. Woche erreichtes Maximum bis zur Geburt beibehält. Die eminente Bedeutung für die Gravidität zeigt sich am Ausmaß dieses Austausches: Nach den alten Untersuchungen von HELLMAN und FLEXNER (6) gehen in der 30. Schwangerschaftswoche stündlich bis zu 4 l Wasser von der Mutter auf den Feten über; dies sind über 80 l am Tag, d. h. 3 000- bis 4 000mal mehr als von der Frucht letztlich retiniert wird. Um diesen Austausch gewährleisten zu können, erhöht die Schwangere ihren Wasserbestand, es kommt zu einer isotonen bis hypotonen Hyperhydratation des Extrazellulärraums; wichtig ist dabei, daß der Intrazellulärraum davon weitgehend unberührt bleibt. Nach HYTTEN et al. (8) und PIPE et al. (13) nimmt das Gesamtkörperwasser zwischen der 10. und 38. Schwangerschaftswoche um etwa 7,5 l zu, wobei der extrazelluläre Anteil zwischen 6 und 7 l liegen dürfte (1). Die früheren Arbeiten über die Verteilung der Flüssigkeit dürften einen Fehler aufweisen, da sie alle in Rückenlage der Schwangeren bestimmt wurden, was zu einer ungleichen Verteilung des Tracers geführt hat und damit das intravasale Kompartiment im dritten Trimenon zu niedrig bestimmen ließ. Bei Messung in Seitenlagerung zeigte sich, daß das Plasmavolumen bis zur 32. Schwangerschaftswoche zunahm und auf diesem Niveau bis zur Entbindung blieb (14).

Die Zunahme der interstitiellen Flüssigkeit ist einmal durch die Abnahme des onkotischen Drucks verursacht, zum anderen wird eine hormonell bedingte Änderung der Wasserbindungsfähigkeit der interstitiellen Grundsubstanz angenommen (2). Das Serumprotein, speziell das Albumin, nimmt in der Gesamtmenge zwar ebenfalls zu, da die Zunahme des Plasmavolumens jedoch noch ausgeprägter ist, resultiert eine Abnahme der Proteinkonzentration und damit des kolloidosmotischen Drucks um etwa 20 % (4). Die Abnahme durch Hämodilution betrifft auch andere Laborwerte wie Hämatokrit, Harnstoff, Osmolalität, Natrium.

Trotz der Ausweitung des Extrazellulärraums bleibt die Flüssigkeitshomöostase in der normalen Schwangerschaft erhalten, d. h. Wasser und Natrium werden trotz hormoneller Umstellung weiterhin normal ausgeschieden. Eine wesentliche Ursache für die Abnahme der Plasmaosmolalität ist in der Bedarfshyperventilation zu sehen, die über eine Erniedrigung des $PaCO_2$ zu einer reaktiven renalen metabolischen Alkalose mit Bikarbonat- und nachfolgendem Natriumverlust führt (Tabelle 1). Die Folge ist eine Abnahme des Serumnatriums um 4 - 5 mmol/l und der Plasmaosmolalität um ca. 9 mosmol/l (Abb. 1).

Für die normale Schwangerschaft gelten in bezug auf Wasser- und Elektrolytzufuhr folgende Prinzipien: Bei länger notwendiger Flüssigkeitskarenz ist eine frühzeitig einsetzende parenterale Substitution notwendig. Die Infusionslösung darf einerseits keinesfalls natriumfrei sein, andererseits soll die Konzentration nicht isoton sein, da die Schwangere durch Schwitzen, Hyperventilation und ähnliches ohnehin viel freies Wasser verliert. Da eine mangelnde Kaliumzufuhr die Retention von Natrium und Wasser begünstigt ([19]), sollte auch eine ausreichend hohe Kaliumsubstitution gewährleistet sein. Die Kontrolle des Elektrolytstatus ist in jedem Falle angezeigt.

Eine Untersuchung von TARNOW-MORDI et al. ([20]) ergab bei neun Müttern in der Nabelschnur Natriumwerte von unter 125 mmol/l. Eine daraufhin eingeleitete Überprüfung des üblichen Infusionsregimes ergab, daß in über 80 % der untersuchten 126 Schwangeren als Infusion eine 5%ige Glukoselösung gegeben worden war. Die Gefahr der Wasserintoxikation ist bei dieser Infusionstherapie natürlich immer gegeben.

Bezogen auf den Kaliumserumspiegel ist der Einfluß einer beta-sympathikomimetischen Behandlung zur Tokolyse zu beachten. Die intravenöse Injektion ist immer begleitet von einem plötzlichen Abfall der Kaliumkonzentration im Plasma ([7], [11]) (Abb. 2). Die im EKG auftretenden Veränderungen, Verbreiterung des QT-Intervalls und eine leichte ST-Senkung, können Ausdruck einer subendokardialen ischämischen Schädigung sein. Als Erklärung des plötzlichen Kaliumabfalls wird eine Zunahme der Glykolyse und eine erhöhte Freisetzung von Insulin diskutiert mit der Folge einer Verschiebung des Kaliums vom Extra- in den Intrazellulärraum. Falls die Kaliumwerte bereits vor Beginn einer tokolytischen Therapie erniedrigt sind, sollte eine zeitgerechte Substitution mit 20 - 40 mmol Kalium erfolgen ([5]).

EPH-Gestose

Das Ausmaß der in der normalen Schwangerschaft üblichen Wasser- und Natriumretention findet sich bei der EPH-Gestose pathologisch gesteigert. Die Entstehung der "normalen" Ödeme ist zu erklären als Folge einer Östrogenwirkung auf das Interstitium, dagegen stehen bei der Gestose eine generalisierte Gefäßreaktion und der Albuminmangel pathogenetisch im Mittelpunkt ([10]). Bei schweren Gestosen können in den interstitiellen Raum 20 l und mehr eingelagert werden, ohne daß sie therapeutisch beeinflußbar wären. Verbunden mit der Überwässerung des interstitiellen Raums liegt gleichzeitig ein intravasaler Volumenmangel vor ([15], [18]), verursacht durch einen vermehrten Proteinverlust über die Nieren und in das Interstitium ([12]) einerseits und durch den generali-

Tabelle 1. Elektrolyte und Säuren-Basen-Status am Beginn der
Eröffnungsperiode (n = 50, $\bar{x} \pm s$) (Nach 7)

Natrium	(mmol/l)	137 $\pm$ 3
Kalium	(mmol/l)	4,5 $\pm$ 0,8
pH-Wert		7,45 $\pm$ 0,05
Basenüberschuß	(mmol/l)	-3,5 $\pm$ 2,9
Standardbikarbonat	(mmol/l)	21,6 $\pm$ 2,2
$PaCO_2$	(mm Hg)	26 $\pm$ 5
PaO_2	(mm Hg)	83 $\pm$ 16

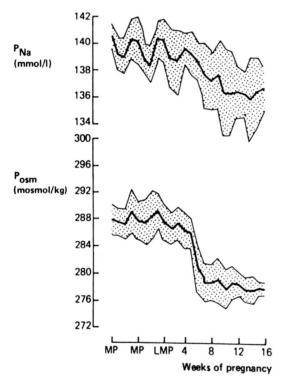

Abb. 1. Verhalten von Natrium und Osmolalität im Plasma im
Verlauf einer normalen Schwangerschaft

sierten Gefäßspasmus andererseits. Die an der Hämatokritsteigerung meßbare Bluteindickung macht verständlich, daß eine Einschränkung der Flüssigkeitszufuhr in dieser Situation nicht die
Ödeme reduzieren wird, sondern das intravasale Volumendefizit
noch verstärkt und damit die Perfusion und die Sauerstoffversorgung noch mehr beeinträchtigt (3). Dies betrifft sowohl Haut und
Muskulatur als auch Gehirn, Darm, Uterus, Nieren und Leber.

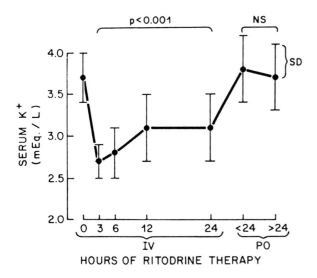

Abb. 2. Serumkaliumspiegel unter betasympathikomimetischer Therapie (Nach 11)

Betrachtet man die Symptomatik und Komplikationen der EPH-Gestose im einzelnen, wird man an den Formenkreis des Schocks erinnert. Beiden gemeinsam ist die Hypovolämie, die Vasokonstriktion, die Herabsetzung der Gewebeperfusion, die Einschränkung einzelner Organfunktionen und schließlich die erhöhte Kapillarpermeabilität (17). Allerdings ist die Ätiologie anders zu sehen: Im Schock steht der Volumenverlust als auslösende Ursache im Vordergrund, während bei der Gestose primär die Vasokonstriktion und die Permeabilitätsstörung die Symptomatik und zusätzlich eine Hypertonie verursachen.

Die Behandlung der Gestose im Hinblick auf den Wasser-Elektrolyt-Haushalt muß sich an den aufgezeigten pathophysiologischen Veränderungen orientieren. Sie machen deutlich, daß von einer primären Behandlung des interstitiellen Ödems mit Diuretika keine entscheidende Besserung zu erwarten ist. Da das Plasmavolumen vermindert ist und ohnehin eine Minderdurchblutung der uteroplazentaren Einheit vorliegt (16), muß bei Anwendung von Diuretika sogar mit einer weiteren Verschlechterung der Mikrozirkulation und einer Zunahme der Plazentainsuffizienz gerechnet werden (16).

Wir vertreten aus den genannten Gründen heute die Meinung, daß eine Infusionstherapie zur Verhinderung oder Behandlung einer Hyponaträmie und Hypovolämie unbedingt durchzuführen ist. Keinesfalls sollte die Flüssigkeits- und Natriumzufuhr eingeschränkt werden. Erst nach einer Volumenkorrektur unter Kontrolle des zentralvenösen Drucks und der Diurese ist der Einsatz gefäßerweiternder Medikamente sinnvoll. Bei der Berechnung des Natriumgehaltes sollte eine gleichzeitig notwendige Albuminzufuhr mit ihrem hohen Natriumgehalt berücksichtigt werden. Schließlich sei auf die Ausführungen von G. MARX zur Katheter-PDA hingewiesen, die sie anläßlich des Zentraleuropäischen Kongresses 1983 in Zürich machte (9): Eine Katheterperiduralanästhesie hat günstige Auswirkungen auf den Blutdruck, die nervale Erregbarkeit und die renale Leistung. Voraussetzung ist jedoch eine ausreichende vorausgehende Hydrierung der Schwangeren. Der ZVD sollte mindestens 6 cm H_2O betragen, die Diurese sollte mit Hilfe eines Dauerkatheters überwacht werden. Unter der Kombination von Katheterperiduralanästhesie und Therapie mit Elektrolyt-Kohlenhydrat-Lösungen kommt es zu einer wesentlichen Verbesserung der renalen Funktion und zu einer Normalisierung vorher erhöhter Blutdruckwerte.

Unabhängig davon ist natürlich zu beachten, daß neben der Flüssigkeits- und Volumentherapie eine Reihe von Medikamenten eingesetzt werden, die auf die Herz-Kreislauf-Funktion ebenfalls großen Einfluß ausüben (z. B. tokolytisch wirkende Medikamente). Kreislaufbelastend wirkt sich auch, daß mit der Geburt bei der Mutter plötzlich eine Hypervolämie durch Rückverteilungsphänomene auftreten kann (10). Prinzipiell hat daher zu gelten, daß die eingeleitete intensive Überwachung von Schwangeren mit den ausgeprägten Symptomen einer EPH-Gestose über 72 h post partum fortgesetzt werden muß.

Literatur

1. CHESLEY, L. C.: Hypertensive disorders in pregnancy. New York, London: Appleton-Century-Crofts 1978

2. FEKETE, S.: The significance of mucopolysaccharides in the pathogenesis of toxaemies of pregnancy. Acta med. Acad. Sci. hung. 5, 293 (1954)

3. FRIEDBERG, V.: Zur Therapie der Gestosen. Gynäkologe 13, 67 (1980)

4. FRIEDBERG, V.: Physiologische Veränderungen des Gesamtorganismus. In: Gynäkologie und Geburtshilfe, 2. Aufl., Bd. II/1, p. 3.31 (eds. O. KÄSER, V. FRIEDBERG). Stuttgart, New York: Thieme 1981

5. GERRIS, J., Van den ABEELE, G., BEHIELS, A. M., CAMU, F.: Anaesthesiological problems related to the use of beta-sympathomimetic drugs for chronic and acute tocolysis. Acta anaesth. belgica 34, 77 (1983)

6. HELLMAN, H., FLEXNER, L. B.: Permeability of human placenta to sodium in normal and abnormal pregnancies, and supply of sodium to human fetus as determined with radioactiv sodium. Amer. J. Obstet. Gynec. 55, 469 (1948)

7. HURLBERT, B. J., EDELMAN, J. D., DAVID, K.: Serum potassium levels during and after terbutaline. Anesth. Analg. 60, 723 (1981)

8. HYTTEN, F. E., THOMSON, A. M., TAGGART, N.: Total body water in normal pregnancy. J. Obstet. Gynaec. Brit. Commonw. 73, 553 (1966)

9. MARX, G. F.: Vor- und Nachteile der kontinuierlichen Periduralanalgesie bei EPH-Gestose. In: ZAK Zürich, Bd. III (eds. G. HOSSLI, P. FREY, G. KREIENBÜHL). Anaesthesiologie und Intenivmedizin, Bd. 189, p. 244. Berlin, Heidelberg, New York, Tokyo: Springer 1986

10. MILEWSKI, P., SCHUHMANN, R.: Besonderheiten der Substitution mit Wasser und Elektrolyten in Schwangerschaft und Geburt. In: Wasser-Elektrolyt- und Säuren-Basen-Haushalt (eds. F. W. AHNEFELD, H. BERGMANN, C. BURRI, W. DICK, M. HALMÀGYI, E. RÜGHEIMER). Klinische Anästhesiologie und Intensivtherapie, Bd. 15, p. 75. Berlin, Heidelberg, New York: Springer 1977

11. MORAVEC, M. A., HURLBERT, B. J.: Hypokalemia associated with terbutaline administration in obstetrical patients. Anesth. Analg. 59, 917 (1980)

12. ØIAN, P., MALTAU, J. M., NODDELAND, H., FADNES, H. O.: Transcapillary fluid balance in pre-eclampsia. Brit. J. Obstet. Gynaec. 93, 235 (1986)

13. PIPE, N. G. J., SMITH, T., HALLIDAY, D., EDMONDS, C. J., WILLIAMS, C., COLTART, T. M.: Changes in fat, fat-free mass and body water in human normal pregnancy. Brit. J. Obstet. Gynaec. 86, 929 (1979)

14. PIRANI, B. B. K., CAMPBELL, D. M., MacGILLIVRAY, I.: Plasma volume in normal first pregnancy. J. Obstet. Gynaec. Brit. Commonw. 80, 884 (1973)

15. RAFFERTY, T. D., BERKOWITZ, R. L.: Hemodynamics in patients with severe toxemia during labor and delivery. Amer. J. Obstet. Gynec. 138, 263 (1980)

16. REDMAN, C. W. G.: Maternal plasma volume and disorders in pregnancy. Brit. med. J. 288, 955 (1984)

17. SÖDER, G., GRENROTH, C., NOREE, L. O., WIKLUND, P. E.: Treatment of pre-eclampsia and eclampsia as a hypoperfusion syndrome. Acta anaesth. scand. 57, (Suppl.) 71 (1975)

18. SOFFRONOFF, E. C., KAUFMANN, B. M., CONNAUGHTON, J. F.: Intravascular volume determinations and fetal outcome in hypertensive disease of pregnancy. Amer. J. Obstet. Gynec. 127, 4 (1977)

19. STRAUSS, M. B.: Nutrition and pregnancy. J. reprod. Med. 7, 210 (1971)

20. TARNOW-MORDI, W. O., SHAW, J. C. L., LIU, D., GARDNER, D. A., FLYNN, F. V.: Iatrogenic hyponatraemia of the newborn due to maternal overload: a prospective study. Brit. med. J. 283, 639 (1981)

21. YOUNG, D. C., TOOFANIAN, A., LEVENO, K. J.: Potassium and glucose concentrations without treatment during ritodrine tocolysis. Amer. J. Obstet. Gynec. 145, 105 (1983)

Morbidität und Mortalität der geburtshilflichen Anästhesie
Von D. Konietzke

In den 50er Jahren rangierte die geburtshilfliche Anästhesie unter den fünf Hauptursachen mütterlicher Todesfälle unter der Geburt. Ihr Anteil an der mütterlichen Gesamtmortalität scheint jedoch ständig zuzunehmen. Wurde von LOCK und GREISS im Jahr 1955 (12) der Anteil anästhesiebedingter mütterlicher Todesfälle an der geburtshilflichen Gesamtmortalität mit 2,6 % angegeben, stiegen die Angaben von HUGHES und Mitarbeitern (8) im Jahr 1976 auf 9,7 %. 1980 machte MORGAN (16) die Allgemeinnarkose als Hauptursache der Müttersterblichkeit unter der Geburt für ein Drittel aller Todesfälle verantwortlich.

Anästhesiebedingte mütterliche Mortalität in der BRD

Da für die Bundesrepublik Deutschland einschließlich West-Berlins bislang keine Daten zur Häufigkeit anästhesiebedingter mütterlicher Todesfälle unter der Geburt sowie deren Verteilung auf einzelne Todesursachen vorhanden waren, wurde für den Beobachtungszeitraum 1971 bis 1980 eine schriftliche Erhebung durchgeführt (4). Hierzu wurde ein Fragebogen an 707 über anästhesiologische und geburtshilflich-gynäkologische Abteilungen verfügende Kliniken verschickt. 681 dieser Kliniken waren allgemeine Krankenhäuser, 26 Universitätskliniken.

Mit Hilfe eines Erhebungsbogens wurden die Anzahl der Geburten, die Zahl mütterlicher Todesfälle insgesamt sowie die der anästhesiebedingten Todesfälle unter der Geburt erfragt. Weiterhin interessierten Angaben über die Aufteilung der anästhesiebedingten mütterlichen Todesfälle in solche unter Allgemein- und solche unter Lokalanästhesie sowie deren Verteilung auf Schnittentbindungen, vaginale Entbindungen und sonstige operative Eingriffe. Zusätzlich differenziert wurden die Allgemeinanästhesieverfahren in Intubations-, Masken- und Rauschnarkosen sowie die Lokalanästhesietechniken in Single-shot- und Katheterperiduralanästhesien sowie Spinal-, Parazervikal- und Pudendusanästhesien.

38 % aller angeschriebenen Anästhesieabteilungen beantworteten den Fragebogen in einer zur Ergebnisermittlung ausreichenden Art und Weise. Darunter befanden sich zehn Universitätskliniken und 259 Krankenhäuser. Zur Berücksichtigung der geographischen Verteilung errechneten wir die Rücklaufquoten in bezug auf die einzelnen Bundesländer. Diese lagen zwischen 31 % und 51 %, nur Bremen und das Saarland lagen darunter.

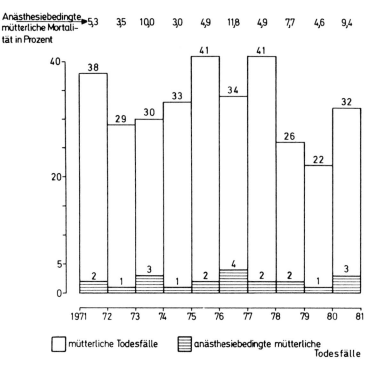

Abb. 1. Verhältnis der anästhesiebedingten mütterlichen Mortalität zur mütterlichen Gesamtmortalität

Mütterliche Gesamtmortalität unter der Geburt

Die jährliche Geburtenzahl aller 269 ausgewerteten Kliniken zusammen schwankte zwischen 141 000 und 182 000, die Anzahl der mütterlichen Todesfälle zwischen 22 und 41 (Abb. 1). Die mütterliche Mortalität betrug somit in den einzelnen Jahren zwischen 0,13 und 0,26 ‰. Der Durchschnittswert für den gesamten Beobachtungszeitraum lag bei 0,21 ‰.

Betrachtet man die Situation der Universitätskliniken getrennt von der der allgemeinen Krankenhäuser, so ergibt sich dort mit 0,16 ‰ eine etwas niedrigere Mortalitätsrate.

Die mütterliche Todesrate - bezogen auf 100 000 Geburten - bewegte sich von 1971 bis 1977 zwischen 20 und 29 pro Jahr. Während für die Jahre 1978 und 1979 eine Senkung auf 16 bzw. 13 Todesfälle pro Jahr zu verzeichnen war, stieg sie 1980 wieder auf 17,5 an.

Anästhesiebedingte Todesfälle

Innerhalb des Untersuchungszeitraums 1971 bis 1980 ereigneten sich insgesamt 21 mütterliche Todesfälle unter der Geburt, die

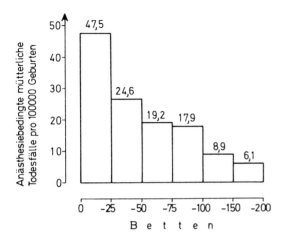

Abb. 2. Geburtenbezogene anästhesiebedingte mütterliche Todesfälle in bezug zur Größe der geburtshilflich-gynäkologischen Abteilungen

auf direkte Einwirkungen der Anästhesie zurückgeführt wurden. Die Verteilung dieser Todesfälle auf die einzelnen Jahre sowie deren Verhältnis zur mütterlichen Gesamtmortalität sind in Abb. 1 verdeutlicht. Der durchschnittliche Anteil anästhesiebedingter Todesfälle an der mütterlichen Gesamtmortalität betrug 6,4 %.

Die 21 anästhesiebedingten mütterlichen Todesfälle ereigneten sich an 20 verschiedenen Krankenhäusern; die zehn Universitätskliniken hatten während des zehnjährigen Beobachtungszeitraums keinen einzigen anästhesiebedingten mütterlichen Todesfall zu verzeichnen.

Teilt man die 20 Kliniken, die anästhesiebedingte mütterliche Todesfälle zu beklagen hatten, nach der Größe ihrer geburtshilflich-gynäkologischen Abteilungen auf und bezieht dann innerhalb der einzelnen Größenkategorien die Zahl dieser Todesfälle auf die Gesamtzahl der Geburten, so resultiert das in Abb. 2 dargestellte Säulendiagramm. Je kleiner die jeweilige geburtshilflich-gynäkologische Abteilung, desto höher die Rate anästhesiebedingter mütterlicher Todesfälle.

Anästhesieformen und Todesursachen

20 der beschriebenen 21 anästhesiebedingten mütterlichen Todesfälle traten unter Allgemeinanästhesie auf. 17 der Gebärenden verstarben bei der Sectio caesarea, nur drei bei vaginaler Entbindung. Bei den Sectiones wurde in allen 17 Fällen eine Intubationsnarkose durchgeführt, während bei den vaginalen Entbindungen der Tod in einem Fall unter Intubationsnarkose, im zweiten unter Masken- und im dritten unter Rauschnarkose eintrat.

In jeweils acht Fällen wurden Herz-Kreislauf-Stillstand bzw. Aspiration als Todesursachen angegeben. Unter den acht Fällen mit tödlicher Aspiration befanden sich zwei unter Masken- bzw. Rauschnarkose vaginal entbundene Patientinnen. Die anderen sechs Aspirationen fanden vor der Intubation statt. Bei den durch Herz-Kreislauf-Stillstand verstorbenen Patientinnen waren zur Zeit des Ereignisses zwei der Kreißenden nicht intubiert. Bei vier unter der Geburt verstorbenen Patientinnen wurden die Gründe für deren Tod nicht aufgeführt.

Nur ein mütterlicher Todesfall trat unter Lokalanästhesie auf; es wurde bei einer vaginalen Entbindung eine Pudendusanästhesie durchgeführt, bei der als Komplikation, die später zum Tode der Gebärenden führte, Krämpfe angegeben wurde.

Literaturvergleich

Bei allen Vorbehalten bezüglich der Repräsentativität solcher Befragungen kann festgestellt werden, daß die ermittelte mütterliche Mortalitätsrate unter der Geburt von 0,21 %o im Bereich der in ausländischen Veröffentlichungen angegebenen Werte liegt (2, 5, 20, 22).

Ursachen mütterlicher Mortalität unter der Geburt

Die von KAUNITZ (9) für die USA sowie von BARRIER (2) für Frankreich angegebenen Häufigkeitsverteilungen mütterlicher Todesursachen weisen die Anästhesie nach Embolien, Präeklampsien/Eklampsien, Blutungen und Infektionen mit einem Anteil von 4 % bzw. 11 % aus (Tabelle 1). Im Vergleich hierzu schwankten die anästhesiebedingten Mortalitätsziffern für die BRD in den einzelnen Jahren des Beobachtungsraums 1971 - 1980 zwischen 3,0 und 11,8 %.

Ursachen anästhesiebedingter mütterlicher Mortalität

Vergleicht man die Universitätskliniken mit den allgemeinen Krankenhäusern, so fällt auf, daß bei 12,1 % der mütterlichen Todesfälle an Universitätskliniken kein einziger anästhesiebedingt war. Als Ursachen hierfür könnten Unterschiede der apparativen Ausstattung, anästhesiologischer Techniken sowie der personellen Situation diskutiert werden. Wie jedoch aus anderen Untersuchungen hervorgeht (11), ist eine entsprechende anästhesiologisch-apparative Ausstattung auch an kleineren Krankenhäusern vorhanden. Ein wesentlicher Unterschied dürfte in der personellen Situation bestehen. Während selbst große Kliniken aufgrund sinkender Geburtenzahlen Schwierigkeiten bei der Einrichtung eines 24stündigen geburtshilflich-anästhesiologischen Bereitschaftsdienstes haben, kann in kleineren Krankenhäusern für die geburtshilflichen Abteilungen allenfalls eine Mitversorgung durch den zentralen Anästhesiedienst oder, insbesondere nachts, gar nur eine Anästhesierufbereitschaft aufrechterhalten werden; Schwierigkeiten, die keineswegs auf die BRD beschränkt sind (6,

13, 21). Gerade für die geburtshilfliche Anästhesie gilt aber nach SCOTT und AITKEN (21) ein anästhesiologischer Anwesenheitsdienst als essentiell. Zwar ist die Technik der Allgemeinanästhesie, insbeondere zur Sectio caesarea, weitgehend standardisiert, jedoch konnten HEW und Mitarbeiter (7) 1981 zeigen, daß bezüglich der präoperativen Gabe von Antazida sowie der Anwendung des Sellickschen Handgriffs sehr wohl Unterschiede zwischen Universitätskliniken und allgemeinen Krankenhäusern vorhanden sind. Noch größer waren die Unterschiede, wenn Allgemeinanästhesien zu vaginalen Entbindungen durchgeführt wurden. Die endotracheale Intubation kam dabei in Universitätskliniken fünfmal häufiger zur Anwendung als in allgemeinen Krankenhäusern.

Tabelle 2 faßt die anästhesiebedingten mütterlichen Todesursachen im Literaturvergleich zusammen. Die für die BRD erhobenen Daten stimmen mit anderen darin überein, daß Herz-Kreislauf-Stillstand und Aspiration die häufigsten Todesursachen darstellen. Interessanterweise fanden CRAWFORD (3), MORGAN (16) sowie TOMKINSON und Mitarbeiter (23) Intubationsschwierigkeiten als ursächlich für bis zu 20 % der Todesursachen. Obwohl in keiner der von uns erfaßten Fälle Intubationsschwierigkeiten als Todesursache angegeben wurden, kann man vermuten, daß Intubationsschwierigkeiten zumindest in einigen eine Rolle gespielt haben können. Bei sechs der acht durch Aspiration von Mageninhalt zu Tode gekommenen Patientinnen fand die Aspiration zwischen Relaxierung und Intubation statt, und zwei der acht durch Herz-Kreislauf-Stillstand Verstorbenen waren zum Zeitpunkt des Ereignisses nicht intubiert. Inwieweit bei diesen acht Patientinnen die Intubatonsphase wegen Intubationsschwierigkeiten protrahiert war und dies für Aspiration bzw. Herz-Kreislauf-Stillstand die eigentliche Ursache darstellte, kann nur spekuliert werden. Die Unsicherheiten bei der Angabe von Todesursachen werden auch durch den hohen Anteil unbekannter Ursachen, der in der Literatur zwischen 8 und 27 % schwankt, demonstriert.

In zwei der acht Todesfälle durch Aspiration wurde überhaupt keine Intubationsnarkose durchgeführt. Dieser Umstand verwundert allerdings nicht mehr so sehr, wenn man weiß, daß insbesondere bei vaginalen Entbindungen häufig auf eine Intubation verzichtet wird (7, 11, 13).

ROSEN, der die 30 anästhesiebedingten mütterlichen Todesfälle der Jahre 1975 - 1978 in England und Wales analysierte (20), stellte fest, daß über die Hälfte aller Todesfälle im Rahmen notfallmäßig durchgeführter Sectiones auftraten. Als Hauptursachen anästhesiebedingter mütterlicher Mortalität sah er neben Aspiration und Intubationsschwierigkeiten den unsachgemäßen Umgang mit Anästhetika sowie Funktionsstörungen bzw. fehlerhafte Benutzung der apparativen Ausstattung (Tabelle 3). Die detaillierte Betrachtung jedes einzelnen Falles führte ROSEN zu der Feststellung, daß in 28 der 30 Fälle vermeidbare Faktoren nachweisbar waren. Nur zwei der von ihm erfaßten anästhesiebedingten mütterlichen Todesfälle traten unter Periduralanästhesie ein. Unbemerkte versehentliche intradurale Injektion sowie Aspiration sauren Mageninhalts unter Periduralanästhesie in Kombination mit starker intravenöser Sedierung führten zum Tode der Patientin bzw. Gebärenden.

Tabelle 1. Häufigkeitsverteilung mütterlicher Todesursachen unter der Geburt

Nach KAUNITZ, USA, 1985 (9)		Nach BARRIER, Frankreich, 1983 (2)	
Embolien	20 %	Präeklampsie/Eklampsie	22 %
Erkrankungen mit Leitsymptom Hypertonie	17 %	Infektionen	15 %
Blutungen	13 %	Blutungen	11 %
Infektionen	8 %	Lungenembolien	11 %
Zerebrovaskuläre Insulte	4 %	Operationen	11 %
Anästhesie	4 %	Anästhesie	11 %
Sonstige	34 %	Sonstige	19 %

Tabelle 2. Anästhesiebedingte mütterliche Todesursachen

Autor, Jahr der Veröffentlichung	Herz-Kreislauf-Stillstand	Aspiration	Blutdruckabfall	Intoxikation	Krämpfe	Intubationsschwierigkeiten	Sonstige oder unbekannte Ursachen
LOCK und GREISS, 1955	15,6 %	28,9 %	24,5 %	4,4 %			26,6 %
ANDERSON et al., 1968	45,6 %	29,4 %	15,3 %				9,4 %
KRUPP et al., 1970	60,0 %	20,0 %					20,0 %
CRAWFORD, 1972	18,0 %	52,0 %				20,0 %	10,0 %
MOIR, 1978	48,7 %	43,2 %					8,1 %
MORGAN, 1980	40,0 %	20,0 %				20,0 %	20,0 %
Eigene Ergebnisse, 1983	38,1 %	38,1 %			4,8 %		19,0 %

Tabelle 3. Faktoren, die mit erhöhter anästhesiebedingter Morbidität und Mortalität einhergehen (Zusammengestellt aus MOIR (14, 15), PAULL (19) und ROSEN (22)

1. Notfallmäßig durchgeführte Sectiones
2. Intubationsschwierigkeiten
3. Unsachgemäßer Umgang mit Anästhetika
4. Funktionsstörungen bzw. Fehlbedienungen von zur Anästhesie verwendeten Apparaturen
5. In geburtshilflicher Anästhesie unzureichend ausgebildete Anästhesisten
6. Fehlen eines dem Anästhesisten zugeordneten Helfers
7. Zu große örtliche und zeitliche Distanz des Anästhesisten zum Kreißsaal

Maßnahmen zur Senkung der anästhesiebedingten mütterlichen Mortalität

1. Die Forderung, die Verfahren der Regionalanästhesie zur Risikominderung in der geburtshilflichen Anästhesie vermehrt einzusetzen (15, 16, 17), wird auch durch die Ergebnisse für die BRD insofern bestätigt, als bei den 21 anästhesiebedingten mütterlichen Todesfällen nur einer unter Lokalanästhesie auftrat. Zwar darf nicht ohne weiteres geschlossen werden, daß die Lokalanästhesie risikoärmer sei als die Allgemeinanästhesie, doch scheinen Komplikationen weniger gravierend und einfacher zu behandeln zu sein (17, 18). Die Vermeidung materner Hypotensionen sowie Überdosierungen und Fehlinjektionen der Lokalanästhetika mit möglicherweise deletären Folgen am kardiovaskulären und Zentralnervensystem stehen dabei weit im Vordergrund.

2. Die Betreuung der Gebärenden im Kreißsaal durch Geburtshelfer und Hebammen muß im Hinblick auf eventuell notwendige anästhesiologische Maßnahmen erfolgen. Die frühzeitige Vorstellung der Gebärenden beim Anästhesisten ermöglicht eine genaue Erfassung anästhesiologischer Risiken und Planung des Anästhesieverfahrens, die Therapie mit H_2-Rezeptorenblockern bzw. Antazida sowie gegebenenfalls die rechtzeitige Hinzuziehung weiterer rufbereiter Anästhesisten.

3. Die anästhesiologische Versorgung des Kreißsaales muß seitens der Anästhesie so organisiert sein, daß diese binnen kürzester Zeit erfolgen kann.

4. Die im Kreißsaal eingesetzten Anästhesisten müssen intensiv auf die Besonderheiten der Anästhesie in der Geburtshilfe vorbereitet sein.

5. Dem Anästhesisten sollte bei der Durchführung geburtshilflich-anästhesiologischer Maßnahmen stets eine Hilfsperson zur Verfügung stehen, die selbst mit den Besonderheiten der Anästhesietechnik vertraut ist. Insbesondere bei Allgemeinanästhesien ist der Anästhesist auf die vollwertige Mitar-

beit einer Hilfsperson angewiesen, will er alle Aspekte adäquater Anästhesietechnik berücksichtigen.

Literatur

1. ANDERSON, S. G., GREISS, F. C., MAY, W. J.: Maternal deaths from anesthesia in North Carolina 1946 - 1965. North Carolina Med. J. 29, 459 (1968)

2. BARRIER, G.: Anaesthesia and maternal mortality in France. In: Proceedings European Academy of Anaesthesiology (eds. M. D. VICKERS, J. N. LUNN). Berlin, Heidelberg, New York: Springer 1983

3. CRAWFORD, J. S.: Maternal mortality associated with anaesthesia. Lancet 1972 II, 918

4. DICK, W., TRAUB, E., BAUR, H., KONIETZKE, D.: Anaesthesiebedingte mütterliche Mortalität während der Geburt. Anaesthesist 34, 481 (1985)

5. FOX, L. P.: A return to maternal mortality studies: a necessary effort. Amer. J. Obstet. Gynec. 152, 379 (1985)

6. GIBBS, C. P., KRISCHER, J., PECKHAM, B. M., SHARP, H., KIRSCHBAUM, T. H.: Obstetric anesthesia: a national survey. Anesthesiology 65, 298 (1986)

7. HEW, E. M., ROLBIN, S. H., COLE, A. F. D., VIRGINT, S.: Obstetrical anaesthesia practice in the University of Toronto affiliated hospitals and some randomly selected community hospitals. Canad. Anaesth. Soc. J. 28, 158 (1981)

8. HUGHES, E. C., COCHRANE, N. E., CZYZ, P. L.: Maternal mortality. N. Y. St. J. Med. 76, 2206 (1976)

9. KAUNITZ, A. M., HUGHES, J. M., GRIMES, D. A., SMITH, J. C., ROCHAT, R. W., KAFRISSEN, M. E.: Causes of maternal mortality in the United States. Obstet. and Gynec. 65, 605 (1985)

10. KRUPP, P. J., BARCLAY, D. L., ROELING, W. M., WEGENER, G.: Maternal mortality. A 20 year study of Tulane department of obstetrics and gynecology at Charity hospital. Obstet. and Gynec. 35, 823 (1970)

11. LANZ, E., ZIMMER, H.-D.: Geburtshilfliche Anästhesie - eine Befragung von 312 Krankenhäusern. Anästh. Intensivmed. 22, 161 (1981)

12. LOCK, F. R., GREISS, F. C.: The anesthetic hazards in obstetrics. Amer. J. Obstet. Gynec. 69, 861 (1955)

13. McMORLAND, G. H., JENKINS, L. C., DOUGLAS, M. J.: A survey of obstetric anaesthesia practice in British Columbia. Canad. Anaesth. Soc. J. 33, 185 (1986)

14. MOIR, D. D.: The contribution of anaesthesia to maternal mortality. J. int. med. Res. 6, 40 (1978)

15. MOIR, D. D.: Maternal mortality and anaesthesia. Brit. J. Anaesth. 52, 1 (1980)

16. MORGAN, B. M.: Maternal death. Anaesthesia 35, 334 (1980)

17. MORGAN, B. M., AULAKH, J. M., BARKER, J. P., GOROSZENIUK, T., TROJANOWSKI, A.: Anaesthesia for caesarean section. Brit. J. Anaesth. 55, 885 (1983)

18. MORGAN, B. M., BARKER, J. P., GOROSZENIUK, T., AULAKH, J. M., REGINALD, P. W., TROJANOWSKI, A.: Anaesthetic morbidity following caesarean section under epidural or general anaesthesia. Lancet 1984 I, 328

19. PAULL, J.: International overview of obstetric anaesthesia. In: Obstetric analgesia and anaesthesia II (ed. G. W. OSTHEIMER). Clinics in Anaesthesiology, vol. 4, p. 429. London, Philadelphia, Toronto: Saunders 1986

20. ROSEN, M.: Maternal mortality associated with anaesthesia in England and Wales. In: Proceedings European Academy of Anaesthesiology (eds. M. D. VICKERS, J. N. LUNN), p. 38. Berlin, Heidelberg, New York: Springer 1983

21. SCOTT, D. B., AITKEN, R. E. G.: Obstetric anaesthetic services in Scotland in 1982. Anaesthesia 41, 370 (1986)

22. SMITH, J. C., HUGHES, J. M., PEKOW, P. S., ROCHAT, R. W.: An assessment of the incidence of maternal mortality in the United States. Amer. J. publ. Hlth. 74, 780 (1984)

23. TOMKINSON, J., TURNBALL, A., ROBSON, G., CLOAKE, E., ADELSKIN, A. N., WEATHERALL, J.: Report on confidential enquiries into maternal deaths in England and Wales 1973 - 1975. Her Majesty's Stationer Office, London 1979

Zusammenfassung der Diskussion zum Thema: „Physiologie und Pathophysiologie der Schwangerschaft, Verfahren zur Analgesie"

FRAGE:
Sind die Sauerstoffdiffusionskapazität und das Ventilations-Perfusions-Verhältnis in der Schwangerschaft verändert?

ANTWORT:
Die Sauerstoffdiffusionskapazität ist in der Schwangerschaft und bis zur 6. Woche postpartal vermutlich infolge einer interstitiellen Flüssigkeitseinlagerung in der Lunge durch Östrogeneinfluß vermindert. Zusätzliche Ventilations-Perfusions-Störungen und eine um 20 % verminderte funktionelle Residualkapazität kennzeichnen die Veränderungen am Geburtstermin ($\underline{7}$). Eine Einschränkung des Gasaustausches (z. B. Abfall des arteriellen Sauerstoffpartialdrucks) wird nur in besonderen Situationen (z. B. Flachlagerung) beobachtet.

FRAGE:
Welche Ursachen hat die Steigerung des Atemminutenvolumens in der Schwangerschaft und wie wirkt sie sich auf den mütterlichen Gasaustausch aus?

ANTWORT:
Eine Hyperventilation ist bereits nach dem ersten Schwangerschaftstrimester nachweisbar, sie steht vermutlich in Zusammenhang mit der ansteigenden Progesteronkonzentration im Blut. Das Atemminutenvolumen am Geburtstermin ist um ca. 50 % über den normalen Referenzwert erhöht und kommt hauptsächlich durch ein vergrößertes Atemzugvolumen und eine nur geringe Zunahme der Atemfrequenz zustande. Infolge der Hyperventilation sinkt der arterielle Kohlendioxydpartialdruck der Mutter auf 30 - 33 mm Hg ab. Während der Geburt wird schmerzbedingt eine weitere Zunahme des Atemminutenvolumens mit konsekutivem Abfall des arteriellen Kohlendioxydpartialdrucks bis auf 20 mm Hg mit einer respiratorischen Alkalose (pH-Wert > 7,5) beobachtet ($\underline{7}$).

FRAGE:
Welchen Einfluß hat die mütterliche Hypokapnie auf die fetale Sauerstoffversorgung?

ANTWORT:
Die erhöhte alveoläre Ventilation kann bis zu einem gewissen Grad den durch die Ventilations-Perfusions-Störung und die verminderte Residualkapazität induzierten Abfall des arteriellen Sauerstoffpartialdrucks der Mutter kompensieren. Das Ausmaß

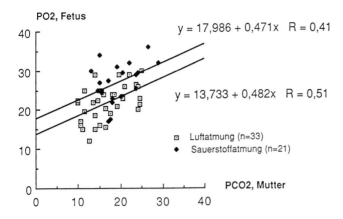

Abb. 1. Der Einfluß der maternen Ventilation auf die aktuellen Blutgase des Feten (5)

dieser Kompensationsmöglichkeit wird mit der Alveolargasgleichung beschrieben. Der arterielle Sauerstoffpartialdruck am Geburtstermin liegt deshalb noch in Höhe der altersentsprechenden Referenzwerte.

Die durch schmerzhafte Wehen und Angst bedingte respiratorische Alkalose während der Eröffnungs- und Austreibungsperiode kann zwischen den Wehen zu einer Hypoventilation und eventuell sogar zu einer kurzen Apnoe und damit zu einer mütterlichen und fetalen Hypoxie führen (Abb. 1) (5). Das rasche Auftreten einer Hypoxämie wird durch die verminderte funktionelle Residualkapazität begünstigt.

Nur eine ausgeprägte Hypokapnie mit Kohlendioxydpartialdruckwerten unter 17 mm Hg kann eine uteroplazentare Minderperfusion mit einer fetalen Hypoxämie und Azidose auslösen (4, 8).

FRAGE:
In welcher Form beeinflußt eine effektive Analgesie, z. B. über eine Katheterperiduralanästhesie, die mütterlichen Kohlendioxydpartialdruckwerte in der Austreibungsperiode?

ANTWORT:
Durch eine effektive Schmerzbehandlung kann der exzessive Abfall des Kohlendioxydpartialdrucks und damit die mögliche Gefahr für den Feten vermieden werden. Diese Zusammenhänge belegen auch, daß die starke Hyperventilation tatsächlich durch Schmerzen induziert wird.

FRAGE:
Wie verändert sich der mütterliche Sauerstoffverbrauch in der Schwangerschaft?

ANTWORT:
Der Sauerstoffverbrauch in der Schwangerschaft steigt an, relativ und absolut. Für die relative Zunahme ist die Gewichtszunahme in der Schwangerschaft verantwortlich, für die absolute im wesentlichen der gesteigerte Metabolismus und die vermehrte Atemarbeit. Nach LEHMANN und FABEL liegt der Zuwachs am Ende der Schwangerschaft zwischen 20 und 25 %. Unter der Geburt nimmt der Sauerstoffverbrauch nochmals beträchtlich zu, entsprechend einer mittelschweren Arbeit (6).

FRAGE:
Verschlechtert die während der Schwangerschaft auftretende Anämie die fetale Sauerstoffversorgung?

ANTWORT:
Die Schwangerschaftsanämie ist in der Regel dadurch bedingt, daß das Plasmavolumen stärker zunimmt als das Erythrozytenvolumen (3, 9). Bis zu einem Hämatokritwert von 30 % bzw. einem Hämoglobingehalt von 10 g/l wird die Abnahme des arteriellen Sauerstoffgehalts durch eine Verbesserung der Fließeigenschaften des Blutes kompensiert und negative Wirkungen auf die fetale Sauerstoffversorgung sind nicht zu erwarten. Ob dieser Abfall des Hämatokrits bzw. der Hämoglobinkonzentration tatsächlich als physiologischer Adaptationsprozeß bezeichnet werden kann, oder ob er vielmehr auf einem Mangel an erythropoetischen Substanzen (z. B. Folsäure) beruht, bleibt weiterhin ein kontroverser Diskussionspunkt.

FRAGE:
Ist eine präpartale Blutentnahme zur späteren autologen Transfusion bei besonderen Indikationen (z. B. Placenta praevia) und auf speziellen Wunsch der Mutter sinnvoll?

ANTWORT:
Die Indikation zur präpartalen Blutentnahme aus der oben genannten Indikation ist wegen der schwangerschaftsbedingten Anämie stark limitiert und bleibt absoluten Ausnahmesituationen vorbehalten.

FRAGE:
Welche Rolle spielt heute die kontinuierlich oder die intermittierend applizierte Inhalationsanalgesie zur Schmerzbehandlung in der Geburtshilfe?

ANTWORT:
Die Bedeutung der Inhalationsanalgesie zur Schmerzbehandlung in der Geburtshilfe ist in den letzten Jahren immer weiter zurückgegangen. Traditionellerweise wird heute zu diesem Zweck nur noch in den englischsprachigen Ländern Lachgas gegeben. Die Applikation von Lachgas ist wegen der Umweltbelastung und mög-

licher unerwünschter Wirkungen auf die Mutter und den Feten
(Hemmung der Methioninsynthese) jedoch nicht unproblematisch.

FRAGE:
Welche Rolle spielen Nichtopiatanalgetika in der Geburtshilfe?

ANTWORT:
Nichtopiatanalgetika werden wegen unerwünschter Nebenwirkungen
(z. B. Prostaglandinsynthesehemmung durch Azetylsalizylsäure,
Agranulozytosegefahr durch Metamizol) und wegen ihrer nicht ausreichenden analgetischen Wirksamkeit (z. B. Paracetamol) routinemäßig nicht appliziert.

FRAGE:
Kann auf den Zusatz von Vasokonstriktoren zu Lokalanästhetika
(z. B. bei der Pudendusblockade) verzichtet werden?

ANTWORT:
Bei der Verwendung langwirksamer Lokalanästhetika (z. B. Bupivacain) ist ein Zusatz von Vasokonstriktoren nicht notwendig.

FRAGE:
Welche Komplikationen sind bei einer Pudendusblockade möglich?

ANTWORT:
Nach einer Pudendusblockade können eine passagere Ischiadikusblockade und sehr selten ein Hämatom bzw. ein Abszeß auftreten.
Zuverlässige Zahlenangaben fehlen jedoch. In ihrer Bedeutung
stehen sie weit hinter denen einer versehentlichen intravenösen
Injektion bzw. einer schweren allergischen Reaktion.

FRAGE:
Sollte zur Überprüfung der richtigen Lage des Periduralkatheters die "Testdosis" des Lokalanästhetikums einen Adrenalinzusatz enthalten?

ANTWORT:
Der Zusatz von 15 µg Adrenalin zur Testdosis kann sinnvoll
sein, wenn eine intravasale Injektion durch einen Anstieg der
Herzfrequenz leichter erkannt würde. Diese Ansicht wird jedoch
weiterhin kontrovers diskutiert (siehe z. B. 1, 2).

FRAGE:
Welche Konzentration des Lokalanästhetikums (z. B. Bupivacain)
wird zur Injektion in den Periduralkatheter gewählt?

ANTWORT:
Falls das Lokalanästhetikum kontinuierlich infundiert wird, ist eine ausreichende Wirkung schon mit der 0,125%igen Lösung zu erreichen. Bei der intermittierenden Injektion ist eine Konzentration von 0,25 % vorteilhaft.

FRAGE:
Stellt die Spinalanästhesie ein alternatives Anästhesieverfahren zur Katheterperiduralanästhesie bei der Sectio dar?

ANTWORT:
Eine Spinalanästhesie wird in wesentlich kürzerer Zeit (ca. 5 min) und mit höherer Sicherheit voll wirksam als eine Periduralanästhesie. Mögliche Nachteile der Spinalanästhesie sind ein stärkerer Blutdruckabfall und postoperative Kopfschmerzen, die jedoch bei Verwendung einer dünnen Punktionsnadel nur selten auftreten sollen.

Literatur

1. BIEHL, D. R.: The dilemma of the epidural test dose. Canad. J. Anaesth. 34, 545 (1987)

2. DAIN, S. L., ROLBIN, S. H., HEW, E. M.: The epidural test dose in obstetrics: is it necessary? Canad. J. Anaesth. 34, 601 (1987)

3. EDELSTONE, D., PAULONE, M. E., MALJOVEC, J. J., HAGBERG, M.: Effects of maternal anemia on cardiac output, systemic oxygen consumption and regional blood flow in pregnant sheep. Amer. J. Obstet. Gynec. 156, 740 (1987)

4. HUCH, R.: Maternal hyperventilation and the fetus. J. Perinat. Med. 14, 3 (1986)

5. KÜNZEL, W., WULF, K. H.: Der Einfluß der maternen Ventilation auf die aktuellen Blutgase und den Säure-Basen-Status des Feten. Z. Geburtsh. Gynäkol. 172, 1 (1970)

6. LEHMANN, V., FABEL, H.: Lungenfunktionsuntersuchungen an Schwangeren. Teil 1: Lungenvolumina, Teil 2: Ventilation, Atemmechanik und Diffusionskapazität. Z. Geburtsh. Perinat. 177, 387 (1973)

7. LEHMANN, V.: Lungenfunktion. In: Die gestörte Schwangerschaft. Klinik der Frauenheilkunde und Geburtshilfe, Bd. 5, p. 99 (eds. WULF, SCHMIDT, MATTHIESEN). München, Wien, Baltimore: Urban & Schwarzenberg 1986

8. MILLER, F. C., PETRIE, R. H. P., ARCE, J. J., PAUL, R. H., HON, E. H.: Hyperventilation during labor. Amer. J. Obstet. Gynec. 120, 489 (1974)

9. PAULONE, M. E., EDELSTONE, D. I., SHEDD, A.: Effects of maternal anemia on uteroplacental and fetal oxidative metabolism in sheep. Amer. J. Obstet. Gynec. 156, 230 (1987)

Auswahl der Anästhesieverfahren bei der operativen Entbindung kardialer, respiratorischer und metabolischer Risikopatientinnen

Von G.G. Braun

1 Einleitung

Schwangerschaft und Geburt gehen mit einer Reihe von physiologischen Veränderungen des kardiovaskulären Systems, des respiratorischen Systems und des Metabolismus einher, die die Reserven des mütterlichen Organismus beanspruchen. Kommen Erkrankungen des Herzens, der Lunge und des Stoffwechsels hinzu, können die Kompensationsmechanismen überfordert sein und zu einem erhöhten Risiko für Mutter und Kind führen.

Das Verständnis der Zusammenhänge von physiologischen Veränderungen am Ende der Schwangerschaft, pathologischen Veränderungen im Rahmen der Krankheiten, der geburtsspezifischen Pharmakotherapie und der Einflüsse der verschiedenen Narkoseverfahren kann dem Anästhesisten helfen, bei diesen Patientinnen das jeweils geeignete Anästhesieverfahren zu wählen.

2 Die respiratorische Risikopatientin

2.1 Physiologische Veränderungen des respiratorischen Systems (Tabelle 1)

Veränderungen im respiratorischen System beginnen bereits früh in der Schwangerschaft und erreichen am Geburtstermin die dargestellten Werte. Atemzugvolumen und Frequenz sind erhöht, das Atemminutenvolumen nimmt um ca. 50 % zu, die alveoläre Ventilation ist ca. 70 % höher als bei Nichtschwangeren. Bei lungengesunden Schwangeren ist die funktionelle Residualkapazität (FRC) vermindert (Abb. 1), das Closing volume im allgemeinen unverändert, das Residualvolumen (RV) nimmt ab. Relevante Änderungen der Vitalkapazität (VC) sind immer pathologisch.

Der pH-Wert bleibt im allgemeinen im Normbereich. Der Sauerstoffverbrauch ist um ca. 20 % erhöht. Der Atemwegswiderstand nimmt ab, die Compliance kann sich geringfügig ändern (3, 5).

Kontrovers sind die Befunde über den Shunt. TEMPLETON fand keine Erhöhung (30), RUSSELL hingegen zeigt bei ca. 50 % der Patientinnen im Liegen ein Airtrapping mit einem Shunt in time. Bei gleichbleibenden Closing volume und Closing capacity kommt es durch die FRC-Verminderung zu einem Kollaps der Atemwege am Ende der Exspiration (23, 25) (Abb. 2).

Tabelle 1. Prozentuale Veränderungen des respiratorischen Systems während der Schwangerschaft

<u>Ventilation</u>	
Atemminutenvolumen	+ 50 %
Atemzugvolumen	+ 40 %
Atemfrequenz	+ 10 %
Alveoläre Ventilation	+ 70 %
<u>Lungenvolumina</u>	
Totalkapazität	0
Vitalkapazität	0
Funktionelle Residualkapazität	− 20 %
Exspiratorisches Reservevolumen	− 20 %
Residualvolumen	− 20 %
Atemwegswiderstand	− 35 %
<u>Atemgase</u>	
PaO_2	+ 20 %
$PaCO_2$	− 10 %
pHa	0
Sauerstoffverbrauch	+ 20 %

Die erniedrigte FRC mit dem reduzierten intrapulmonalen "O_2-Vorrat", ein intrapulmonaler Shunt infolge Airway closure sowie der erhöhte O_2-Verbrauch können die Patientinnen rasch in eine Hypoxie führen.

2.2.1 Asthma bronchiale

Ca. 1 − 3 % der Schwangeren leiden an einem Asthma bronchiale. Uneinheitlich sind die Angaben über den Verlauf. Patientinnen mit schwerem Asthma, die gegebenenfalls einer Kortisonmedikation bedürfen, neigen während der Schwangerschaft eher zu einer Verschlechterung der Krankheit.

Humorale Faktoren beeinflussen den Verlauf dieser Krankheit positiv: Kortisol, Progesteron, cAMP und Histaminase sind erhöht. Sie führen zu einer Bronchialdilatation und einer Reduktion des Atemwegswiderstandes. Bronchokonstriktorische Prostaglandine und die vermehrte Kongestion der Schleimhäute der oberen Atemwege wirken dem entgegen. Durch die verminderte Antwort auf antigene Reize ist der mütterliche Organismus besonders für Infekte der Atemwege empfänglich. Im Einzelfall ist die Entwicklung der Krankheit während der Schwangerschaft nicht vorauszusehen ([12], [16]).

2.2.2 Seltenere pulmonale Erkrankungen

Eine Reihe weiterer Krankheiten kann, wenn auch sehr viel seltener, zu einer Beeinträchtigung der respiratorischen Funktionen

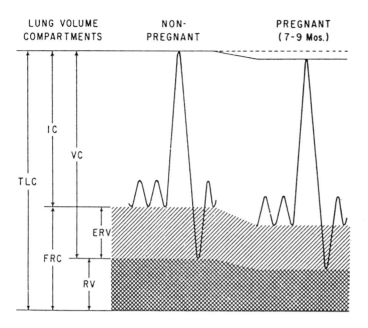

Abb. 1. Abnahme der funktionellen Residualkapazität (FRC) in der Schwangerschaft

am Ende der Schwangerschaft führen: bronchopulmonale Infekte, Skoliose, extreme Adipositas (16). Patienten mit pulmonalen Einschränkungen sind aber wiederum besonders durch bronchospastische Zustände gefährdet. Bei Skoliotikern ist durch die veränderte Thoraxgeometrie die Vitalkapazität, die FRC und das RV vermindert. Die während der Schwangerschaft zusätzliche mechanische Limitation von Diaphragma und Thoraxexkursion kann zu einer Beeinträchtigung der Atmung führen. Erhöhte PCO_2-Werte sowie der Einsatz der Atemhilfsmuskulatur sind bereits Zeichen für eine massive Störung (12).

Auch seien die respiratorischen Risiken extrem adipöser Patientinnen hier erwähnt. Die FRC ist vermindert, ebenso die VC, IRC und ERV (exspiratorische Reservevolumen), das Closing volume kann erhöht sein.

Die Compliance der Thoraxwand ist verändert. Diese Patientinnen sind unter Umständen bereits beim Atmen von Raumluft leicht hypoxisch: Ein erhöhter Sauerstoffverbrauch, ein verändertes Ventilations-Perfusions-Verhältnis (erhöhter Cardiac output, erhöhtes Blutvolumen, erhöhter pulmonaler Blutfluß) sowie Atelektasen führen zu einem signifikanten Shunt (4, 16).

2.3 Wahl des Anästhesieverfahrens

Sowohl Vollnarkose als auch Periduralanästhesie bieten bei Schwangeren mit respiratorischen Problemen Vor- und Nachteile.

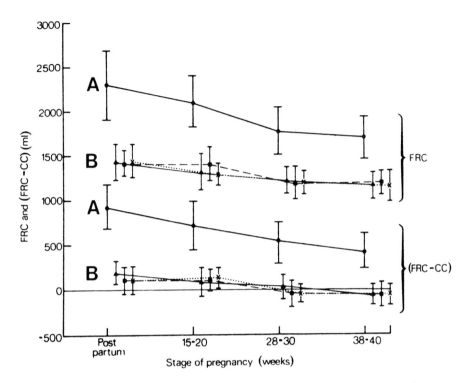

Abb. 2. Entwicklung eines intrapulmonalen Shunts bei Schwangeren im Liegen durch Abnahme der FRC bei gleichbleibender CC.
FRC   = Funktionelle Residualkapazität
FRC - CC = Funktionelle Residualkapazität
           minus Closing capacity
A   = im Stehen
B   = in Re.-Seitenlage/Li.-Seitenlage/Rückenlage

2.3.1 Periduralanästhesie

Die Regionalanästhesie bietet bei diesen Patientinnen, die sich einer nicht notfallmäßigen Sectio unterziehen müssen, eine Reihe von unschätzbaren Vorteilen. Der streßfreie Aufenthalt im Kreißsaal und Operationsraum wirken dem erheblich gesteigerten Sauerstoffverbrauch und der Hyperventilation entgegen.

Durch die Lagerung der Schwangeren kann es aber zu einer mechanischen Behinderung der Atmung kommen. Bei zusätzlicher Beeinträchtigung der thorakalen Atemmuskulatur verlagert sich die Atmung auf das Diaphragma. Durch Verdrängung und infolge der Längenzunahme der diaphragmalen Muskelfasern ist sie jedoch weniger effektiv. Husten und Sekretelimination sind beeinträchtigt.

Bei einem vorsichtigen, fraktionierten Anlegen der Periduralanästhesie ist diese Gefahr nicht gegeben: Die motorische Blockade liegt im Schnitt um ca. 3 Dermatome tiefer als die sensorische Blockade.

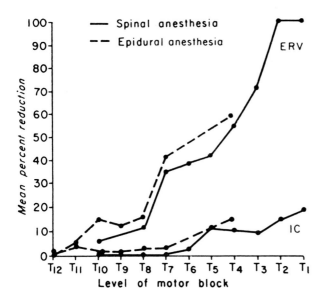

Abb. 3. Höhe der motorischen Blockade bei Epidural- und Spinalanästhesie und prozentuale Verminderung von exspiratorischem Reservevolumen (ERV) und inspiratorischer Kapazität (IC)

Bei einer sensorischen Blockade bis Th 5 (bis Th 6), die gute Bedingungen für eine Sectio schafft, liegt der motorische Block bei Th 8 (bis Th 9), und der Einfluß auf die Atemmuskulatur ist klinisch nicht relevant (13) (Abb. 3).

Die Auslösung von Bronchospasmen durch eine hohe Sympathikusblockade wurde diskutiert, sie ist aber unwahrscheinlich. Aus pulmonaler Sicht sollte auch bei Patienten mit einer Skoliose die Indikation zur Periduralanästhesie weit gestellt werden. Die Deformität, unkorrigiert oder korrigiert, kann eine rückenmarksnahe Leitungsanästhesie jedoch schwierig bis unmöglich machen. Mit einer unkontrollierten Ausbreitung des Lokalanästhetikums muß ebenfalls gerechnet werden. Bei Patienten mit einem erhöhten $PaCO_2$ bzw. wenn die Atemhilfsmuskulatur eingesetzt wird ist die Vollnarkose das Verfahren der Wahl.

Auch bei Adipositas ist die Periduralanästhesie die primär zu wählende Methode. Technische Probleme entstehen jedoch oft dadurch, daß die Dornfortsätze nicht zu tasten sind. Häufig leiden diese Patientinnen auch an Diskopathien.

2.3.2 Vollnarkose

Bei dringender Sectio sowie bei Verschlechterung des pulmonalen Zustandes der Mutter bzw. einer diesbezüglichen Gefährdung des Kindes sollte die Entscheidung zugunsten einer Vollnarkose fallen.

Tabelle 2. Differentialdiagnose des intraoperativen Bronchospasmus (Modifiziert nach 12)

Asthma bronchiale
Mechanische Verlegung der Atemwege
Flache Anästhesie → Gegenatmung
Inadäquate Relaxation
Endobronchiale Intubation
Lungenödem
Aspiration
Anaphylaktische Reaktion
Fruchtwasserembolie
Pneumothorax

Auf die potentiellen Gefahren einer Intubation sei hingewiesen. Durch mechanische Irritation kann ein massiver Bronchospasmus ausgelöst werden (Tabelle 2). Die lokale Gabe von Xylocain ist nicht zu empfehlen, sie stellt selbst eine Irritation des Kehlkopfes dar und verzögert den Intubationsvorgang unnötigerweise, die apnoische Phase kann zu einer ausgeprägten Hypoxämie führen. Auch bei entsprechender Vorsicht kann es zu einer Aspiration kommen, die immer eine außerordentliche Gefährdung der Patientin darstellt.

Die Schwellung und vermehrte Vaskularisierung der Atemwege und des Kehlkopfes am Ende der Schwangerschaft erschweren den Intubationsvorgang und machen eine besondere Vorsicht erforderlich (5).

Aus den oben genannten Gründen sind diese Patientinnen besonders durch Hypoxie und Hyperkapnie gefährdet. Ein intraoperativ aufgetretener Bronchospasmus ist differentialdiagnostisch abzuklären.

Eine ausreichende Präoxygenierung über 3 - 5 min ist erforderlich.

Thiopental ist nicht in der Lage, reflexinduzierte Bronchospasmen zu unterdrücken. Ketamin hat hier positive Eigenschaften: Der Atemwegswiderstand wird herabgesetzt, und es verhindert einen Bronchospasmus bei sensibilisierten Patienten. Zur Intubation sollte Succinylcholin verwendet werden, trotz seiner Nachteile gibt es wegen seiner kurzen Anschlagszeit keine Alternative.

Halothan hat die beste bronchodilatatorische Wirkung, es kann aber im Zusammenhang mit Aminophyllinen zu Arrhythmien führen. Isofluran wirkt ebenfalls bronchodilatatorisch, die Gefahr der Arrhythmie besteht nicht. Enfluran hat die geringsten bronchodilatatorischen Eigenschaften. In den erforderlichen Dosen haben alle drei Substanzen keine uterusrelaxierende Wirkung (6). Die erhöhte Empfindlichkeit der Schwangeren für Inhalationsanästhetika muß bedacht werden (24).

Relaxanzien mit einer potentiellen Histaminliberation (Alcuronium, Atracurium) sollten nicht verwendet werden, als alternative Substanz steht Vecuronium zur Verfügung. Erhöhte Atemzugvolumina bei reduzierter Frequenz sorgen für eine ausreichende Exspirationszeit und beugen einem Airtrapping vor. Die FIO_2 sollte mindestens 0,5 betragen, und die Atemgase müssen angefeuchtet sein. Geringe PEEP-Werte können gefahrlos angewendet werden, höhere PEEP-Werte beeinflussen den uterinen Blutfluß ebenso wie eine ausgeprägte Hypokapnie negativ (2, 16, 17).

Bei bronchopulmonalen Infekten ist eine Vollnarkose aus mütterlicher Indikation in aller Regel kontraindiziert, es sei denn, bei schwersten Infekten ist eine Beatmung erforderlich (16).

Bei extremer Adipositas tolerieren diese Patientinnen nicht die Flachlagerung. Besonders im Liegen sind diese Patientinnen durch Verschlußphänomene von einer Hypoxie bedroht. Die Intubation ist hier die einzig anwendbare Methode.

3 Die kardiale Risikopatientin

Kardiovaskuläre Krankheiten sind eine führende Ursache der mütterlichen Mortalität in der Geburtshilfe. Die Narkose bei diesen Patientinnen stellt hohe Anforderungen an den Anästhesisten: In die Überlegungen bei der Wahl des Anästhesieverfahrens sind die physiologischen Änderungen während der Schwangerschaft, der Schweregrad der Herzkrankheit, die möglichen kardiovaskulären Effekte von Schmerz, Streß, der Lagerung sowie die kardialen Wirkungen der verwendeten Pharmaka (Narkosemedikamente, Lokalanästhetika, Uterotonika und Tokolytika) einzubeziehen.

3.1 Physiologische Veränderungen (Tabelle 3)

Die frühen Veränderungen des kardiovaskulären Systems werden durch Östrogene und Prostaglandine induziert, bei fortgeschrittener Gravidität kommen die metabolischen Anforderungen von Mutter und Kind, das erhöhte Körpergewicht sowie die veränderte Umverteilung des Blutes und eine erhöhte Gefäßkapazität hinzu. Das Blutvolumen steigt um ca. 35 %, das Schlagvolumen ist um 30 %, die Frequenz um 15 % erhöht. Es resultiert ein Herzminutenvolumen, das um 40 - 50 % gesteigert ist. Der periphere Widerstand sinkt: Der systolische Blutdruck ist gering, der diastolische merklich erniedrigt; der Sauerstoffverbrauch steigt um 20 - 30 %, um den mütterlichen und fetalen Bedarf zu decken (23).

3.2 Vorkommen

Die Zahl herzkranker Patientinnen hat in den letzten drei Dekaden deutlich abgenommen. Die Therapiemöglichkeiten bei rheuma-

Tabelle 3. Prozentuale Veränderungen des kardiovaskulären Systems während der Schwangerschaft

Blutvolumen	+ 35 %
Plasmavolumen	+ 45 %
Erythrozytenvolumen	+ 20 %
Herzzeitvolumen	+ 40 %
Schlagvolumen	+ 30 %
Herzfrequenz	+ 15 %
Periphere Zirkulation	
Systolischer Blutdruck	0
Diastolischer Blutdruck	- 15 %
Zentraler Venendruck	0
Systemischer Gefäßwiderstand	- 15 %

tischem Fieber haben die Folgen dieser Krankheit gesenkt, andererseits kommen durch eine verbesserte Diagnose und Therapie zunehmend Patientinnen mit kongenitalen Vitien ins gebärfähige Alter. Das Verhältnis von rheumatischen zu nichtrheumatischen Erkrankungen beträgt bei Graviden ca. 3 : 1.

Die Mitralstenose ist die bei weitem häufigste rheumatische Erkrankung. Stenosen der Aorten- und Mitralklappe sind mit einer signifikant höheren Morbidität und Mortalität für Mutter und Fetus behaftet als Klappeninsuffizienzen. Vollständig korrigierte Vitien bieten für Mutter und Kind ein geringes Risiko, ebenso wie nichtzyanotische Vitien und Vitien mit nicht erhöhtem Pulmonaldruck. Entsprechend hoch sind die Komplikationen bei Eisenmenger-Syndrom und bei primärer pulmonaler Hypertonie (29). Ischämische Herzerkrankungen und peripartale Kardiomyopathien sind selten (14, 15, 18).

3.3 Beurteilung

Die Einschätzung der Schwere eines Herzfehlers kann in der Schwangerschaft erhebliche Schwierigkeiten machen. Eine Reihe von Symptomen kann sowohl durch organische Fehler als auch durch die Gravidität selbst verursacht werden: Dyspnoe, Orthopnoe, systolische Herzgeräusche, Beinödeme, Veränderungen im EKG und im Herzrhythmus. Sichere pathologische Zeichen sind diastolische Herzgeräusche, eine Herzverbreiterung, gravierende Arrhythmien sowie eine Zyanose oder Hämoptoe. Von besonderer Wichtigkeit sind hier die klinische Untersuchung, die Beurteilung der Symptome in Ruhe und bei Belastung, Laborwerte sowie die Parameter der Hämodynamik (18).

Unabhängig vom Anästhesieverfahren sollte in Zusammenarbeit von Gynäkologen, Kardiologen und Anästhesisten das Prozedere abgestimmt und eine eventuell nötige Therapie, z. B. von Blutdruck, Rhythmusstörungen, Anämie oder Herzinsuffizienz, rechtzeitig eingeleitet werden. Bei Patientinnnen mit kardialen Erkrankungen

des Schweregrades I (NYHA) oder II ist selten ein erweitertes
Monitoring nötig. Lediglich bei Patientinnen mit Erkrankungen
des Grades II bis III oder III bzw. bei Patientinnen mit akuten
kardialen Problemen, die nicht rasch auf therapeutische Maßnahmen ansprechen, sind zusätzliche Maßnahmen erforderlich. Das Legen eines arteriellen und eines zentralvenösen Katheters oder
eines Pulmonaliskatheters sollte erwogen werden (1). Ein erweitertes Monitoring ist in jedem Falle aber bei Patientinnen mit
einer pulmonalen Hypertonie, einem Rechts-links-Shunt sowie einer Aortenstenose Grad II bis III erforderlich.

3.4 Wahl des Anästhesieverfahrens bei kardialen Risikopatientinnen

Bei kardialen Risikopatientinnen sind die hämodynamischen Belastungen bei einer Sectio caesarea geringer als bei vaginaler
Geburt. Das Narkoseverfahren selbst kann aber schwerwiegende
hämodynamische Reaktionen hervorrufen.

Volumenbelastung und Frequenzanstieg während der Schwangerschaft können bei Mitralstenose den Verlauf der Krankheit negativ beeinflussen. Jeder Frequenzanstieg geht mit einer verminderten linksventrikulären Füllung einher, ebenso führt ein
Abfall des peripheren Widerstandes zu einer reflektorischen
Tachykardie. Eine Vollnarkose umgeht die Risiken einer hohen
Sympathikusblockade, aber auch sie kann bei einer zu flachen
Führung über einen Frequenzanstieg zu einer akuten Dekompensation führen (20).

Patienten mit Aortenstenose und Rechts-links-Shunt sind durch
rasche und signifikante Reduzierung des systemischen Widerstandes oder des Blutvolumens gefährdet. Diese Patientinnen reagieren auch außerordentlich empfindlich auf eine Verminderung des
venösen Rückstroms bei aortokavaler Kompression. Bei Mitral-
und Aorteninsuffizienz hat die schwangerschaftsbedingte Volumenbelastung ebenfalls negative Auswirkungen. Eine zusätzliche
Beeinträchtigung ist bei einer Erhöhung des peripheren Widerstandes zu erwarten. Eine Periduralanästhesie führt über eine
Afterload-Senkung zu einer Entlastung des linken Ventrikels.

Schwangerschaften bei kleinen, asymptomatischen oder korrigier-
ten Defekten auf Vorhof- und Ventrikelebene sind in aller Regel
problemlos. Ein Frequenzanstieg und eine Erhöhung des systemischen Widerstandes bewirken aber ein erhöhtes Shuntvolumen.
Eine Periduralanästhesie, die zu keiner reaktiven Tachykardie
führt, ist hier vorteilhaft.

Ischämische Herzerkrankungen nehmen wegen des höheren Alters
der Schwangeren sowie der Zunahme exogener Noxen zu. Die Veränderungen der Schwangerschaft wie Volumenbelastungen, Frequenzanstieg, erhöhter O_2-Bedarf können die Patientinnen ernsthaft
gefährden.

Nach Herzoperationen und Klappenersatz hängt die Wahl des Anästhesieverfahrens von der Art und der Schwere der Residuen der

zugrundeliegenden Krankheit ab. Bei vollständiger hämodynamischer Korrektur bieten sich keine Besonderheiten. Bei antikoagulierten Patientinnen nach Herzklappenersatz muß zur Periduralanästhesie die Heparintherapie abgesetzt und die Normalisierung der plasmatischen Gerinnung abgewartet werden.

Bei einer Katheterperiduralanästhesie kann die Gefahr des Blutdruckabfalls mit kontrollierter Volumengabe vermindert werden. Die fraktionierte Gabe des Lokalanästhetikums mit jeweiliger Kontrolle des Analgesieniveaus wird hohe Blutspiegel sowie eine zu hohe Sympathikusblockade vermeiden. Auf Adrenalinzusatz sollte, außer bei der Testdosis, verzichtet werden. Die streßinduzierte Katecholaminausscheidung wird unterdrückt ([20], [27]), der mütterliche Sauerstoffverbrauch wird gesenkt ([26]), die Afterload-Reduktion entlastet das linke Herz.

Die Schmerzbekämpfung in der postpartalen Phase, in optimaler Weise nur mit der Katheter-PDA durchzuführen, ist von größter Bedeutung. Kardiale Dekompensationen treten häufig erst in dieser hämodynamisch kritischen Phase auf.

Bei einer Vollnarkose besteht, neben den bereits genannten Risiken, immer die Gefahr der Hypertension und Tachykardie. Hypoxie, Hyperkarbie, Azidose sowie Lachgas können eine pulmonale Hypertonie negativ beeinflussen. Eine hochdosierte Narkotikagabe kann zwar die hämodynamischen Reaktionen dämpfen, dann muß aber mit einer Beeinträchtigung des Feten gerechnet werden. Inhalationsanästhetika sind bei kardialen Insuffizienzzeichen mit Vorsicht zu verabreichen.

3.5 Aortokavale Kompression

Besondere Beachtung sollte auf die Vermeidung einer aortokavalen Kompression gelegt werden. Bei einer gesunden Graviden wird in Rückenlage über Kollateralen (Venae paravertebrales, Venae thoracicae longae) der venöse Rückfluß aufrechterhalten. Über eine sympathikotone Gegenregulation wird ein ausreichendes Herzminutenvolumen aufrechterhalten. Kardiale Risikopatienten können auf diese Erhöhung der Herzfrequenz und des peripheren Widerstandes mit einer akuten Dekompensation reagieren.

3.6 Tokolytika, Uterotonika

Sind diese Patientinnen durch Schwangerschaft und Krankheit bereits belastet, können auch Medikamente, die während der Entbindung verabreicht werden, zu einer weiteren Beeinträchtigung führen. Oxytocin ist ein direkter Vasodilatator und kann erhebliche Hypotension verursachen. Reflektorisch nehmen Herzfrequenz und Herzminutenvolumen zu. Die Verabreichung von Ergometrin kann über eine generalisierte arterielle und venöse Vasokonstriktion zu einer kardialen Dekompensation führen. Betaadrenergika erzeugen eine Relaxation der glatten Muskulatur. Sie führen zu einer Vasodilatation mit einer Verminderung des peripheren Widerstandes. Die Beta$_1$-Stimulation erhöht die kardiale

Irritabilität. Lungenödeme, deren Ursache nicht geklärt ist, können auftreten. Salz- und Wasserretention, Volumenüberladung kommen als Ursachen in Frage. Die durch diese Substanzen reduzierte pulmonale hypoxische Vasokonstriktion kann bei vorgeschädigten Patienten zu lebensbedrohlichen Hypoxämien führen (6, 11).

3.7 Postoperative Überwachung

Eine intensive Überwachung ist bei kardialen Risikopatienten in der ersten postpartalen Woche unbedingt erforderlich. Sie sind auch in dieser Zeit noch durch das erhöhte Blutvolumen, die Mobilisierung von interstitiellem Wasser sowie durch die Rückbildung der Umgehungskreisläufe gefährdet.

4 Auswahl des Anästhesieverfahrens bei metabolischen Veränderungen

Ein Diabetes mellitus ist die von der Inzidenz her (1 : 700 bis 1 : 1 000) relevante metabolische Störung während der Schwangerschaft. Die Fortschritte in der Behandlung des Diabetes haben die perinatale Mortalität deutlich gesenkt. Die Überlegungen zur Auswahl des Anästhesieverfahrens sollten hier auf dem Verständnis der pathophysiologischen Vorgänge und ihrer Konsequenz für Mutter, Fetus und Neugeborenes beruhen.

4.1 Physiologische Veränderung

Die Gravidität geht mit signifikanten Veränderungen im Metabolismus einher. Eine Betazellhyperplasie führt zu einer erhöhten Insulinsekretion. Bei Graviden steigt nach einer Glukosebelastung der Insulinspiegel rascher und höher an. Der Glukosespiegel fällt deshalb und wegen der Aufnahme von Glukose durch die Plazenta und die verminderte hepatische Freisetzung steiler ab.

Bei der diabetischen Graviden führt die verminderte Insulinfreisetzung zu erhöhten Glukosekonzentrationen im Blut. Die Glukosefreisetzung aus hepatischem Glykogen ist erhöht. Bei dem relativen Insulinmangel werden bei erhöhtem Angebot an freien Fettsäuren vermehrt Ketonkörper, Acetoacetat und Betahydroxybutyrat gebildet. Ohne eine entsprechende subtile Einstellung kann die fetale Mortalität bei Hyperglykämie und Ketoazidose bis 90 % erreichen. Hunger, Dehydratation und die Freisetzung von Streßhormonen tragen zu diesen Entgleisungen mit bei. Durch die osmotische Diurese werden Wasser und Natrium in erheblichen Mengen verloren. Hypovolämie und Hyponaträmie, letztere zusätzlich verstärkt durch die osmotisch bedinge Verdünnung des Extrazellulärraums, gefährden die Patientinnen.

Obwohl die mütterlichen und kindlichen Risiken bei der vaginalen Geburt geringer sind, muß häufig aus geburtshilflicher

Sicht die Indikation zur Sectio gestellt werden (großes Kind, Dystokie).

Bei der Auswahl des Anästhesieverfahrens sollten weiter folgende Veränderungen bedacht werden, sie machen die Feten sehr anfällig für Hypoxie und Azidose (7).

1. Der uteroplazentare Flow ist bei diabetischen Patientinnen im letzten Trimester um 35 - 45 % reduziert. Mitverantwortlich sind auch strukturelle Veränderungen der Plazenta.

2. Hb AIC ist bei diabetischen Müttern mehrfach höher als bei Gesunden. Glukose ist hier kovalent zwischen den Betaketten des Hb-Moleküls gebunden. Eine Konfigurationsänderung zur O_2-Aufnahme ist nicht mehr möglich. Die O_2-Sättigung und der O_2-Transport sind dadurch verringert. Die veränderten 2,3-DPG-Spiegel vermindern weiter eine adäquate O_2-Abgabe auf Gewebeebene.

3. Zuletzt sei festgestellt, daß Kinder diabetischer Mütter in ihren Möglichkeiten, eine Azidose abzupuffern, deutlich eingeschränkt sind.

In mehreren Untersuchungen sind die fetalen Ergebnisse bei vaginaler Geburt mit Periduralanästhesie besser als in einer Vergleichsgruppe ohne Periduralanästhesie. Die verminderte Katecholaminausschüttung sowie die verbesserte Plazentaperfusion waren besonders für Diabetikerinnen von großer Bedeutung.

Bei einer PDA zur Sectio ist jedoch zu bedenken, daß die Gefahr einer Hypotonie sehr viel größer ist (8, 9). Auch ist dann eine ausreichende Gegenregulation bei einem Kavakompressionssyndrom nicht mehr möglich. Eine Hypotonie, eventuell verstärkt durch eine latente Hypovolämie, führt zu einer deutlichen Reduzierung des uteroplazentaren Flow mit Hypoxie und Azidose für den Fetus (8). So sind auch ältere Untersuchungen zu deuten, die unter Regionalanästhesie häufig neonatale Azidosen aufgezeigt haben (10). Die Laktazidosen waren Folge einer Hypotonie mit Hypoxie und auch dadurch verursacht, daß die Kreislaufdepression mit glukosehaltiger Lösung therapiert wurde. Der Zusammenhang zwischen fetalem Glukosespiegel nach Glukoseinfusion und Azidose ist nicht voll aufgeklärt. Ein bekanntes Risiko für den Fetus nach glukosehaltiger Infusion ist jedoch die Hypoglykämie.

Nach Meinung der Autoren ist unter folgenden Voraussetzungen eine Periduralanästhesie oder eine Vollnarkose, letztere jedoch mit der geringeren Gefahr einer Hypotonie, für Fetus und Mutter möglich:
1. Ausreichende Hydratation mit glukosefreier Lösung.
2. Vermeidung eines Kavakompressionssyndroms.
3. Rasche und energische Therapie einer Hypotonie.

Mit der Katheterperiduralanästhesie und der Vollnarkose stehen für eine Sectio caesarea zwei gleichwertige Verfahren zur Verfügung. Bei den Risikopatientinnen ist jenes Narkoseverfahren zu wählen, das kardiozirkulatorische und respiratorische Beeinträchtigungen sowie metabolische Entgleisungen der Mutter vermeidet und eine adäquate Perfusion der Plazenta gewährleistet. Die Periduralanästhesie ist die einzige Methode, die den gesamten Geburtsverlauf für Mutter und Kind positiv beeinflußt. Engmaschige Kreislaufkontrollen und eine ausreichende Volumensubstitution sind erforderlich (29). Mit einer fraktionierten Technik ist die Ausbreitung der motorischen und sympathischen Blockade gut zu steuern, die dabei auftretenden Blutspiegel gefährden, auch bei Bupivacain, weder Mutter noch Kind (19, 21, 22, 31). Eine Vollnarkose ist immer mit dem potentiellen Risiko einer Aspiration bzw. einer Hypoxie bei Intubationsproblemen behaftet. Sie ist, abgesehen von einer dringenden, nicht geplanten Sectio, aus mütterlicher Sicht selten das überlegene Verfahren. Lediglich kardiozirkulatorische Erkrankungen, bei denen jeder Abfall des Blutdrucks fatale Folgen haben kann, sowie schwere pulmonale Störungen stellen eine Indikation zur Vollnarkose dar. Eine Spinalanästhesie sollte nur dann erwogen werden, wenn eine Vollnarkose für Mutter und Kind erhebliche Nachteile bringen würde und für die Durchführung einer Periduralanästhesie nicht mehr ausreichend Zeit vorhanden ist.

Literatur

1. BERKOWITZ, R. L., RAFFERTY, T. D.: Invasive hemodynamic monitoring in critically ill pregnant patients: role of Swan-Ganz catheterisation. Amer. J. Obstet. Gynec. 137, 127 (1980)

2. BURGER, G. A., DATTA, S., CHANTIGIAN, R. A., WARREN, T. M.: Optimal ventilation in general anesthesia for cesarean delivery. Anesthesiology 59, 420 (1983)

3. CHEEK, T. G., GUTSCHE, B. B.: Maternal physiologic alterations during pregnancy. In: Anesthesia for obstetrics (eds. S. M. SHNIDER, G. LEVINSON), p. 3. Baltimore, London, Los Angeles, Sydney: Williams & Wilkins 1987

4. COHEN, S. E.: Anesthesia for the morbidly obese pregnant patient. In: Anesthesia for obstetrics (eds. S. M. SHNIDER, G. LEVINSON), p. 432. Baltimore, London, Los Angeles, Sydney: Williams & Wilkins 1987

5. COHEN, S. E.: Physiological alterations of pregnancy. In: Obstetric analgesia and anaesthesia (ed. G. W. OSTHEIMER), p. 33. Clinics in Anaesthesiology. London, Philadelphia, Toronto: Saunders 1986

6. CRAWFORD, J. S.: General analgesia and anaesthesia in obstetrics. In: Obstetric analgesia and anaesthesia (ed. G. W. OSTHEIMER), p. 157. Clinics in Anaesthesiology. London, Philadelphia, Toronto: Saunders 1986

7. DATTA, S.: Anesthesia for the pregnant diabetic patient. In: Anesthesia for obstetrics (eds. S. M. SHNIDER, G. LEVINSON),

p. 392. Baltimore, London, Los Angeles, Sydney: Williams & Wilkins 1987

8. DATTA, S., BROWN, W. U., OSTHEIMER, G. W., WEISS, J. B., ALPER, M. H.: Epidural anesthesia for cesarean section in diabetic parturients: maternal and neonatal acid-base status and Bupivacain concentration. Anesth. Analg. 60, 574 (1981)

9. DATTA, S., BROWN, W. U., OSTHEIMER, G. W., WEISS, J. B., ALPER, M. H.: Epidural anesthesia for cesarean section in diabetics. Anesthesiology 51, 302 (1979)

10. DATTA, S., BROWN, W. U.: Acid-base status in diabetic mothers and their infants following general or spinal anesthesia for cesarean section. Anesthesiology 42, 272 (1977)

11. DEWAN, D. M., JAMES III, F. M.: Drug interactions in obstetric anaesthesia. In: Obstetric analgesia and anaesthesia (ed. G. W. OSTHEIMER), p. 247. Clinics in Anaesthesiology. London, Philadelphia, Toronto: Saunders 1986

12. EISLER, E. A.: Anesthesia for the pregnant patient with asthma. In: Anesthesia for obstetrics (eds. S. M. SHNIDER, G. LEVINSON), p. 382. Baltimore, London, Los Angeles, Sydney: Williams & Wilkins 1987

13. FREUND, F. G., BONICA, J. J., WARD, R. J., AKAMATSU, T. J., KENNEDY, W. F.: Ventilatory reserve and level of motor block during high spinal and peridural anesthesia. Anesthesiology 28, 834 (1967)

14. HANKINS, G. D., WENDEL, G. D., LEVONO, K. J., STONEHAM, J.: Myocardial infarction during pregnancy: a review. Obstet. and Gynec. 65, 139 (1985)

15. HOMANS, D. C.: Peripartum cardiomyopathy. New Engl. J. Med. 312, 1432 (1985)

16. JOHNSON, M. D., FLUSCHE, G.: The anaesthetic management of selected respiratory problems in the obstetric patient. In: Obstetric analgesia and anaesthesia (ed. G. W. OSTHEIMER), p. 261. Clinics in Anaesthesiology. London, Philadelphia, Toronto: Saunders 1986

17. LEVINSON, G., SHNIDER, S. M., DeLORIMER, A. A., STEFFENSON, J. L.: Effects of maternal hyperventilation on uterine blood flow and fetal oxygenation and acid-base status. Anesthesiology 40, 340 (1974)

18. MANGANO, D. T.: Anesthesia for the pregnant cardiac patient. In: Anesthesia for obstetrics (eds. S. M. SHNIDER, G. LEVINSON), p. 345. Baltimore, London, Los Angeles, Sydney: Williams & Wilkins 1987

19. McGUINESS, G. A., MERKOW, A. J., KENNEDY, R. L., ERENBERG, A.: Epidural anesthesia with Bupivacain for cesarean section: neonatal blood levels and neurobehavioral responses. Anesthesiology 49, 270 (1978)

20. MOORE, J., DUNDEE, J. W.: A comparison of the maternal stress response during cesarean delivery with general or epidural anesthesia. Anesth. Analg. 65, 104 (1986)

21. MORISHIMA, H. O., PETERSEN, H., FINSTER, M., TSUJI, A., HIRAOKA, H., FELDMANN, H. S., ARTHUR, G. R., COVINO, B. G.: Is Bupivacain more cardiotoxic than Lidocain? Anesthesiology 59, 409 (1983)

22. NOLTE, H.: Quo vadis: Bupivacain 0,75 %. Regional-Anaesthesie 9, 1 (1986)

23. NOVY, M. J., EDWARDS, M. J.: Respiratory problems in pregnancy. Amer. J. Obstet. Gynec. 99, 1024 (1967)

24. PALAHNIUK, R. J., SHNIDER, S. M., EGER, E.: Pregnancy deceases the requirement for inhaled anesthetic agents. Anesthesiology 41, 82 (1974)

25. RUSSELL, I. F., CHAMBERS, W. A.: Closing volume in normal pregnancy. Brit. J. Anaesth. 53, 1043 (1981)

26. SANGOUL, F., FOX, G. S., HOULE, G. L.: Effect of regional analgesia on maternal oxygen consumption during the first stage of labor. Amer. J. Obstet. Gynec. 121, 1080 (1975)

27. SHNIDER, S. M., ABBOUD, T. K., ARTAL, R., HENRIKSEN, E. H., STEFANI, S. J., LEVINSON, G.: Maternal catecholamines decrease during labor after lumbar epidural anesthesia. Amer. J. Obstet. Gynec. 147, 13 (1983)

28. SHNIDER, S. M., LEVINSON, G.: Anesthesia for cesarean section. In: Anesthesia for obstetrics (eds. S. M. SHNIDER, G. LEVINSON), p. 159. Baltimore, London, Los Angeles, Sydney: Williams & Wilkins 1987

29. SPIELMANN, F. J.: Anaesthetic management of the obstetric patient with cardiac disease. In: Obstetric analgesia and anaesthesia (ed. G. W. OSTHEIMER), p. 247. Clinics in Anaesthesiology. London, Philadelphia, Toronto: Saunders 1986

30. TEMPLETON, A., KELMANN, G. R.: Maternal blood gases (PAO_2 - PaO_2), physiological shunt and VD/VT in normal pregnancy. Brit. J. Anaesth. 48, 1001 (1976)

31. THOMPSON, E. M., WILSON, C. M., MOORE, J., McCLEAN, E.: Plasma Bupivacain levels assisted with extradural anaesthesia for cesarean section. Anaesthesia 40, 427 (1985)

Intensivtherapie der schweren Eklampsie
Von W.F. List und W. Kröll

Die verbesserte Schwangerenvorsorge hat zu einer deutlichen Verminderung der Zahl der Patientinnen mit EPH-Gestose (Ödem, Proteinurie und Hypertonie) geführt. In der Statistik der Totgeburten ist die EPH-Gestose jedoch mit 17 % an erster Stelle der Todesursachen. Der Übergang von der EPH-Gestose zur Eklampsie ist ein fließender. Während bei Patienten mit EPH-Gestose eine Therapie angestrebt werden soll, die auf eine glückliche Beendigung der Schwangerschaft für Mutter und Kind hinzielt, hat bei der Eklampsie die Gesundheit der Mutter Vorrang. Die Therapie der EPH-Gestose mit schonender Blutdrucksenkung und Krampfprophylaxe hat die Aufgabe, die Schwangerschaft zumindest kurzzeitig zu verlängern, um eine entsprechende Reifung der Neugeborenen zu ermöglichen. Die Eklampsie ist manchmal die Folge einer sich über längere Zeit entwickelnden EPH-Gestose während der Schwangerschaft, manchmal werden Symptome einer schweren Eklampsie erst beim Auftreten der ersten Krämpfe vor, während oder unmittelbar nach der Geburt sichtbar. Das Krankheitsbild der Eklampsie hat wegen seiner lebensbedrohlichen Komplikationen zu einer engen Zusammenarbeit zwischen Geburtshelfer und dem Intensivmediziner geführt.

Die Eklampsie tritt mit einer Frequenz von 0,36 % bezogen auf die Gesamtzahl der Geburten auf (WHO-Bericht 1976). An der Grazer Gebärklinik fanden wir bei einer Frequenz von 4 000 bis 5 000 Geburten pro Jahr bei 2 - 3 % EPH-Gestosen und bei 0,07 - 0,1 % Eklampsien, bezogen auf alle Patienten.

Ein generalisierter Arteriolenspasmus wird als gemeinsame Ursache für die Eklampsie angenommen, es können alle Organe betroffen sein. Die Ätiologie dieses Arteriolenspasmus ist unbekannt, die Behandlung der Eklampsie rein symptomatisch. Die einzig kausale Therapie der Eklampsie ist die Entbindung, die mit allen Mitteln beschleunigt werden muß (Tabelle 1).

Ein gestörtes Bewußtsein, möglicherweise bedingt durch Hirnödem und Hypoxie, wird zuerst bemerkt. Dann treten eine Hyperreflexie und tonisch-klonische Krämpfe auf. Das erste Auftreten von Krämpfen kann vor, während oder nach der Entbindung sein, jedoch immer innerhalb von 24 h nach der Entbindung. Das Auftreten der ersten Krämpfe vor oder nach der Entbindung ist ungefähr gleich verteilt. Treten eklamptische Krämpfe vor der Geburt auf, die sich auch mit Sedierung, z. B. mit Pethidin (100 mg) und Phenothiazin (Phenergan 50 mg) oder Diazepam (10 - 20 mg), nicht beherrschen lassen, muß die Patientin intubiert und die geburtshilfliche Situation zuerst gelöst werden. Bei Krämpfen vor der Entbindung ist die Gefahr der Hypoxie für Mutter und Kind sehr groß, darüber hinaus kommt es in der Bewußtlosigkeit häufig zu Erbrechen und Aspiration von saurem

Tabelle 1. Allgemeine Symptome einer Eklampsie

Tonisch-klonische Krämpfe
Arterieller Hypertonus
Hypovolämie
Ateminsuffizienz
Proteinurie-Hypoproteinämie
Generalisierte Ödeme
Gerinnungsstörung

Tabelle 2. Zerebrale Symptome

Bewußtseinsstörung
Hirnödem
Tonisch-klonische Krämpfe
Hyperreflexie

EEG: kortikale und subkortiale Veränderungen
Fokale Spikeaktivität
Eventuell Grand-mal-Anfälle

Mageninhalt, was zur Mortalität der Eklampsie deutlich beiträgt. Eine Intubationsnarkose und die Geburtsbeendigung durch Sectio caesarea sind unbedingt angezeigt, wenn nicht schon ein epiduraler Katheter liegt (Tabelle 2).

Leitsymptome der Patientinnen mit schwerer Eklampsie sind die Hypovolämie und der Schock. Die Patientinnen sind zentralisiert, zeigen eine Hämokonzentration, das zirkulierende Blutvolumen ist reduziert und die Mikrozirkulation verschlechtert. Als weiteres Leitsymptom ist der arterielle Hypertonus mit systolischen Blutdruckwerten über 160 und diastolischen Werten über 100 mm Hg anzusehen. Der schwere Hypertonus kann auch zur Ruptur eines basalen Aneurysmas im Gehirn und zu schweren intrazerebralen Blutungen Anlaß geben (Tabelle 3).

Die Patientinnen müssen unmittelbar nach dem ersten Krampfanfall intubiert werden. Zyanose und verminderte CO_2-Werte sind durch Hyperventilation und interstitielles Lungenödem bedingt. Die Aspiration ist sicherlich die größte Komplikation einer Eklampsie, die zum Tod durch ARDS führen kann. Die massive Sedierung und Beatmung der Patientinnen wird über ein bis zwei Tage nach Auftreten der Konvulsionen weitergeführt. Eine Langzeitbeatmung mit PEEP ist meist nur bei Patientinnen mit Aspiration notwendig (Tabelle 4).

Ein weiteres Leitsymptom der schweren EPH-Gestose ist die Proteinurie, die bei den meisten Patientinnen zu massiven Proteinverlusten führt. Bei einem Teil der Patientinnen liegt eine Oligo- oder Anurie vor. Es werden Ödeme in allen möglichen Geweben gefunden, die zu einer signifikanten Gewichtszunahme der Schwangeren geführt haben (Tabelle 5).

Tabelle 3. Zirkulatorische Veränderungen

Intravasales Volumen ↓
Hämokonzentration
Zentralisierung
Mikrozirkulation ↓
Hypertonie systolisch > 160 mm Hg
          diastolisch > 100 mm Hg
Generalisierter Arteriolenspasmus
Endothelläsionen

Tabelle 4. Respiratorische Veränderungen

Respiratorische Insuffizienz
Hypoxie, Zyanose
Zentrale Ursachen: Konvulsionen
                    Hirnödem
Periphere Ursachen: interstitielles Ödem
                    Aspiration
                    Mikroshunts
                    pulmonalarterieller Druck ↑

Tabelle 5. Renale Veränderungen

Transientes nephrotisches Syndrom
Oligo-Anurie
Proteinurie, Hämaturie
Hyposthenurie
Negative Stickstoffbilanz
Hypernaträmie, Kreatinin ↑ , Harnstoff ↑
Zylinder im Harn (Tubuläre Nekrose)

Eine exakte nephrologische Diagnose kann erst nach Abschluß der Intensivtherapie durchgeführt werden. Die Kreatininclearance, Szintigraphie und ein i.v.-Pyelogramm können eine Funktionseinschränkung, eine Nierenbiopsie glomeruläre Endothelschwellung, ein verkleinertes kapilläres Lumen, Nierentubulusnekrosen und Fibrinablagerungen in der Basalmembran zeigen. War eine Nierenerkrankung nicht präexistent, wird das nephrotische Syndrom innerhalb von drei bis sechs Monaten vollkommen ausheilen. Nur in extrem seltenen Fällen kann eine Glomerulonephritis die Ursache für eine Eklamspie sein, die danach eine Dauerdialyse erforderlich macht.

Durch Leberzellnekrosen und Gerinnungsstörungen kommt es zu Blutungen und intrahepatischen Hämatomen mit Fibrinthromben, die zu einer Hepatomegalie und Leberinsuffizienz führen können. Die Cholinesterasen sind erniedrigt (5), die Leberfermentwerte häufig jedoch erhöht (HELLP-Syndrom) (7). Diese Veränderungen sind jedoch reversibel (6) (Tabelle 6).

Tabelle 6. Hepatische Veränderungen

Serumtransaminasen ~ ↑
Alkalische Phosphatase ~ ↑
Bilirubin ~ ↑
Hepatomegalie
Fibrinthromben, Leberzellnekrosen
Intrahepatische Hämatome
Gerinnung ↓ , Albumin ↓
Pseudocholinesterasen ↓

Augenfundus

Gelegentlich klagen eklamptische Patientinnen über Sehstörungen. Am Augenfundus werden dabei häufig spastische Arterien der Retina beobachtet, gelegentlich auch nur ein Ödem im Retinabereich. In seltenen Fällen kommt es zu Retinablutungen, die möglicherweise mit Koagulationsstörungen zusammenhängen.

Rote Blutkörperchen sind gewöhnlich reduziert trotz einer relativen Hämokonzentration, die niedersten Werte werden bei den Patientinnen meist erst nach Rehydratation am dritten bis achten Tag gefunden. Bedingt durch den intravaskulären Flüssigkeitsverlust sind die Hämatokritwerte anfangs erhöht, ebenso das Natrium, das Kalium ist meist erniedrigt. Der onkotische Druck und das Gesamteiweiß sind signifikant vermindert (Gesamteiweiß meist weniger als 5 g%). Gerinnungsstörungen mit DIC, Fibrinolyse und deutlichem Thrombozytenabfall werden regelmäßig gesehen (Tabelle 7).

Fetoplazentare Situation

Eine Plazentainsuffizienz und intrauterine Ernährungsstörungen werden durch den Arteriolenspasmus ausgelöst und führen zu einer Störung des Fetus, in schweren Fällen zu dessen Tod. Die Plazentainsuffizienz ist ein Indikator für die Schwere der Eklampsie. Das Geburtsgewicht der Neugeborenen ist als Folge der pränatalen Dystrophie deutlich reduziert.

Bei etwa 10 % der eklamptischen Mütter kommt es zu einem intrauterinen Fruchttod. Bei Auftreten einer Eklampsie bis zur 30. Woche ist die fetale Prognose schlecht. Von der 32. bis 34. Woche verbessert sie sich und über die 34. Woche bestehen gute Chancen für ein lebendes Neugeborenes (8). Bei der histologischen Untersuchung der Plazenta von schweren EPH-Gestosen und Eklampsie findet sich fast immer eine pathologische Zottenfibrose.

Intensivtherapie der schweren Eklampsie

Nach der frühzeitigen nasotrachealen Intubation ist die einzig kausale Behandlung der Eklampsie die Beschleunigung der Geburt auch mit operativen Mitteln (Tabelle 8).

Tabelle 7. Labortests

Blut:	Hämoglobin: dritter bis achter Tag niederste Werte Hämatokrit erhöht oder normal Thrombozytopenie < 100 000/mm^3 Gerinnung: Fibrinolyse
Plasma:	Gesamteiweiß ↓ K$^+$ < 3 mval/l Na > 150 mval/l Kreatinin ↑ , Harnstoff ↑

Metabolische Azidose

Tabelle 8. Allgemeine intensivmedizinische Maßnahmen

Nasotracheale Intubation
Sedierung
Beatmung
Blutdrucksenkung, Vasodilatation
Flüssigkeitsersatz
Diurese
Blutrheologie: Dextran, HÄS
Korrektur der Hypoproteinämie
Zentraler Venenkatheter
Heparinisierung

Magnesiumsulfat steht schon seit mehr als 60 Jahren in Gebrauch und hat sich an vielen Stellen außerordentlich bewährt. Indikationen sind vor allem die EPH-Gestose und Präeklampsie, darüber hinaus wird es auch noch in der Eklampsie (2) verwendet. Bei allen jenen Patientinnen mit EPH-Gestose oder Präeklampsie, die noch nicht entbunden haben, hilft Magnesium den Blutdruck zu kontrollieren und eine zentrale Sedierung herbeizuführen. Unter Umständen kann mit einem Magnesiumblutspiegel von 3 mval/l bei einer Anwendung in der 30. bis 32. Woche eine Eklampsie verhindert und der Geburtstermin hinausgezögert werden (8). In dieser Phase kann versucht werden, die Lungenreifung der Feten medikamentös (z. B. mit Betamethason) zu verbessern, um die Überlebenschance zu erhöhen. Wegen seiner unspezifischen Wirkung und seiner renalen Ausscheidung wird es auf der Intensivstation nur selten oder überhaupt nicht verwendet. Gerade die Nierenfunktion ist bei den eklamptischen Patientinnen meist schwer gestört (Tabelle 9).

Epiduralblockade oder Allgemeinanästhesie

Bei Müttern, die Stunden vor der Entbindung dem Risiko einer schweren EPH-Gestose ausgesetzt sind, ist zur Schmerzausschaltung bei der Anwendung der Zange oder für eine spätere eventuell notwendige Sectio caesarea ein epiduraler Katheter indiziert. Gerinnungsstörungen sind gewöhnlich kein Hinderungsgrund für die

Tabelle 9. Therapie mit Magnesiumsulfat ($MgSO_4$)

Indikation:	EPH-Gestose, Präeklampsie Eklampsie (?)
Wirkungs- mechanismus:	neuromuskuläre Übertragung ↓ Acetylcholinfreisetzung ↓ Katecholaminfreisetzung ↓
Verabreichung:	angestrebte Blutspiegel 3 - 6 mg% Mg^{++}-Bolusdosis 4 - 10 g i.v. (i.m.) Erhaltungsdosis 1 g/h (20 g $MgSO_4$ /1000 ml Dextrose 5 %/die)
Nebenwirkung:	Potenzierung der Wirkung von Muskelrelaxanzien kardiovaskuläre Depression Schlaf-EEG (bei Blutspiegel ~ 12 mg%)
Elimination:	99 % renal, bei renaler Insuffizienz kontraindiziert
Monitoring:	Serum-Mg^{++}, Harn-Mg^{++}
Antagonist:	$CaCl_2$ bei Überdosis von Mg^{++}

Anwendung regionaler Formen der Schmerzausschaltung bei schwerer EPH-Gestose (1). Bei plötzlich notwendig werdender Schmerzausschaltung zur Sectio muß auf die Allgemeinanästhesie zurückgegriffen werden. Zu beachten ist, daß ein ödembedingter erhöhter Hirndruck vorliegen kann und daß weder vor noch nach Entwicklung des Kindes hirndrucksteigernde Anästhetika verwendet werden sollten (wie Ketamin oder Halothan). Bei der Verwendung von Muskelrelaxanzien muß bei gleichzeitiger Anwendung von Magnesiumsulfat mit einer verlängerten Wirkung der kurareartigen Mittel gerechnet werden. Es sollte daher auf die neueren Mittel vom Kuraretyp wie Vecuronium und Atracurium übergegangen werden.

Volumentherapie

Die initiale Oligo-Anurie ist eine Folge der Hypovolämie und der renalen Hypoperfusion. Die Dehydratation muß daher durch Flüssigkeitsgabe verbessert werden, und zwar mit Albuminlösungen und freiem Wasser, gewöhnlich in Form von 5%iger Dextrose (Natrium meist über 150 mval/l). Nach der ersten Flüssigkeitssubstitution wird oft die Verabreichung von Blutkonserven notwendig. Darüber hinaus müssen noch hyperonkotische Albuminlösungen (400 - 500 ml 20%ig über 24 h) gegeben werden. Die Normalisierung des Gesamteiweißspiegels im Blut erfolgt nach drei bis fünf Tagen. Alle Patientinnen werden heparinisiert (100 - 700 IU/h), um die DIC und fibrinolytische Aktivität zu kontrollieren. Wiederholte Gerinnungstests und Faktorensubstitution mit Fresh frozen plasma, Fibrinogen und Vitamin K führen zu einer Normalisierung (Tabelle 10).

Tabelle 10. Prinzipien der medikamentösen Therapie

Volumen:	Plasma, Vollblut, Kristalloide
Sedierung:	Diazepam, Opiate, Hydantoin, Benzodiazepine, Barbiturate
Antihypertensiva:	Hydralazin, Clonidin, Labetalol, Captopril, Betablocker
Diurese:	Mannitol 20 %, Dopamin 2 - 4 µg/kg/min Furosemid (Hämofiltration)
Eiweißmangel:	Hyperonkotisches Albumin 20 % Plasmaprotein 5 %
Mikrozirkulation:	niedermolekulares Dextran, HÄS
Hypernaträmie:	Spironolacton

Um den Katabolismus zu verbessern, wird eine parenterale Ernährung mit 1 200 - 1 500 Kalorien/die begonnen, die 20%ige Glukose und Aminosäuren einschließt. Die Kalorienzahl wird langsam, entsprechend den Blutzuckerwerten gesteigert. Bikarbonat und Kalium werden nach Bedarf gegeben. Zur Verbesserung der Mikrozirkulation werden niedermolekulare Dextrane nach Haptenvorbehandlung oder Hydroxyäthylstärke (HÄS) verabreicht.

Sedierung

Neben Benzodiazepinen und Opiaten werden Hydantoine (Epanutin) routinemäßig vom ersten Tag an als Sedativum und Antiepileptikum verabreicht und nach drei bis vier Tagen, wenn keine weiteren Anfälle auftreten, wieder abgesetzt. Zur Verwendung von Distraneurin 0,8 % als Sedativum in Form eines i.v.-Dauertropfes haben wir uns wegen der Gefahr eines Atemstillstandes weder vor noch nach der Geburt entschließen können.

Hypertonusbehandlung

Das Mittel der Wahl ist Hydralazine (Nepresol), das häufig mittels Motorpumpe kontinuierlich verabreicht wird (50 - 200 mg/die). Auch Clonidin hat sich bewährt und wird i.m. oder i.v. in einer Dosierung von 150 mg alle 6 h gegeben. Labetalol (Trandate) und Diaxozide (Hypertonalum) wurden ebenfalls zur Drucksenkung erfolgreich eingesetzt. Als Langzeittherapie bei der eklamptischen Patientin hat sich der Angiotensinantagonist Captopril in einer Dosierung von 75 - 300 mg/die bewährt.

Tabelle 11. Monitoring

Invasive arterielle Druckmessung
EKG, Herzfrequenz
ZVD, PAP
EEG (diskontinuierlich)
Labor: Hämatokrit, Kalium, Gesamteiweiß
      Blutzucker mehrmals täglich
      Kreatinin, Harnstoff
      Harn: ml/h, Osmolalität
      Elektrolyte

Nierenperfusion und Diurese

Dopamin wird routinemäßig eingesetzt, bei ungenügendem Harnflow Mannit 20%ig 125 - 250 ml oder Furosemid sowie der Aldosteronantagonist Spironolacton. Kommt es zu keiner Verbesserung der Nierentätigkeit, so muß die Hämofiltration möglichst frühzeitig eingesetzt werden, bis die spontane Diurese wieder zurückkehrt. Eine negative Flüssigkeitsbilanz wird bei allen Patientinnen angestrebt und führt zu Wasserverlusten von insgesamt bis zu 12 l innerhalb weniger Tage.

Gynäkologische Maßnahmen

Unmittelbar nach der Entbindung erhalten die meisten Frauen mit Eklampsie eine Injektion, um die Milchsekretion zu verhindern. Die lokale Behandlung der Brüste mit Salben ist indiziert. Bei gut lebensfähigen Kindern ist jedoch darauf zu achten, daß die Milchsekretion erhalten wird, vor allem dann, wenn eine unkomplizierte Eklampsie vorgelegen hat. Mutterkornalkaloide zur Verbesserung der Uteruskontraktion werden meist erst nach zwei bis drei Tagen verabreicht, um bei den hypertonen Patientinnen nicht eine verstärkte Vasokonstriktion und neuerliche Druckerhöhung auszulösen. Sie werden dann zumeist über eine Woche verabreicht.

Morbidität und Letalität

Nach dem WHO-Bericht 1976 wird die mütterliche Mortalität mit sieben bis 15 pro 100 000 Lebendgeburten angegeben. Im eigenen Krankengut betrug die Letalität der Eklampsie bei 65 intensivtherapeutisch betreuten Frauen 9 %. Die Ursachen der Letalität waren vorwiegend ARDS aufgrund einer massiven Aspiration sauren Magensaftes und eine nicht beherrschbare Urämie in der Zeit vor dem Einsatz der Hämofiltration. Die Morbidität betrug 11 %; d. h. bei 80 % der Frauen, die wegen einer Eklampsie auf die Intensivstation eingeliefert wurden, kam es zu einer Restitutio ad integrum. Als Dauerschäden nach schwerer Eklampsie haben sich ein chronisches Nierenversagen, chronische Proteinurie, wiederholte Pyelonephritis, Grand-mal-Epilepsie und spastische Hemiparese nach einer zerebralen Blutung aus einem Aneurysma ergeben.

Bei 57 % unserer Eklampsiepatientinnen war der erste Krampfanfall präpartal aufgetreten, bei 43 % postpartal. Die mittlere Dauer der Intensivtherapie bei der schweren Eklampsie lag bei 4,9 Tagen, das mittlere Alter unserer 65 Patientinnen bei 26,2 Jahren (15 - 40). Die mittlere Beatmungsdauer war 3,4 Tage (1 - 18), die mittlere Intubationsdauer 4,4 Tage (1 - 22).

Literatur

1. CONKLIN, K. A.: Anästhesie bei Präeklampsie. Klinische Anästhesie Current Reviews (ed. W. F. List), Bd. 4, Kapitel 20. Graz: Akademische Druck- und Verlagsanstalt

2. FLOWERS, C. E., EASTERLING, W. E., WHITE, F. D., JUNG, J. M., FOX, J. T.: Magnesium sulfate in toxemia of pregnancy. Clin. Obstet. Gynec. $\underline{19}$, 315 (1962)

3. GIESECKE, A. H., MORRIS, R. E., DALTON, M. D., STEPHEN, C. R.: Of magnesium, muscle relaxants, toxemic parturient, and cats. Anesth. Analg. $\underline{47}$, 689 (1968)

4. JAMES, M. F. M., MANSON, E. D. M.: The use of magnesium sulphate infusions in the management of very severe tetanus. Intens. Care Med. $\underline{11}$, 5 (1985)

5. KAMBAM, J. R., MOUTON, St., ENTMAN, S., SASTRY, B. V. R., SMITH, B. E.: Effect of pre-eclampsia on plasma cholinesterase activity. Canad. J. Anaesth. $\underline{34}$, 509 (1987)

6. KREJS, G. J., HAEMMERLI, U. P.: Jaundice during pregnancy-toxemia. In: Diseases of the liver (eds. I. and U. SCHIFF), 5th ed., p. 1575. Philadelphia: Lippincott 1985

7. WEINSTEIN, L.: Syndrome of hemolysis, elevated liver enzymes, and low platelet count: A severe consequence of hypertension in pregnancy. Amer. J. Obstet. Gynec. $\underline{142}$, 159 (1982)

8. ZUSPAN, F. P.: Treatment of severe preeclampsia and eclampsia. Clin. Obstet. Gynec. $\underline{9}$, 954 (1966)

Indikationen zur Intensivtherapie nach geburtshilflichen Komplikationen

Von K.H. Lindner und F.W. Ahnefeld

Die Indikation zur Intensivtherapie nach geburtshilflichen Komplikationen wird nicht nur von der Art, sondern vor allem vom Schweregrad der Erkrankung, aber auch von den Möglichkeiten der Überwachung und Therapie auf der Allgemeinstation bestimmt. Die in Tabelle 1 aufgeführten Erkrankungen und Maßnahmen in der Schwangerschaft erfordern in der Regel eine Intensivüberwachung und -therapie. Die Prinzipien der Behandlung von Präeklampsie und Eklampsie werden an anderer Stelle beschrieben.

Geburtshilfliche Blutungen

Schwere Blutungen in der ersten Hälfte der Schwangerschaft, vor allem aber im dritten Trimester und während der Geburt gehören immer noch zu häufigen Ursachen der mütterlichen und kindlichen Mortalität (11) (Tabelle 2).

Ein aus dem akuten Blutverlust resultierender Volumenmangel erfordert den schrittweisen Einsatz von Volumenersatzmitteln und Blutkomponenten, z. B. entsprechend dem Lundsgaard-Hansen-Schema, nach dem Verluste bis zu 50 % des Blutvolumens mit Erythrozytenkonzentraten und künstlichen Kolloiden substituiert werden (1) (Abb. 1).

Die Transfusion von gerinnungsaktivem Frischplasma nach sechs bis acht Erythrozytenkonzentraten, das auch physiologische Inhibitoren des Gerinnungs- und Fibrinolysesystems enthält, verhindert eine Verdünnungskoagulopathie. Thrombozytenkonzentrate werden substituiert bei weiterbestehender Blutung, wenn die Zahl unter $50\,000/mm^3$ absinkt. Bei nicht adäquater Behandlung wird durch die Minderperfusion des Gewebes und die daraus resultierende Azidose Thromboplastin freigesetzt, das die Gerinnungskaskade aktiviert.

Gerinnungsstörungen

Ursachen
Ursachen für Gerinnungsstörungen in der Geburtshilfe sind in Tabelle 3 zusammengefaßt.

Pathophysiologie
Gerinnungsstörungen im Rahmen von geburtshilflichen Komplikationen treten in allen Schweregradformen auf.

Die Verbrauchskoagulopathie beschreibt eine disseminierte Fibrinablagerung (Hyperkoagulabilität) mit einer resultierenden

Tabelle 1. Indikationen zur Intensivüberwachung und -therapie

Präeklampsie, Eklampsie
Geburtshilfliche Blutungen
Fruchtwasserembolie
Gerinnungsstörungen
Magensaftaspiration
Intravenöse Tokolyse mit Betasympathikomimetika

Tabelle 2. Blutungsursachen in der Schwangerschaft

Erste Hälfte der Schwangerschaft	Zweite Hälfte der Schwangerschaft Geburtsperiode	Postpartale Periode
Abort Blasenmole Extrauterin- gravidität	Placenta praevia Vorzeitige Plazenta- lösung Uterusruptur	Retinierte Plazenta- reste Uterusatonie Zervikale, vaginale Verletzungen

gestörten Mikrozirkulation mit ischämischen Organnekrosen. Da durch den Verbrauch von Faktoren und Thrombozyten das zirkulierende Blut in der Gerinnbarkeit beeinträchtigt ist, kann eine schwere hämorrhagische Diathese entstehen (disseminierte intravasale Gerinnungsstörung) (5). Die Blutungsneigung wird verstärkt durch die als physiologischer Abwehrmechanismus auftretende sekundäre Fibrinolyse, die vorhandene Thromben auflöst und der Hyperkoagulabilität entgegenwirkt (Abb. 2). Das proteolytische Enzym Plasmin zerstört auch Fibrinogen, verstärkt die bereits vorhandene Hypofibrinogenämie und damit die Gerinnungsstörung. Die Fibrinpolymerisation wird auch durch die im Blut ansteigende Konzentration der Fibrinspaltprodukte gehemmt und schwere Blutungen sind die Folge, wenn die Integrität der Blutgefäße unterbrochen wird (10).

Symptomatik
Eine schwere Störung des Gerinnungssystems ist gekennzeichnet durch eine verstärkte Blutungsneigung und/oder thrombotische bzw. embolische Gefäßverschlüsse. Die Laboruntersuchung bei den obengenannten Erkrankungen zeigt in Abhängigkeit vom Schweregrad der Gerinnungsstörung eine erniedrigte Fibrinogen- und Thrombozytenkonzentration, erhöhte Fibrinogenspaltprodukte, eine verlängerte partielle Thromboplastin- und Thrombinzeit sowie einen herabgesetzten Quick-Wert. Die weitere Analyse einzelner Faktoren kann auf die Bestimmung von Plasminogen zum Nachweis der fibrinolytischen Aktivität und auf die Bestimmung der Antithrombin-III-Konzentration, das ein physiologischer Thrombinhemmer ist, beschränkt werden.

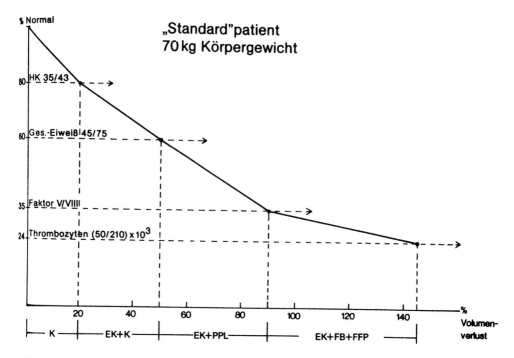

Abb. 1. Substitution von Kolloiden und Blutkomponenten bei Volumenmangel und Schock (Modifiziert nach LUNDSGAARD-HANSEN)

Tabelle 3. Ursachen für Gerinnungsstörungen in der Geburtshilfe

Schwere Präeklampsie, Eklampsie
Vorzeitige Plazentalösung
Verhaltener Abort (Missed abortion)
(bis zur 28. Schwangerschaftswoche)
Intrauteriner Fruchttod (Dead fetus syndrome)
(jenseits der 28. Schwangerschaftswoche)
Septische Erkrankung (septischer Abort,
Amnioninfektionssyndrom, Puerperalsepsis)
Fruchtwasserembolie

Die Gerinnungsstörungen im Rahmen der einzelnen Erkrankungen weisen Besonderheiten auf, sie werden nachfolgend näher beschrieben.

Schwere Präeklampsie, Eklampsie
Die uteroplazentare Durchblutungsstörung bei schwerer Präeklampsie löst durch die Einschwemmung von thromboplastischem Material in die mütterliche Zirkulation einen chronischen Verbrauch von Gerinnungsfaktoren aus (16). Schwere Hämostasestörungen mani-

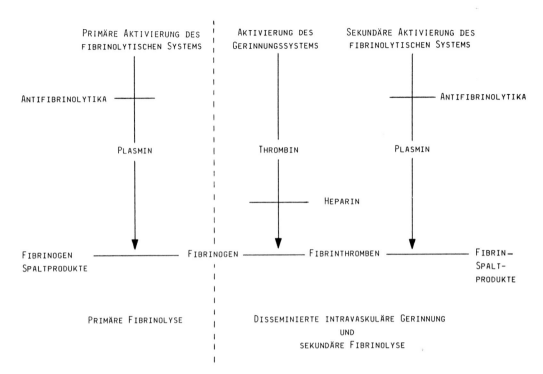

Abb. 2. Schematische Darstellung der Aktivierung des Gerinnungssystems im Rahmen einer Verbrauchskoagulopathie unter Einbeziehung der primären und sekundären Fibrinolyse

festieren sich meist unter der Geburt. Blutungen im Rahmen des HELLP-Syndroms (Hemolysis, Elevated liver enzymes, Low platelet count) sind durch eine niedrige Thrombozytenzahl (Verbrauch in der Mikrozirkulation) bedingt und werden durch eine normale oder nur gering veränderte partielle Thromboplastinzeit und Thrombinzeit von der disseminierten intravasalen Gerinnung abgegrenzt (19).

Vorzeitige Plazentalösung
Thromboplastin aus der losgelösten Plazenta wandelt über eine Aktivierung von Thrombin Fibrinogen in Fibrin um und initiiert eine disseminierte intravasale Gerinnung. Weitere Substanzen aus der Plazenta aktivieren gleichzeitig zirkulierendes Plasminogen mit einer konsekutiven primären Fibrinolyse.

Verhaltener Abort und intrauteriner Fruchttod
Bleibt die abgestorbene Frucht länger als drei bis vier Wochen im Uterus, kann sich allmählich durch Einschwemmung von thromboplastischen Substanzen eine Störung der Blutgerinnung mit dem Leitsymptom der Hypofibrinogenämie (< 1,5 g/l) ausbilden (8). Wegen der langsamen Progredienz werden starke Abfälle der Thrombozytenzahl nicht beobachtet. Erst während oder nach Ausräumen

der Frucht treten durch Einschwemmung von lysosomalen Enzymen mit Aktivierung des fibrinolytischen Systems starke uterine Blutungen durch eine "primäre Hyperfibrinolyse" auf.

Septische Erkrankungen
Gramnegative Bakterien setzen Endotoxin frei, das über eine Schädigung der Gefäßendothelzellen zu einer Thrombozytenadhäsion mit nachfolgender Aktivierung der Gerinnungskaskade führt.

Behandlung
Die wirksamste Behandlung von Gerinnungsstörungen ist das Beherrschen der Grunderkrankung, die die Freisetzung von gerinnungsaktivem Material in die Blutzirkulation auslöst. Bei jeder stärkeren Blutung werden sofort Gerinnungsfaktoren und Antithrombin III vorzugsweise in Form von gerinnungsaktivem Frischplasma transfundiert (17). Von großer Bedeutung zur Normalisierung der Gerinnung sind in jedem Fall symptomatische Maßnahmen, wie die Korrektur einer Hypoxämie oder einer Minderperfusion. Die Ausräumung des Uterus bei vorzeitiger Plazentalösung, beim intrauterinen Fruchttod, beim septischen Abort und bei der Fruchtwasserembolie hebt meist innerhalb von 24 h die pathologischen Gerinnungsprozesse auf. Die Gerinnungsfaktoren im Plasma normalisieren sich nach ein bis drei und die Thrombozyten nach drei bis fünf Tagen.

Die Indikation für eine Heparininfusion muß individuell gestellt werden, der therapeutische Wert ist nicht unumstritten. Als mögliche Indikation für Heparin in einer Dosierung von 10 000 - 15 000 I.E. pro Tag gilt heute nur noch der intrauterine Fruchttod unter der Vorstellung, daß der langsame Verbrauch von Fibrinogen gestoppt oder zumindest reduziert werden kann (18). Dagegen sind die Ergebnisse der Heparinbehandlung bei der schweren Präklampsie (13), der Fruchtwasserembolie (3) und der vorzeitigen Plazentalösung (12) nicht zuletzt infolge der erhöhten Blutungsneigung nicht überzeugend.

Antifibrinolytika hemmen die Plasminbildung und damit die Fibrinolyse. Da eine primäre Fibrinolyse extrem selten und häufig nicht zu diagnostizieren ist, werden diese Substanzen bei den oben aufgeführten Erkrankungen nicht angewandt, sie erhöhen das Thromboserisiko stark.

Der derzeitige Erkenntnisstand der Gerinnungsstörungen im Rahmen der Geburtshilfe läßt sich wie folgt zusammenfassen:

1. Die klinische Erfahrung zeigt, daß sie bei den obengenannten Zuständen bei rechtzeitiger und adäquater Behandlung selten auftreten, aber andererseits mit einer hohen Mortalität vergesellschaftet sind, die in der Regel vom Grundleiden bestimmt wird. Der Komplex Grundleiden und hämostaseologische Folgen erfordert in jedem Fall ein abgestuftes Vorgehen für eventuelle operative Interventionen (z. B. Sepsis) und zur Sicherung oder Wiederherstellung der Vitalfunktionen eine aggressive Intensivtherapie.

2. Der positive Effekt einer Heparintherapie ist nicht sicher nachgewiesen. Da häufig eine Verstärkung der Blutung beobachtet wird, erfolgt die Heparingabe nur noch bei bestimmten Indikationen (z. B. intrauteriner Fruchttod).

3. Da eine primäre Fibrinolyse nicht sicher diagnostiziert werden kann, und da das Thromboserisiko in allen anderen Fällen stark erhöht ist, werden Antifibrinolytika zur Behandlung nicht empfohlen.

Fruchtwasserembolie

Definition
Die Fruchtwasserembolie stellt eine seltene, aber schwere geburtshilfliche Komplikation dar (ca. 10 % der gesamten mütterlichen Mortalität), die durch ein plötzliches Eindringen von Fruchtwasser in die mütterliche Zirkulation bedingt ist und zu einer akuten respiratorischen Insuffizienz, einem Schockzustand, einer profusen Blutungsneigung und zum Koma führen kann (8).

Pathophysiologie
Die Amnionflüssigkeit dringt durch offene Sinusoide an der uteroplazentaren Verbindung in die mütterliche Zirkulation ein, z. B. bei vorzeitiger Plazentalösung oder bei einer Sectio, aber auch durch Verletzungen der endozervikalen Venen im Rahmen einer normalen Geburt und führt zu den nachfolgenden Kardinalsymptomen (9) (Abb. 3).

Lungenembolie
Für die Verlegung der Lungenstrombahn werden mechanische Faktoren und vasospastische Substanzen angeschuldigt, die zu einem Abfall der linksventrikulären Füllung, einer pulmonalen Hypertonie bis hin zum akuten Rechtsherzversagen und zu Ventilations-Perfusions-Störungen mit einer arteriellen Hypoxämie führen.

Disseminierte intravasale Gerinnungsstörung
Thromboplastinähnliche Substanzen aus der Plazenta und der Amnionflüssigkeit sind Ursache der Hyperkoagulabilität in der mütterlichen Zirkulation.

Uterusatonie
Die Uterusatonie wird durch die verminderte Perfusion ausgelöst, auch ein direkter relaxierender Effekt der Amnionflüssigkeit auf die Muskulatur wird diskutiert.

Symptomatik
Das klinische Bild ist durch die in der Definition genannten Kardinalsymptome gekennzeichnet. Die Diagnose gilt nur dann als gesichert, wenn fetale Bestandteile (z. B. squamöse Zellen, Fettbestandteile aus der Vernix caseosa, Lanugohaare usw.) in der mütterlichen Zirkulation gefunden werden.

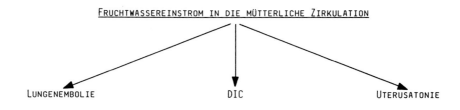

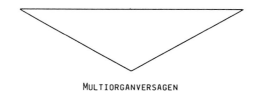

Abb. 3. Symptomatik der Fruchtwasserembolie

Therapeutisches Vorgehen
Das Kind sollte so früh wie möglich entbunden werden. Dieser Grundsatz gilt auch dann, wenn ein mütterlicher Kreislaufstillstand eingetreten ist, um zumindest das Leben des Kindes zu retten. Eine akute respiratorische Insuffizienz erfordert häufig eine Beatmungstherapie. Katecholamine dienen zur Kreislaufstabilisierung, die interstitielle pulmonale Flüssigkeitsansammlung läßt sich durch Diuretika günstig beeinflussen. Der Nutzen einer Glukokortikoidinjektion ist nicht sicher belegt.

Magensaftaspiration

Ursachen
Die Magensaftaspiration und die nachfolgende Aspirationspneumonie gehören immer noch zu den häufigsten anästhesiologisch bedingten mütterlichen Todesfällen (4). Mehrere Komponenten sind hierfür verantwortlich. Eine Ursache für die erhöhte Aspirationshäufigkeit während der Einleitung einer Allgemeinanästhesie ist die verzögerte Magenentleerung nach der 34. Schwangerschaftswoche, bedingt durch mechanische (Pylorusverlagerung) und hormonelle (Progesteron) Faktoren. Alle Patientinnen am Ende der Schwangerschaft sollten wegen der vermehrten Magensäuresekretion (erhöhte Gastrinkonzentration) und einem erhöhten intragastralen Druck als "nicht nüchtern" betrachtet werden.

SURFACTANTVERLUST
(ATELEKTASENBILDUNG)

PULMONALE
FLÜSSIGKEITSANSAMMLUNG

ABNAHME DER COMPLIANCE

ERHÖHTER RECHTS-LINKS-SHUNT

ARTERIELLE HYPOXÄMIE

BRONCHOSPASMUS

DYSPNOE, HUSTENREIZ

RASSELGERÄUSCHE

RÖNTGENBEFUND (FEIN-
FLECKIGE VERSCHATTUNGEN,
ATELEKTASEN, PLEURAERGUß

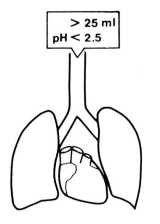

Abb. 4. Pathophysiologie des Mendelson-Syndroms

Pathophysiologie
Eine schwere Pneumonie entwickelt sich dann, wenn mehr als 25 ml
Magensekret mit einem pH-Wert unter 2,5 aspiriert werden (Mendel-
son-Syndrom) (14) (Abb. 4). Entscheidend für den Schweregrad der
Schädigung ist die Wasserstoffionenkonzentration. Liegt der pH-
Wert über 2,5, entspricht die Symptomatik einer Wasseraspiration
und verläuft nicht so fulminant und schwer wie das Mendelson-
Syndrom. Die Schädigung ist abhängig von der Art und Menge des
aspirierten Materials. Angaben in der Literatur weisen auch darauf hin, daß die Aspiration von nichtlöslichen Antazida, wie
Trisilikaten, Magnesium- und Aluminiumhydroxid, die häufig pro-
phylaktisch zur Pufferung der Säure gegeben wurden, zu dem
gleichen klinischen Erscheinungsbild führen wie die Säureaspira-
tion mit einem pH-Wert unter 2,5 (2).

Symptomatik
Der Säurereiz (pH-Wert unter 2,5) löst unmittelbar nach der Aspiration einen massiven Bronchospasmus aus und nachfolgend eine
interstitielle bzw. intraalveoläre Flüssigkeitsansammlung in der
Lunge mit einer Schädigung des Surfactant und einer pulmonal-
arteriellen Vasokonstriktion, einem erhöhten intrapulmonalen
Rechts-links-Shunt und einem Abfall des arteriellen Sauerstoffpartialdrucks (Abb. 5). Die Symptomatik setzt schnell ein, ist
im klinischen Bild einem asthmatischen Zustand vergleichbar und
kann in den ersten 2 - 4 h weiter zunehmen. Im Röntgenbild der
Lunge sind fein- und grobfleckige Verschattungen in den ab-
hängigen Lungenpartien hauptsächlich auf der rechten Seite sowie Atelektasen und Pleuraergüsse nachweisbar. Eine Atelektase
größerer Lungenabschnitte sollte an eine Verlegung durch Nah-
rungsbestandteile denken lassen. Kleine Nahrungspartikel können
entzündliche Reaktionen mit starker Einschränkung des pulmonalen
Gasaustausches auslösen (15).

Therapeutisches Vorgehen
Tritt eine Regurgitation während der Einleitung einer Anästhesie
auf, sollte sofort endotracheal intubiert werden. Wenn eine Aspiration unabhängig von einer Narkose vermutet wird und erste kli-

ENDOTRACHEALE INTUBATION		CAVE:
BRONCHOLYSE		KEINE ENDOBRONCHIALE APPLIKATION VON NATRIUMBIKARBONAT UND KORTIKOSTEROIDEN
"RESPIRATORTHERAPIE"		
ENDOBRONCHIALE SPÜLUNG MIT 0,9%IGER NACL-LÖSUNG		ANTIBIOTIKA UND KORTIKOSTEROIDE NICHT ROUTINEMÄSSIG EINSETZEN
FIBEROPTISCHE BRONCHOSKOPIE		
SEKRETOLYSE		

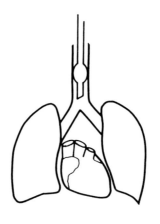

Abb. 5. Therapeutische Maßnahmen bei Mendelson-Syndrom

nische Zeichen (z. B. Dyspnoe, Hustenreiz, spastische und feuchte Nebengeräusche) auftreten, wird die Indikation zur endotrachealen Intubation und "Respiratortherapie" großzügig gestellt und so frühzeitig wie möglich durchgeführt. Bei den schwersten Fällen des Mendelson-Syndroms entsteht infolge der bronchospastischen Reaktion das Problem, daß eine Beatmung praktisch nicht mehr oder nur noch mit sehr hohen Drucken möglich ist. Als Sofortmaßnahme werden Beta$_2$-Sympathikomimetika (z. B. Berotec-Dosier-Aerosol 2 bis 3 Hübe) und/oder Theophyllin-Derivate (z. B. Euphyllin mit einer "Ladungsdosis" von 5 mg/kg über 15 - 20 min infundiert, gefolgt von einer anschließenden Infusion von 10 - 15 mg/kg/24 h) angewandt. Zur Durchbrechung des Bronchospasmus ist die Injektion von 100 - 200 mg Prednisolon sinnvoll. Im weiteren Verlauf bestimmt der Schweregrad der Lungenfunktionseinschränkung das Beatmungsmuster und die inspiratorische Sauerstoffkonzentration. Ist die Aspiration von Nahrungspartikeln wahrscheinlich, sollte unverzüglich mit 5 - 10 ml physiologischer Kochsalzlösung gespült werden. Mit Hilfe der fiberoptischen Bronchoskopie gelingt es, verschlossene Bronchialabschnitte freizuspülen, kleine Partikel abzusaugen und Sekret für bakteriologische Untersuchungen zu gewinnen. Sekretolytika unterstützen die mechanischen Maßnahmen der Bronchialtoilette. Eine endobronchiale Applikation von Natriumbikarbonat und Steroiden sollte nicht erfolgen, da hierdurch eine weitere Schädigung der Tracheobronchialschleimhaut und der Alveolen stattfindet. Die Wirksamkeit von intravenös applizierten Kortikosteroiden über einige Tage zur Verbesserung der pulmonalen Funktion und der Überlebensrate konnte in neueren Studien nicht bestätigt werden (6). Eine prophylaktische Antibiotikagabe erfolgt nur dann, wenn das aspirierte Material massiv bakteriell kontaminiert ist (z. B. fäkales Material), in allen anderen Fällen nur nach Vorliegen der klinischen Zeichen einer Bronchopneumonie und einer positiven Kultur, da erst nach zwei bis drei Tagen eine bakterielle Infektion, häufig bedingt durch anaerobe Keime, auftritt. Die Antibiotikaprophylaxe verändert die normale Flora des Respirationstrakts und erleichtert das Entstehen einer sekundären Infektion mit resistenten Keimen.

Tabelle 4. Lungenödementstehung bei tokolytischer Therapie mit Betasympathikomimetika (Modifiziert nach GROSPIETSCH)

Zunahme des hydro-statischen Drucks durch HZV-Anstieg	Abfall des kolloidosmo-tischen Drucks durch Flüssigkeitsretention	Steigerung der Kapillar- und Zellmembranpermeabilität

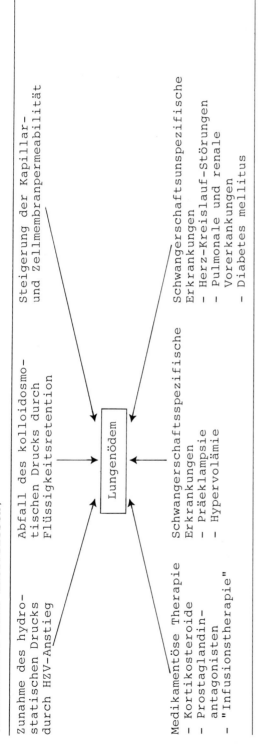

Medikamentöse Therapie - Kortikosteroide - Prostaglandin-antagonisten - "Infusionstherapie"	Schwangerschaftsspezifische Erkrankungen - Präeklampsie - Hypervolämie	Schwangerschaftsunspezifische Erkrankungen - Herz-Kreislauf-Störungen - Pulmonale und renale Vorerkankungen - Diabetes mellitus

Lungenödem bei tokolytischer Therapie mit Betasympathikomimetika

Zur medikamentösen Hemmung bei vorzeitiger Wehentätigkeit stehen Betasympathikomimetika zur Verfügung, die alle eine $Beta_1$- und $Beta_2$-Aktivität haben. Die tokolytische Wirkung wird über die $Beta_2$-Rezeptoren vermittelt, während über die Stimulation der $Beta_1$-Rezeptoren die Herzfrequenz und das Herzzeitvolumen ansteigen; in einigen Fällen resultiert daraus eine myokardiale Ischämie mit ST-Streckenveränderungen.

Wegen der Gefahr des Lungenödems bedarf eine hochdosierte intravenöse Tokolyse einer Intensivüberwachung (7). Ursache des Lungenödems ist die Erhöhung des hydrostatischen Drucks in den Lungenkapillaren, eine Flüssigkeitsretention (vermehrte Freisetzung des antidiuretischen Hormons und verstärkte tubuläre Reabsorption von Natrium) und eine Steigerung der Kapillar- und Zellmembranpermeabilität. Die in Tabelle 4 aufgeführten Faktoren begünstigen die Ausbildung eines Lungenödems gerade in den ersten 24 - 48 h nach Beginn der Tokolyse. Erst im Verlauf der weiteren Therapie ist mit einer Abnahme des antidiuretischen Effekts zu rechnen. Nur durch eine exakte Flüssigkeitsbilanzierung, Gewichtskontrolle und gegebenenfalls eine diuretische Therapie wird die Flüssigkeitsretention verhindert. Die Therapie erfolgt nach den allgemein gültigen Richtlinien zur Behandlung des Lungenödems, das Betasympathikomimetikum wird abgesetzt.

Die hier aufgeführten Indikationen für eine Intensivtherapie sind beispielhaft ausgewählt worden, sie stehen stellvertretend für Grundprinzipien intensivtherapeutischer Maßnahmen. Die Indikationsliste zur Intensivüberwachung und -therapie ist bei vorbestehenden schweren Erkrankungen des Herz-Kreislauf-Systems, des Stoffwechsels, aber auch nach Narkosezwischenfällen entsprechend zu erweitern. Hier gelten die gleichen Grundsätze der Indikationsstellung wie in allen anderen operativen Bereichen.

Literatur

1. AHNEFELD, F. W., DÖLP, R., KILIAN, J.: Anästhesie. Manual 1, p. 49. Stuttgart: Kohlhammer 1984

2. BOND, V. R., STOELTING, R. K., GUPTA, C. D.: Pulmonary aspiration syndrome after inhalation of gastric contents containing antacids. Anesthesiology 51, 452 (1979)

3. CHUNG, A. F., MERKATZ, I. R.: Survival following amniotic fluid embolism with early heparinization. Obstet. and Gynec. 42, 809 (1973)

4. COHEN, S. E.: Aspiration syndromes in pregnancy. Anesthesiology 51, 375 (1979)

5. DEYKIN, D.: The clinical challenge of disseminated intravascular coagulation. New Engl. J. Med. 283, 636 (1970)

6. GATES, S., HUANG, T., CHENEY, F. W.: Effects of methylprednisolone on resolution of acid aspiration pneumonitis. Arch. Surg. 118, 1262 (1983)

7. GROSPIETSCH, G.: Klinische Aspekte. 1. Tokolyse-bedingte Probleme. In: Tokolyse mit Betastimulatoren (eds. G. GROSPIETSCH, W. KUHN), p. 150. Stuttgart: Thieme 1983

8. HEYES, H.: Hämostasestörung bei intrauterinem Fruchttod. Fortschr. Med. 41, 1861 (1979)

9. KOTELKO, D. M.: Amniotic fluid embolism. In: Anesthesia for obstetrics (eds. S. M. SHNIDER, G. LEVINSON), p. 274. Baltimore, London, Los Angeles, Sydney: Williams & Wilkins 1987

10. LUDWIG, H.: Verbrauchskoagulopathie: Arch. Gynec. 232, 669 (1981)

11. PELTITI, D. B., CEFALO, R. G., SHAPIRO, S., WHALLEY, P.: Inhospital maternal mortality in the United States: Time trends and relation to method of delivery. Obstet. and Gynec. 59, 6 (1982)

12. PRITCHARD, J. A.: Hematological problems associated with delivery, placental abruption, retained dead fetus and amniotic fluid embolism. Clin. Haemat. 2, 563 (1973)

13. REDMAN, C. W.: Coagulation problems in human pregnancy, review. Postgrad. med. J. 55, 367 (1979)

14. ROBERTS, R. B., SHIRLEY, M. A.: Reducing the risk of acid aspiration during cesarean section. Anesth. Analg. 53, 859 (1974)

15. SCHWARTZ, D. J., WYNNE, J. W., GIBBS, C. P.: The pulmonary consequences of aspiration of gastric contents at pH values greater than 2.5. Amer. Rev. resp. Dis. 121, 119 (1980)

16. SIBAI, B. M., ANDERSON, G. D., McCUBBIN, J. H.: Eclampsia II: Clinical significance of laboratory findings. Obstet. and Gynec. 59, 153 (1982)

17. TALBERT, L. M., BLATT, P. M.: Disseminated intravascular coagulation in obstetrics. Clin. Obstet. Gynec. 22, 889 (1979)

18. WAXMAN, B.: Use of heparin in disseminated intravascular coagulation. Amer. J. Obstet. Gynec. 112, 434 (1972)

19. WEINSTEIN, L.: Syndrome of hemolysis, elevated liver enzymes and low platelet count: A severe consequence of hypertension in pregnancy. Amer. J. Obstet. Gynec. 142, 159 (1982)

Besonderheiten der Anästhesie in der Schwangerschaft

Von E. Alon und Th. Pasch

Dieses Kapitel behandelt die besonderen Probleme bei der anästhesiologischen Versorgung der schwangeren Patientin, die sich einem chirurgischen Eingriff, welcher jedoch nicht ihre Entbindung betrifft, unterziehen muß. 1 - 2 % der schwangeren Frauen müssen während der Schwangerschaft operiert werden (5, 23), und es herrschen sehr unterschiedliche Meinungen über das Risiko für den Fetus.

1   Teratogenität von Anästhetika

Die teratogene Wirkung von Anästhetika ist größtenteils am Tiermodell studiert worden. Diese Ergebnisse sind zwar nicht auf den Menschen direkt übertragbar, jedoch als Warnsignale immer in Betracht zu ziehen.

1.1   Inhalationsanästhetika

Während Erhebungen über die langfristige Anwendung von Lachgas in jeglicher Konzentration bei Tieren eine hohe Inzidenz von Anomalien erbracht haben (22, 28, 29), hat die Verabreichung über weniger als 24 h keine teratogene Wirkung (18). Volatile Anästhetika sind nicht teratogen in subanästhetischer Konzentration (25, 26), können aber in anästhetischer Konzentration negative reproduktive Effekte erzeugen (30, 31).

1.2   Lokalanästhetika

Weder Lokalanästhetika vom Ester- noch solche vom Amidtyp sind als teratogen für den Menschen bekannt, jedoch sind wenig Daten vorhanden (20). Es ist klar, daß eine toxische Reaktion mit begleitender Störung der mütterlichen Zirkulation sekundär eine fetale Schädigung aufgrund von fetaler Hypoxie hervorrufen kann.

1.3   Intravenöse Anästhetika

Thiopental wie auch Diazepam haben im Tierexperiment eine teratogene Wirkung gezeigt (15, 20). Beim Menschen existiert jedoch für beide Medikamente kein Beweis für die Teratogenität bei Gabe einer einzigen Induktionsdosis (6). Bei Droperidol ist keine teratogene Wirkung gefunden worden (12).

1.4 Analgetika

Opiatgabe über längere Zeiträume ist bei Tieren teratogen und bewirkt ein niedriges Geburtsgewicht beim Menschen. Es liegen aber keine Hinweise für teratogene Effekte einzelner Dosen von Morphin, Pethidin oder Fentanyl beim Menschen vor (14).

1.5 Muskelrelaxanzien

Es gibt keinen Grund zur Annahme, daß einzelne klinische Dosen von üblichen Muskelrelaxanzien beim Menschen teratogen wirken (13).

Bis heute ist in allen vorliegenden Studien die Zahl der Frauen, die eine Narkose während der Schwangerschaft erhielten, zu klein, um mit Sicherheit schließen zu können, daß Anästhetika teratogen wirken. Falls ein Anästhetikum die teratogene Wirkung von Thalidomid besitzen würde, welches die Inzidenz von Anomalien um das 50 000fache erhöht, dann würde eine geringe Anzahl von Anästhesien ausreichen, um eine teratogene Wirkung aufzudecken. Eine so potente teratogene Wirkung hat ganz sicher kein Anästhetikum (24).

1.6 Andere Faktoren

Während der Anästhesie kann es zu Hypoxie, Hypokapnie, Hyperkapnie oder Hypoglykämie kommen. All das kann beim Tier teratogen wirken, was beim Menschen nicht bestätigt werden konnte (4).

2 Auswirkungen von Anästhesie und Operation

2.1 Angeborene Mißbildungen

Mehrere Untersuchungsserien zeigen, daß Anästhetika offenbar nicht ursächlich für vermehrte angeborene Anomalien bei Kindern von anästhesierten Müttern sind. Angeborene Anomalien soll es bei 1,6 - 6 % der Feten der Frauen geben, die während der Schwangerschaft operiert werden. Dies bedeutet keine statistisch signifikante Differenz zur Kontrollgruppe, die keine Operation während der Schwangerschaft hatte (1, 5, 8, 10).

2.2 Vorzeitige Wehen

Normalerweise lösen 9 - 11 % von chirurgischen Eingriffen während der Schwangerschaft vorzeitige Wehen aus (19). Sogar kleine chirurgische Eingriffe unter Lokalanästhesie sind manchmal mit frühzeitigen Wehen und Entbindung verbunden (24). Andere Untersucher (4) behaupten jedoch, daß neurochirurgische, orthopädische oder thoraxchirurgische Eingriffe nicht mit der Gefahr einer Frühgeburt verbunden seien.

2.3 Aborte

Anästhesie und Operation während der Schwangerschaft bringen ein erhöhtes Abortrisiko mit sich, besonders bei geburtshilflichen und gynäkologischen Eingriffen. Verschiedene Statistiken beweisen, daß chirurgische Eingriffe während der Schwangerschaft die Abortfrequenz von 4 - 6 % in der Bevölkerung auf 7 - 15 % erhöhen (5, 8). Nach Cerclage-Operation ist mit einer erhöhten Abortfrequenz zu rechnen (23); allerdings ist dieser hohe Prozentsatz nicht überraschend, wenn man den Grund zu dieser chirurgischen Intervention in Betracht zieht, nämlich einen drohenden Abort. Hier bleibt die Frage offen, ob dieses Resultat allein dem operativen Eingriff zuzuschreiben ist oder ob andere Faktoren dazu beitragen.

Die jüngste und sorgfältigste Untersuchung wurde kürzlich von DUNCAN et al. (10) durchgeführt. Die Folgerung dieser Autoren, daß Allgemeinanästhesie mit dem vermehrten Auftreten von Aborten in Zusammenhang steht, sollte jedoch nach Meinung von COHEN (7) noch überprüft werden; das Ausmaß und die Schwere der Operation und nicht nur die Anästhesie sind vermutlich für das erhöhte Abortrisiko verantwortlich.

2.4 Intrauteriner Gasaustausch

Jede Anästhesietechnik, die im Blut eine hohe Konzentration von Lokalanästhetika hervorruft, kann einen Abfall der uteroplazentaren Perfusion bewirken und damit die Gefahr der fetalen Sauerstoff-Mangelversorgung mit sich bringen. Nach Untersuchungen an Schafen (17) scheint Lidocain stärker vasokonstriktorisch als Bupivacain zu wirken, während Chlorprocain eher einen dilatatorischen Effekt hat.

Auch Allgemeinanästhesiemethoden zeigen Wirkungen auf die uteroplazentare Zirkulation. Wenn wir Tierstudien zugrunde legen (2), könnte eine Thiopental-Lachgas-Anästhesie eine Uterusmangelperfusion und dadurch eine fetale Azidose hervorrufen. Andererseits jedoch reduzieren volatile Anästhetika wie Halothan den Tonus des Uterus und - vorausgesetzt, Blutdruck und Herzleistung sind aufrechterhalten - unterstützen die Uterusperfusion wirksam.

2.5 Fetale Asphyxie

Die übliche, sorgfältige Durchführung der Anästhesie sollte das Auftreten oder gar Andauern einer signifikanten mütterlichen und fetalen Hypoxie verhindern. Obwohl erhöhte mütterliche Sauerstoffspannungen an isolierten Präparaten von Plazenten zur Vasokonstriktion führten, wurde in keiner in-vivo-Studie eine fetale Hypoxie nachgewiesen; auch konnte keine retrolentale Fibroplasie festgestellt werden (9). Eine maternale Hypokapnie führt zu einer Abnahme der Uterusdurchblutung; Alkalose vermindert ebenfalls die Nabelschnurdurchblutung durch direkte Vasokonstriktion (17). Die mütterliche Hyperkapnie könnte mit einer fetalen

Azidose verbunden sein; mäßige Erhöhung des fetalen PCO_2 ist wahrscheinlich nicht schädlich, jedoch kann eine schwere fetale Azidose eine Beeinträchtigung der myokardialen Leistung verursachen (24). Die Hypotension, die durch eine tiefe Narkose, eine Sympathikusblockade, eine Hypovolämie oder durch ein Vena-cava-Kompressionssyndrom verursacht wird, bewirkt eine Abnahme der Uterusdurchblutung und kann somit zur fetalen Asphyxie führen.

3 Anästhesieführung

3.1 Allgemeines

Der Grad der Dringlichkeit des Eingriffs muß, verbunden mit der nötigen Sorge um das Wohlergehen des Fetus, evaluiert werden; das Hauptziel jedoch soll jederzeit die Sicherheit der Mutter sein. Der präoperative Kontakt mit der Patientin muß professionell gründlich und vertrauenserweckend sein. Die schwangere Frau, die zu einer dringenden oder einer Notoperation kommt, ist aus vielen Gründen in erhöhtem Maße ängstlich (9). Ein venöser Zugang soll frühzeitig angelegt werden; eine Dehydratation muß vermieden und eine Hypovolämie soll energisch behandelt werden. Von Beginn des zweiten Trimesters an soll die Rückenlage vermieden werden, um ein Vena-cava-Kompressionssyndrom zu verhindern.

3.2 Monitoring

Ein angemessenes Monitoring ist unerläßlich. Eine direkte arterielle Blutdruckmessung ist bei chirurgischen Eingriffen, die mit größeren Flüssigkeitsverschiebungen oder Blutverlusten einhergehen, zu erwägen, vor allem bei Patientinnen mit manifesten Herzkrankheiten. Dies gilt ebenso für die Kontrolle der Urinausscheidung und des zentralen Venendrucks. Des weiteren soll perioperativ die fetale Herzfrequenz kontinuierlich überwacht werden. Postoperativ soll die Tokodynamometrie benützt werden, um das Einsetzen von vorzeitigen Wehen zu entdecken.

Heute haben wir die Möglichkeit, Ventilation, Oxygenation und globale Kreislauffunktion nichtinvasiv, aber trotzdem fortlaufend zu überwachen; zu diesem Zweck stehen uns Kapnographie, Oxymetrie und Servomanometrie zur Verfügung. Davon sollte man, wo immer möglich, Gebrauch machen (16). Wenn irgendwelche Anzeichen von Hypovolämie oder Lungenschäden bestehen, soll zusätzlich Sauerstoff gegeben werden. Kontrollierte Hypotension, Hypothermie und Herz-Lungen-Maschine sind bei Bedarf schon mit gutem Erfolg angewendet worden (4), aber sicher als Ausnahmesituationen anzusehen.

3.3 Allgemeinanästhesie versus Regionalanästhesie

Regionalanästhesie sollte eigentlich für die schwangere Patientin aus verschiedenen Gründen vorteilhafter sein: Erstens wird nur ein einziges Anästhesiemittel verwendet, zweitens ist die fetale Exposition minimal und drittens ist die Gefahr der Aspiration geringer. Überraschenderweise haben die wenigen Untersuchungen, in denen die fetale Entwicklung nach einer Anästhesie bewertet wurde, keinen Vorteil der einen gegenüber der anderen Methode herausfinden können (8, 9, 23).

Angesichts einer Hypovolämie soll keine rückenmarksnahe Anästhesie zur Anwendung kommen. Sogar bei der normovolämen Patientin sollen vor dem Setzen einer Regionalanästhesie 1 000 ml Kristalloidlösung rasch infundiert werden. Selbstverständlich kommt bei Gerinnungsstörungen oder Sepsis eine Spinal- oder Epiduralanästhesie nicht in Betracht (11). Wenn die Allgemeinanästhesie gewählt wird, sind Medikamente einzusetzen, die seit vielen Jahren mit gutem Erfolg verwendet werden; Morphin, Pethidin, Fentanyl, Thiopental, DHBP sowie niedrige Konzentrationen von Lachgas und volatilen Anästhetika kommen hier in Frage (11, 24).

3.4 Behandlung der Atemwege und Aspirationsprophylaxe

Sorgfältige Kontrolle der Atemwege und Vermeidung von Aspiration sind unerläßlich für die Führung einer Narkose bei der schwangeren Frau. Präoperativ soll Natrium citricum (30 ml) verabreicht werden, und nach der 20. Schwangerschaftswoche sollte keine Maskennarkose mehr durchgeführt werden. Präoxygenation und Denitrogenation sind vor der Narkoseeinleitung unerläßlich; auch hat dieses zügig vor sich zu gehen ("Ileus"-Intubation). Postoperativ darf die Patientin erst extubiert werden, wenn sie bei Bewußtsein und der Hustenreflex eindeutig wieder vorhanden ist.

4 Zusammenfassung

Es liegt auf der Hand, daß die Notwendigkeit von Operation und Anästhesie während der Schwangerschaft die Möglichkeit des Verlustes des Fetus in sich trägt. Es gibt aber praktisch keine Hinweise darauf, daß der einmalige akute Einsatz von modernen Anästhetika eine normal verlaufende Schwangerschaft ausschließt. Ebenfalls gibt es zum gegenwärtigen Zeitpunkt keine Anzeichen dafür, daß eine bei der schwangeren Frau durchgeführte Anästhesie die spätere neurologische Entwicklung des Kindes ungünstig beeinflußt (3). Konsequenter Gebrauch der zeitgemäßen Überwachungs- und Anästhesiemethoden bei Mutter und Kind scheint uns die beste Art, diese Problematik anzugehen.

Literatur

1. ALBRIDGE, L. M., TUNSTALL, M. E.: Nitrous oxide and the fetus. Brit. J. Anaesth. 58, 1348 (1986)

2. ALBRIGHT, G. A., FERGUSON II, J. E., JOYCE III, T. H., STEVENSON, D. K.: Anesthesia in obstetrics. Boston, London, Durban: Butterworth 1986

3. American Academy of Pediatrics, Committee on Drugs: Effects of medication during labor and delivery on infant outcome. Pediatrics 62, 402 (1987)

4. BADEN, J. M., BRODSKY, J. B.: The pregnant surgical patient. Mt. Kisto, New York: Futura 1985

5. BRODSKY, J. B., COHEN, E. N., BROWN, B. W., et al.: Surgery during pregnancy and fetal outcome. Amer. J. Obstet. Gynec. 138, 1165 (1980)

6. CROMBIE, D. L., PINSET, R. J., FLEMING, D. M., et al: Fetal effects of tranquilizers in pregnancy. New Engl. J. Med. 293, 198 (1975)

7. COHEN, S. E.: Risk of abortion following general anesthesia for surgery during pregnancy: anesthetic or surgical procedure? (Correspondence) Anesthesiology 65, 706 (1986)

8. CRAWFORD, J. S., LEWIS, M.: Nitrous oxide in early pregnancy. Anaesthesia 41, 900 (1986)

9. DELANEY, A. G.: Anaesthesia in the pregnant woman. Clin. Obstet. Gynec. 26, 795 (1983)

10. DUNCAN, P. G., POPE, W. D. B., COHEN, M. M., GREER, N.: Fetal risk of anesthesia and surgery during pregnancy. Anesthesiology 64, 790 (1986)

11. FINSTER, M.: Anästhesie für die schwangere Chirurgiepatientin. In: Anästhesie in der Geburtshilfe (ed. E. ALON). Zürich: Juris 1984

12. HANSON, J. W., OAKLEY, G. P.: Haloperidol and limb deformities. JAMA 231, 26 (1975)

13. JACOBS, R. M.: Failure of muscle relaxants to produce cleft palate in mice. Teratology 4, 25 (1971)

14. NAEYE, R. L., BLANC, W., LEBLANC, W., KHTAMEE, M. A.: Fetal complications of maternal heroin addiction: abnormal growth, infections and episods of stress. Pediatrics 83, 1055 (1973)

15. PALMER, P. G.: Sedatives in pregnancy. In: Drug and pregnancy human teratogenesis and related problems (ed. D. F. HAWKINS). London: Churchill Livingstone 1983

16. PASCH, Th.: Die Überwachung des Patienten in der Narkose. Anaesthesist 35, 708 (1986)

17. PEDERSON, H., FINSTER, M.: Anesthetic risk in the pregnant surgical patient. Anesthesiology 51, 439 (1979)

18. POPE, W. D. B., HALSEY, M. J., LANSDOWN, A. B. G., et al.: Fetotoxicity in rats following chronic exposure to halothane, nitrous oxide or methoxyflurane. Anesthesiology 48, 11 (1978)

19. PUNNONEN, R., AHO, A. J., GRONROOS, M., et al.: Appendicectomy during pregnancy. Acta chir. scand. 145, 555 (1979)

20. SAXEN, I.: Etiological variables in oral clefts. Proceedings of the Finnish Dental Society 71, (Suppl. 3), 3 (1975)

21. SHEPARD, T. H.: Catalog of teratogenic agents, 3rd ed. Baltimore: Johns Hopkins University Press 1969

22. SHEPARD, T. H., FINK, B. R.: Teratogenic activity of nitrous oxide in rats. In: Toxicity of anesthetics (ed. B. R. FINK). Baltimore: Williams and Wilkins 1968

23. SHNIDER, S. M., WEBSTER, G. M.: Maternal and fetal hazards of surgery during pregnancy. Amer. J. Obstet. Gynec. 92, 891 (1965)

24. SHNIDER, S. M., LEVINSON, G.: Anesthesia for obstetrics. Baltimore: Williams and Wilkins 1986

25. SMITH, R. F., BAUMAN, R. E., KATZ, J.: Behavioral effects of exposure to halothane during early development in the rat: sensitive period during pregnancy. Anesthesiology 49, 319 (1978)

26. STROUT, C. D., NAHRWOLD, M. L., TAYLOR, M. D., et al.: Effects of subanesthetic concentrations of enflurane on rat pregnancy and early development. Environmental Health Perspectives 21, 211 (1977)

27. STRASSER, K.: Anästhesie bei Schwangeren. Refresher Kurs, Deutsche Akademie für Anästhesiologische Fortbildung 13, 37 (1987)

28. VIEIRA, E., CLEATON-JONES, P., AUSTIN, J. C., et al.: Effects of low concentrations of nitrous oxide on rat fetuses. Anesth. Analg. 59, 175 (1980)

29. VIEIRA, E., CLEATON-JONES, P., MOYES, D. G.: Effects of low intermittent concentrations of nitrous oxide on the developing rat fetus. Brit. J. Anaesth. 55, 67 (1983)

30. WHARTON, R. S., MAZZE, R. I., WILSON, A. I.: Reproduction and fetal development in mice chronically exposed to enflurane. Anesthesiology 54, 505 (1980)

31. WHARTON, R. S., WILLSON, A. I., MAZZE, R. I., et al.: Fetal morphology in mice exposed to halothane. Anesthesiology 51, 532 (1979)

Diagnose der fetalen Asphyxie sub partu und Möglichkeiten der intrauterinen Reanimation

Von R. Huch

Wachstum und Gedeihen während der Monate der Schwangerschaft und die fetale Unversehrtheit während der Stunden der Geburt sind in erster Linie von einer ausreichenden uterinen Durchblutung abhängig. Diese wird durch zahlreiche Einflüsse bedroht; die Risiken der Entwicklung eines fetalen Kreislaufversagens, mangelhaften Organdurchblutung und einer hypoxischen Zellschädigung sind in der Phase der Geburt besonders groß. Es wird geschätzt, daß rund 20 % aller Totgeburten, 20 - 40 % aller neurologischen und rund 10 % aller schweren geistigen Behinderungen auf derartige Ereignisse sub partu zurückzuführen sind (3). Diese Ereignisse sind, wie die Münchner Perinatal-Studie eindrücklich zeigt, unvorhersehbar. Rund ein Drittel der durch Fehlen von anamnestischen und von Befundrisiken bei Geburtsbeginn als risikofrei eingestuften Geburten zeigten im Verlauf der Geburt mindestens eins der definierten Geburtsrisiken, wobei Herztonalterationen und Azidose sub partu den größten Anteil ausmachten (4). Die Notwendigkeit der Diagnostik solcher fetaler Hypoxie- und Asphyxiezustände ist allseits anerkannt, und Einigkeit besteht auch, daß eine kontinuierliche Überwachung anzustreben ist. Da physiologischerweise kein Zugang zum fetalen arteriellen Gefäßsystem existiert und meßtechnisch eine Überwachungsmöglichkeit des verfügbaren Sauerstoffs auf Zellniveau nicht vorhanden ist, basieren die heute verfügbaren Überwachungsmethoden in erster Linie auf der Interpretation der kardiovaskulären und metabolischen Reaktionen des Feten auf Hypoxämie und Hypoxie. Beurteilt wird das fetale kardiovaskuläre Regulationsvermögen, Cardiac output zur Sicherstellung der Perfusion und Oxygenierung der lebenswichtigen Organe aufrechtzuerhalten oder zu erhöhen und zur selektiven Favorisierung dieser Organdurchblutung fähig zu sein. Letzteres ist tierexperimentell gut belegt (16). Wie anderen indirekten Überwachungsverfahren ist auch den diagnostischen Methoden sub partu zu eigen, daß sie in der Regel sehr sensibel, aber wenig spezifisch - in diesem Fall auf Sauerstoffmangel - reagieren. Zum Verständnis der vorhandenen Überwachungsprinzipien und der Möglichkeiten der intrauterinen Reanimation sei mit einer Übersicht über die wesentlichen Ursachen der Asphyxie sub partu begonnen.

Mögliche Ursachen einer Asphyxie sub partu

Tabelle 1 beschreibt stichwortartig die auslösenden Ursachen für fetale Asphyxie sub partu, deren Folgen in ihrem Ausmaß von der Ausgangssituation und Funktion der fetoplazentaren Einheit abhängig sind.

Eine mütterliche Hypotension, wie sie in Rückenlage im Gefolge eines Vena-cava-Okklusionssyndroms in der Spätschwangerschaft

Tabelle 1. Asphyxie sub partu - mögliche Ursachen

Ursache	Folge
Mütterliche Hypotension (Rückenlage, anästhesiebedingte Vasodilatation)	Abnahme der uteroplazentaren Durchblutung
Mütterliche Hypoventilation, Apnoen	Niedriger mütterlicher PO_2
Mütterlicher Katecholaminanstieg durch Angst, Schmerzen, Streß	Abnahme der uteroplazentaren Durchblutung
Exzessive Uterusaktivität	Abnahme der uteroplazentaren Durchblutung
Nabelschnurkompression	Abnahme (Sistieren) des fetoplazentaren Gasaustausches
Vorzeitige Plazentalösung Plazentainsuffizienz	Abnahme (Sistieren) des fetoplazentaren Gasaustausches

relativ häufig, bei vorhandener Wehentätigkeit allerdings seltener (15) vorkommen kann, reduziert ebenso wie die mögliche Vasodilatation bei Epiduralanästhesie den Perfusionsdruck und damit die Durchblutung des intervillösen Raums.

Bei schmerzinduzierter Hyperventilation während der Kontraktion sind in der folgenden Wehenpause Phasen der Hypoventilation und Apnoen geradezu physiologisch, bis sich der mütterliche $PaCO_2$ wieder normalisiert hat (8). Durch hohen O_2-Verbrauch der Gebärenden und eine reduzierte FRC sind die resultierenden PaO_2-Abfälle sehr groß mit meßbarem Einfluß auf die fetale Oxygenierung (8).

Starke Katecholaminanstiege, Adrenalin und Noradrenalin, bei Mutter und Fet, sind im Verlauf der Geburt mit Angst, Schmerzen und Hypoxämie assoziiert (1, 17). Tierexperimentell ist die Abnahme der Uterusdurchblutung bei Streß des Muttertieres parallel zum Noradrenalinanstieg eindrücklich dokumentiert (22).

Ohne Frage ist der größte Einfluß auf diese uterine Durchblutung von seiten einer exzessiven Uterusaktivität zu erwarten, wie sie im Verlauf der Geburt durch Anstieg des Basaltonus, der Wehenfrequenz und -amplitude nicht selten auftritt. HOHLBEIN und HEINRICH finden bei interner Tokometrie bei 5 600 Geburten in 14 % der Geburten eine derartige Wehenpathologie (7).

Bereits die physiologische Wehentätigkeit, vier bis fünf Kontraktionen pro 10 min, mit Amplituden von 50 - 60 mm Hg, die sich einem Basaltonus von maximal 10 mm Hg aufpflanzen, hat Auswirkungen auf die intervillöse Durchblutung. Analog dem Verhalten anderer Organe ist sie eine Funktion des Perfusionsdrucks und des Strömungswiderstandes. Betrachtet man nur die Strecke

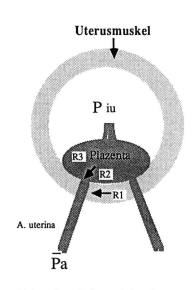

$$\dot{Q}_{ut} = \frac{\bar{P}_a - \bar{P}_{iu}}{R_{ut}}$$

R_{ut} = uteriner Gesamtwiderstand (Summe R1, R2, R3)

R_1 = R Art. arcuatae / Art. radiales

R_2 = R Spiralarterien

R_3 = R intervillöser Raum

Abb. 1. Schematische Darstellung der Einflüsse auf die uteroplazentare Durchblutung ($\dot{Q}_{ut}$). $\bar{P}_a$ = arterieller Mitteldruck, $\bar{P}_{iu}$ = intrauteriner Mitteldruck

zwischen arteriellem Einstrom beim Uterus und dem intervillösen Raum, so ergibt sich dieser Perfusionsdruck aus der Differenz zwischen mittlerem arteriellem Druck der Mutter und dem intrauterinen oder - was gleichbedeutend ist - dem intervillösen Druck in der Plazenta.

Der uteroplazentare Strömungswiderstand setzt sich aus dem Strömungswiderstand der zuführenden Arterien, Arkaden- und Radialarterien, Spiralarterien und des intervillösen Raums zusammen (Abb. 1), wobei der wesentliche Widerstand in den zuführenden Gefäßen entsprechend dem großen Druckabfall auf dieser Strecke liegt. Da der arterielle Mitteldruck am wehenlosen Uterus weit höher als der intrauterine oder intervillöse ist, resultiert bei einer physiologischen Widerstandsgröße R eine relative hohe Durchblutung, die am Termin beim Menschen für den gesamten Uterus ca. 500 - 600 ml/min beträgt.

Eine koordinierte Kontraktion des Uterusmuskels führt zum Druckanstieg in allen Abschnitten, die vom Uterusmuskel umschlossen werden. Zunächst kollabieren die abführenden Venen, der intervillöse Druck steigt an, bis das einströmende Blut den Druck des Amnioninhalts erreicht hat. Die Strombahn der zuführenden Arterien wird eingeengt. Hinzu kommt eine nervale Vasokonstriktion, die den Widerstand zusätzlich erhöht. Wehen üben deshalb ihre Drosselwirkung auf die uteroplazentare Durchblutung in mehrfacher Weise aus: durch Abnahme des Perfusionsdrucks, durch Anstieg des intrauterinen Drucks und durch Widerstandserhöhung durch Arterienkonstriktion, durch Konstriktion der intervillösen Spalten und durch den venösen Kollaps (Abb. 2). Ob bei jeder physiologischen Kontraktion die Durchblutung für einen gewissen Zeitraum ganz sistiert, so wie es die theoretischen Über-

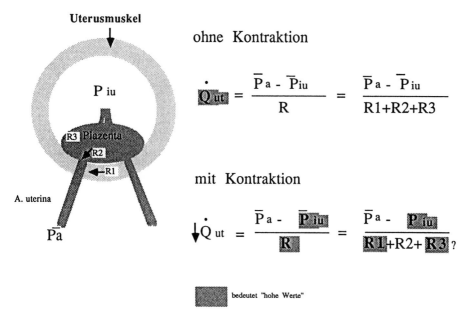

Abb. 2. Veränderungen der Einflüsse auf die uteroplazentare Durchblutung durch eine uterine Kontraktion

legungen im FISCHER Kardiotokographie-Atlas (6) nahelegen, muß sehr bezweifelt werden. Die dortigen Überlegungen basieren auf Befunden, die mehrfach höhere Drucke im Myometrium als in der Amnionhöhle ergeben haben. Demnach käme es bereits bei Drucken um 20 mm Hg zu einer Stase im intervillösen Raum, ab 40 mm Hg zu einem Sistieren des arteriellen Einstroms. In jedem Fall wird aber die Durchblutung dann sistieren, wenn der intravasale Druck durch Muskeldruck oder nervale Gefäßkonstriktion überschritten wird. Es leuchtet ein, daß dies in erster Linie von der Intensität der uterinen Kontraktion abhängig sein wird. Physiologischerweise erfahren Wehenfrequenz und -intensität eine Steigerung in der Austreibungsphase. Zusammen mit weiteren Faktoren, insbesondere durch die Druckanstiege durch die Bauchpresse, erhöhen sich die Risiken für eine inadäquate Sauerstoffversorgung (Tabelle 2).

Eine partielle oder komplette Nabelschnurkompression, im Verlauf der Geburt durch Tiefertreten des vorangehenden Teiles und mangelnden Schutz durch das Fruchtwasser an Häufigkeit zunehmend, hat naturgemäß ausgeprägte hämodynamische Konsequenzen auf den fetalen Kreislauf und ist in Abhängigkeit von Dauer und Häufigkeit der Kompression ursächlich für fetalen Sauerstoffmangel.

Gleiches gilt für akut auftretende Plazentaablösung oder bereits bestehende plazentare respiratorische Insuffizienzen. Bei der letzteren können die bis dahin marginalen fetalen Versorgungsverhältnisse sich mit Beginn der physiologischen Wehentätigkeit akut verschlechtern.

Tabelle 2. Faktoren, die die fetale Versorgung in der Austreibungsphase erschweren

---

1. Hohe Wehenfrequenz und

2. nahezu ausschließlich Wehentyp 3 (langsame Relaxation)

3. Bevorzugt Rückenlage
   a) Frequenzsteigerung der Kontraktionen
   b) (partiell) Rückenlage-Schocksymptomatik

4. Effekt des Mitpressens
   a) sehr hohe intrauterine Drucke
   b) mütterlicher Blutdruckabfall (Valsalva)
   c) mütterliche Apnoe (Atemanhalten)

5. Zunahme Nabelschnurkomplikationen
   a) bei zu kurzer Nabelschnur
   b) fehlender Schutz durch Fruchtwasser

6. Mütterliche Atmung
   a) schmerzbedingte Hyperventilation
   b) Apnoen (siehe oben)
   c) Hecheln (ausschließlich Totraumbelüftung)

Diagnostische Möglichkeiten

Wie bereits eingangs betont, beurteilen die heute verfügbaren Überwachungstechniken kompensatorische kardiovaskuläre Reaktionen und metabolische Folgen fetaler Hypoxie. Zumindest gilt dies für die Kardiotokographie, die Fetalblutanalyse, mit Einschränkungen auch für die transkutane Messung des PO_2 und PCO_2 und für die Doppler-Blutflußmessung (Tabelle 3). Der Einsatz der Tokographie hingegen basiert auf der logischen Zielsetzung, eine der häufigsten Ursachen fetaler Sauerstoffmangelzustände rechtzeitig zu diagnostizieren. Wie Tabelle 4 auf der Basis der schon erwähnten Untersuchungen von HOHLBEIN und HEINRICH (7) zeigt, sind mit ungestörtem Gasaustausch unvereinbare Uterusaktivitäten bei einem unerwartet hohen Prozentsatz zu registrieren, wenn man wie die Autoren konsequent und routinemäßig eine interne Druckmessung durchführt. Bekanntlich sind Wehenamplitude und Basaltonus nur bei interner Messung zu beurteilen.

Die Routineüberwachungsmethodik schlechthin stellt heute die Beat-to-beat-Kardiographie in Kombination mit der Tokographie dar. Die Beurteilung der Herzfrequenz als eine, unter Umständen nicht die bedeutendste der Stellgrößen im Regelsystem der Reaktion auf Hypoxie und Asphyxie und die Beeinflußbarkeit dieser Größe durch andere, nicht sauerstoffmangelbedingte Faktoren, wie Gestationsalter, Aktivitätszustände des Feten, externe Stimuli, mütterliche humorale Faktoren, Medikamente etc., läßt auf den ersten Blick das diagnostische Potential dieser Technik gering erscheinen. Die klinische Erfahrung hingegen bestätigt zwar die geringe Spezifität, aber die große Sensibilität der Meßtechnik und damit die relativ große Sicherheit für die Dia-

Tabelle 3. Asphyxie sub partu - diagnostische Möglichkeiten

Methode	Beurteilter Parameter
Klinische Routine	
Tokographie	Wehendauer Wehenfrequenz Wehenamplitude Basaltonus
Fetale Kardiographie (Beat to beat)	Variabilität Basalfrequenz Dezelerationen
Fetalblutanalyse (FBA)	pH, PCO_2, BE Milchsäure
"Forschungsroutine"	
Transkutane PO_2- und PCO_2-Messung	PO_2; PCO_2 (Skalp)
Doppler-Blutflußmessung	Enddiastolische Flußgeschwindigkeit uteroplazentarer Arterien, Aa. umbilicales

Tabelle 4. Wehenpathologie bei 5 611 Geburten (HOHLBEIN und HEINRICH, 1986)

Hyperintensität (Wehenamplitude > 82,5 Torr)	3,1 %
Hyperkinetik (Frequenz > 6/10 min)	4,6 %
Hyperaktivität (totale Kontraktionsfläche > 300 Torr/min)	5,4 %
Hypertonus (Basaltonus > 30 Torr)	0,9 %
zusammen	14,0 %

gnose des Wohlbefindens des Feten in utero, wenn sich die visuell am einfachsten zu beurteilenden Parameter, die Beat-to-beat-Variabilität, die Basalfrequenz, im Normbereich befinden und keine Dezelerationen vorhanden sind. Es existieren zahlreiche Richtlinien und Scores für die Eingruppierung der kardiotokographischen Befunde. Tabelle 5 stellt einen Auszug aus der von der FIGO verabschiedeten, von uns in Zürich erarbeiteten und gerade erschienenen Richtlinien dar (19).

Sogenannte pathologische Herzfrequenzmuster sind verdächtig auf Hypoxie und Asphyxie. Wenn auch der statistische Zusammenhang zwischen der Entwicklung pathologischer Herzfrequenzmuster und der Verschlechterung des Zustandes des Feten eindrücklich bewiesen wurde (13), ist im Einzelfall der Verdacht zu validisieren.

Letzteres ist im klinischen Alltag die Hauptindikation für die Fetalblutanalyse (FBA) oder Mikroblutuntersuchung (MBU), die

Tabelle 5. Diagnostische Kriterien - fetale Herzfrequenz sub partu (FIGO GUIDELINES, 1987)

	Normal	Pathologisch
Basalfrequenz	110 - 150	< 100, > 170 Schläge/min
Langzeitvariabilität Amplitude	5 - 25	< 5, > 40 Schläge/min
Dezelerationen	- - -	schwere variable späte prolongierte
"Pattern"	-	sinusoidal

auf die bahnbrechenden Untersuchungen und Hypothesen von SALING zurückgeht ([20]). Ihr Einsatz weist der Kardiotokographie eine Rolle als Screening-Methodik sub partu zu, mit der Möglichkeit, durch spezifischere Diagnostik eine Überinterpretation der Herzfrequenzmuster zu vermeiden. Diese Bedeutung der Mikroblutuntersuchung ist vielerorts voll akzeptiert, wenn auch nicht unbestritten. Bekanntlich wird bei der FBA (oder MBU) punktuell aus dem vorangehenden Teil des Kindes Blut durch Stichinzision gewonnen und blutgaschemisch analysiert. Als Parameter, der am besten mit dem Zustand des Kindes korreliert, dokumentiert durch den Vergleich bei Geburt, hat sich der Säuregrad des Blutes, der pH-Wert, erwiesen ([20]). Mit Kenntnis des Normalverlaufs bei ungestörtem Geburtsverlauf ist eine Stadieneinteilung einer vorliegenden Azidose möglich. Andere Parameter gestatten die Differenzierung der respiratorischen bzw. metabolischen Anteile der Azidose. Der Sauerstoffpartialdruck hat sich wegen sehr rascher Änderungen diagnostisch als am wenigsten brauchbar erwiesen. Als großer Nachteil der FBA wird die intermittierende Information und die Invasivität der Methodik angesehen. Die Hoffnungen, den pH kontinuierlich mit einer Einstichelektrode messen zu können, haben sich nicht erfüllt.

Die gleichen Einschränkungen müssen für die Anwendung beim Feten für die transkutanen Blutgastechniken gemacht werden, die in der Neugeborenen-Intensivüberwachung Standardtechniken zur Hypoxämiediagnostik darstellen. Zumindest müssen diese Einschränkungen bezüglich der Einsatzmöglichkeit für den Routine-Kreißsaalbetrieb gelten. Bei ungestörten Kreislaufverhältnissen des Feten und ausreichender Oxygenierung sind die transkutanen Blutgaswerte eine verläßliche Reflektion der sonst nur punktuell zu bestimmenden Skalpgasdrucke. Hohe fetale Katecholaminwerte bei Streß und Hypoxämie einerseits und Stase unter der Elektrode oder Druck auf die Elektrode können zur Zirkulationsstörung unter der transkutanen Elektrode und zu falschen, zu niedrigen PO_2- bzw. zu hohen PCO_2-Werten führen. Eine Differenzierung ist zumindest unter klinischen Bedingungen sehr schwer möglich.

Tabelle 6. Asphyxie sub partu - Möglichkeiten der Reanimation

Ursache	Behandlung
Mütterliche Hypotonie (Rückenlage, anästhesiebedingte Vasodilatation)	Seitenlagerung Volumensubstitution Vasopressoren
Mütterliche Hypoventilation	Atemanleitung O_2-Atmung Beseitigung der Ursache für eine HYPERventilation (= Schmerz)
Mütterlicher Katecholaminanstieg durch Angst, Schmerz, Streß	Analgesie, Anästhesie Psychische Führung
Exzessive Uterusaktivität	Ursache beheben Seitenlagerung Tokolyse
Nabelschnurkompression	Versuch des Lagewechsels Tokolyse
Vorzeitige Plazentalösung	Sofortige Entbindung
Plazentainsuffizienz	Sectio caesarea

Und schließlich bahnt sich gerade nach ersten Erfahrungen sub partu (5, 12) auch der Einsatz des kontinuierlichen Doppler-Ultraschalls oder des gepulsten Doppler-Ultraschalls mit Realtime-Bildkombination zur Asphyxiediagnostik an. Während antepartal bereits einige für Minderversorgung pathognomonische Blutgeschwindigkeitsmuster in mütterlichen und fetalen Gefäßen erkannt und durch Übereinstimmung mit dem klinischen Bild validisiert wurden, ist es zu früh, sub partu charakteristische Spektren bei Hypoxie und Asphyxie zu demonstrieren. Das Studium der fetalen Hämodynamik und des Ausmaßes der uterinen Widerstandszunahme in Abhängigkeit von uterinen Kontraktionen ist aber einfacher möglich geworden, und es ist berechtigt zu hoffen, daß bei hypoxieverdächtigen Herzfrequenzmustern z. B. zusätzliche Informationen vom Doppler-Ultraschall kommen können.

Möglichkeiten der intrauterinen Reanimation

Tabelle 6 faßt schließlich die Möglichkeiten zusammen, die sich aus Kenntnis der ursächlichen Störungen ergeben, die drohende oder existente fetale Asphyxie zu therapieren. Auf einen Nenner gebracht, bestehen sie in der Beseitigung der Ursache, einer raschen und effektiven Wehenhemmung (Tokolyse), einem Versuch eines Lagewechsels und in der Maßnahme, die Kreißende passager reinen Sauerstoff atmen zu lassen.

Die Beseitigung der Ursache(n), sofern erkannt, erfordert kaum eine Diskussion. Dazu gehören z. B. die mütterlichen Blutdruckabfälle durch Volumenmangel oder das Vollbild des Vena-cava-Okklusionssyndroms in Rückenlage ebenso wie (iatrogene) exzessive Wehentätigkeit bei z. B. nicht erkannter Querlage. Auch eine wirksame Schmerzbekämpfung und Eliminierung der so induzierten Hyperventilation gehören hierher.

Bei der Häufigkeit der durch Wehenpathologie bedingten Hypoxieformen stellt die Tokolyse, in der Regel die i.v.-Bolustokolyse mit Betasympathikomimetika, eine der wirkungsvollsten Maßnahmen dar. Innerhalb weniger Minuten kommt es zum Sistieren der Wehentätigkeit (7, 11, 23), Normalisierung der Herzfrequenz (7), Anstieg des PO_2 (9) und Anstieg des pH (14). Bei ausreichender Oxygenierung hat Fenoterol nur den Effekt, daß die PO_2-Fluktuationen, die durch die Wehen in physiologischer Größenordnung entstehen, entfallen (21). Dies steht im Einklang mit den Untersuchungen von KÜNZEL (14), der die pH-Verbesserung um so ausgeprägter findet, je niedriger der Ausgangs-pH, d. h. je schlechter die Situation des Feten ist.

Dem Versuch des Lagewechsels bzw. der Seitenlagerung, möglichst auf die linke Seite, liegen folgende Vorstellungen zugrunde: Erstens strebt man im Fall der drohenden oder ausgeprägten mütterlichen Vena-cava-Kompression die Normalisierung ihrer Hämodynamik und damit die Verbesserung der fetalen Situation an. Zweitens sind in der Regel in der Seitenlage die Kontraktionen weniger frequent (2). Drittens besteht bei einer Nabelschnurkompression die Möglichkeit, durch Lageänderung die Position des Feten zu verändern und die Ursache der Kompression zu beseitigen.

Und schließlich ist die mütterliche Atmung eines Sauerstoffgemisches bzw. reinen Sauerstoffs eine unverzichtbare und wirkungsvolle Notfallmaßnahme in vielen Situationen, oft in Frage gestellt bezüglich ihrer Effektivität und noch immer nicht überall akzeptiert. Die Bedeutungslosigkeit fetaler PO_2-Anstiege in der Größenordnung von wenigen mm Hg (oder weniger als 1 kPa) und die Vorstellung, daß bei eingeschränkter plazentarer Durchblutung ebenfalls der Transfer von Sauerstoff Einschränkungen erfährt, sind die Hauptargumente gegen mütterliche Sauerstoffatmung. Beiden Argumenten kann mit eigenen Untersuchungen widersprochen werden (10). In 123 Fällen mütterlicher O_2-Atmung über eine (nicht immer dicht schließende) Maske stieg der mütterliche PO_2 im Mittel auf 308 mm Hg, begleitet von einem mittleren Anstieg beim Feten von 16 auf 21,5 mm Hg. Diesem Anstieg entspricht ein 18%iger Sättigungszuwachs bzw. eine Zunahme des O_2-Gehalts um 3,5 ml. Die Analyse der individuellen fetalen PO_2-Anstiege macht deutlich, daß es trotz niedriger Ausgangswerte in nahezu allen Fällen zu einem PO_2-Anstieg kommt und daß in einigen Fällen die Anstiege beträchtlich sind. Parallel wurden Herzfrequenznormalisierungen beobachtet, den Nutzen dieser einfachen Maßnahme zusätzlich belegend (10).

Literatur

1. BISTOLETTI, P., NYLUND, L., LAGERCRANTZ, H., HJIEMDAHL, P., STROEM, H.: Fetal scalp catecholamines during labor. Amer. J. Obstet. Gynec. 147, 785 (1983)

2. CALDEYRO-BARCIA, R., NORIEGA-GUERRA, L., CIBILS, L. A.: Effect of position changes on the intensity and frequency of uterine contractions during labor. Amer. J. Obstet. Gynec. 84, 284 (1960)

3. CATANZARITE, V. A., et al.: Assessment of fetal well-being. In: Current obstetric & gynecologic diagnosis & treatment (eds. M. L. PERNOLL, R. C. BENSON), p. 292. Norwalk, Connecticut: Appleton & Lange 1987

4. ELSER, H., BADMANN, L.: Unvorhergesehene Geburtsrisiken nach risikofreier Schwangerschaft. Geburtsh. u. Frauenheilk. 42, 431 (1982)

5. FENDEL, H., et al.: Doppler-Untersuchungen des arteriellen utero-feto-plazentaren Blutflusses vor und während der Geburt. Z. Geburtsh. Perinat. 191, 121 (1987)

6. FISCHER, W. M.: Tokographie. Stuttgart: Thieme 1981

7. HOHLBEIN, A., HEINRICH, A.: Die Bedeutung der internen Tokographie und intrapartalen Tokolyse für die Geburtsleitung. Geburtsh. u. Frauenheilk. 46, 619 (1986)

8. HUCH, A., HUCH, R., LINDMARK, G., ROOTH, G.: Maternal hypoxaemia after pethidine. J. Obstet. Brit. Commonw. 81, 608 (1974)

9. HUCH, A., HUCH, R., SCHNEIDER, H., ROOTH, G.: Continuous transcutaneous monitoring of fetal oxygen tension during labour. Brit. J. Obstet. Gynaec. 84, Suppl. No. 1 (1977)

10. HUCH, R., SCHNEIDER, H., HUCH, A.: Einfluß der mütterlichen O_2-Atmung auf Herzfrequenz und $tcPO_2$ bei Mutter und Fet. In: Perinatale Medizin (eds. E. SCHMIDT, J. W. DUDENHAUSEN, E. SALING), p. 211. Stuttgart: Thieme 1978

11. JUNG, H., KLOECK, F. K.: Th 1165a (Partusisten) bei der Behandlung in der Geburtshilfe und Perinatologie. Stuttgart: Thieme 1975

12. KIRKINEN, J., BAUMANN, H., HUCH, R., HUCH, A.: Erfahrungen mit Doppler-Ultraschall sub partu (In Vorbereitung)

13. KUBLI, F. W., HON, E. H., KHAZIN, A. F., TAKEMURA, H.: Observations on heart rate and pH in the human fetus during labor. Amer. J. Obstet. Gynec. 104, 1190 (1969)

14. KÜNZEL, W.: Die fetale Herzfrequenz während der Austreibungsperiode. Krankenhausarzt 50, 257 (1977)

15. KÜNZEL, W.: Die Pathophysiologie und Klinik des Vena cava Okklusions-Syndroms. Gynäkologe 17, 106 (1984)

16. KÜNZEL, W.: Das fetale Schocksyndrom. Z. Geburtsh. Perinat. 190, 177 (1986)

17. PAULICK, R., KASTENDIECK, E., WETH, B., WERNZE, H.: Metabolische, kardiovaskuläre und sympathoadrenale Reaktionen des Feten auf eine progrediente Hypoxie - Tierexperimentelle Untersuchungen. Z. Geburtsh. Perinat. 191, 130 (1987)

18. RALSTON, D. H.: Perinatale Pharmakologie. In: Anaesthesie in der Geburtshilfe (eds. S. M. SHNIDER, G. LEVINSON), p. 60. Stuttgart, New York: Fischer 1984

19. ROOTH, G., HUCH, A., HUCH, R.: Guidelines for the use of fetal monitoring. Int. J. Gynaec. Obstet. 25, 159 (1987)

20. SALING, E.: Das Kind im Bereich der Geburtshilfe. Stuttgart: Thieme 1966

21. SCHNEIDER, H., STRANG, F., HUCH, R., HUCH, A.: Suppression of uterine contractions with fenoterol and its effect on fetal tcPO$_2$ in human term labor. Brit. J. Obstet. Gynaec. 87, 657 (1980)

22. SHNIDER, S. M., WRIGHT, R. G., LEVINSON, G., et al.: Uterine blood flow and plasma norepinephrine changes during maternal stress in the pregnant ewe. Anesthesiology 50, 526 (1979)

23. WEIDINGER, H.: Labour inhibition betamimetic drugs in obstetrics. Stuttgart, New York: Fischer 1977

Moderne Untersuchungsmethoden des Neugeborenen: Atmung und Herz-Kreislauf-Funktion

Von H. Stopfkuchen

Moderne Methoden zur Untersuchung von Atmung und Herz-Kreislauf-Funktion bei Neugeborenen setzen generell Verfahren und Geräte mit folgenden allgemeinen Eigenschaften voraus:

Die Verfahren müssen nichtinvasiv, schmerzfrei und risikolos sein.

Die verwendeten Geräte müssen einfach bedienbar und mobil, d. h. zum Patienten transportierbar sein.

Die erhobenen Daten müssen von klinischer Relevanz und von verschiedenen Untersuchern reproduzierbar sein.

Anschaffungs- und Verbrauchskosten müssen sich in einem vernünftigen wirtschaftlichen Rahmen bewegen.

Eine möglichst geringe Reparaturanfälligkeit soll lange Ausfallzeiten vermeiden helfen.

Eine adäquate Kreislauffunktion setzt normale anatomische Verhältnisse im Bereich des Herzens voraus.

Die Beurteilung der Herzmorphologie ist in den vergangenen Jahren durch die Entwicklung mehrerer nichtinvasiver sonographischer Methoden gerade auch beim Neugeborenen erheblich erleichtert worden. Es stehen dafür heute prinzipiell folgende Verfahren zur Verfügung: die zweidimensionale Echokardiographie, die Doppler- sowie die Farb-Doppler-Echokardiographie. Damit ist es heute möglich, die Morphologie des Herzens und der großen abgehenden Gefäße direkt darzustellen (zweidimensionale Echokardiographie) sowie Druckgradienten, Shuntlokalisationen und Shuntgrößen zumindest annäherungsweise zu ermitteln (Doppler- und Farb-Doppler-Echokardiographie).

Hauptaufgabe der Atmung und des Herz-Kreislauf-Systems ist die Versorgung der Körperzellen mit Sauerstoff.

Das Sauerstoffangebot resultiert aus dem Produkt von Herzzeitvolumen - Hauptfunktion des Herz-Kreislauf-Systems - und arteriellem Sauerstoffgehalt - Einfluß des pulmonalen Systems.

Der arterielle Sauerstoffgehalt hängt ab von der Hämoglobinkonzentration sowie der Sauerstoffsättigung und der Sauerstoffspannung, wobei allerdings dem Hämoglobingehalt quantitativ die größte Bedeutung zukommt.

Das kontinuierliche transkutane Registrieren des Sauerstoffpartialdrucks bei Neugeborenen hat sich mittlerweile als Routineverfahren durchgesetzt. Bedingt durch günstige Voraussetzung (dünne Haut des Neugeborenen) korrelieren intravaskulär und transkutan gemessene Sauerstoffpartialdruckwerte bei kreislaufstabilen Neugeborenen extrem eng. Der transkutan gemessene Sauerstoffpartialdruck dient in dieser Situation als Marker der Lungenfunktion. Bei kreislaufinstabilen Neugeborenen ist die Differenz zwischen transkutanem und intravasalem Sauerstoffpartialdruck Maß für die schlechte Gewebsperfusion. Da die Haut bei sich verschlechternden Perfusionsverhältnissen besonders frühzeitig minderdurchblutet wird, eignet sich die transkutane Sauerstoffpartialdruckmessung ganz besonders als Frühwarnsystem einer Perfusionsverschlechterung.

Die Sauerstoffsättigung wird mit Hilfe oxymetrischer Verfahren gemessen. Unter Oxymetrie versteht man eine spektralphotometrische Messung der prozentualen Sauerstoffsättigung des Hämoglobins und auch aller Hämoglobinderivate. Spektralphotometrische Verfahren arbeiten grundsätzlich mit zwei oder mehreren Wellenlängen.

Die arterielle Sauerstoffsättigung kann heute oxymetrisch kontinuierlich nichtinvasiv oder intermittierend invasiv bestimmt werden. Ersteres erfolgt mit Hilfe der sogenannten Pulsoxymeter, die allerdings nur mit zwei Wellenlängen arbeiten. Dies bedingt, daß nur die partielle bzw. funktionelle Sauerstoffsättigung im arteriellen Blut gemessen werden kann, d. h. nur der prozentuale Anteil des oxydierten Hämoglobins an der Summe von oxydiertem Hämoglobin plus Gesamthämoglobin. Letzteren bedient sich das sogenannte Co-Oxymeter, das mit vier bis sieben Wellenlängen sämtliche Hämoglobinderivate mißt und so die chemische Sättigung bestimmt.

Pulsoxymeter zeichnen sich durch einfache Handhabung, fehlende Nebenwirkungen und schnelles Ansprechen aus. Der Nachteil des Nichtregistrierens von Methämoglobin und CO-Hämoglobin ist bei Neugeborenen weniger bedeutsam, da diese Hämoglobinfraktionen in dieser Altersgruppe im Regelfall fast vernachlässigt werden können. Der Einfluß des fetalen Hämoglobins ist bei beiden Oxymetriemethoden noch immer weniger gut überschaubar. In jüngster Zeit haben mehrere Untersuchungen beim Neugeborenen eine gute Übereinstimmung zwischen transkutan ermittelten Sauerstoffsättigungswerten und mit dem durch das Co-Oxymeter ermittelten Werten aufgezeigt, solange die Sättigungswerte oberhalb 70 % liegen. Darunter ist die Übereinstimmung weniger gut. Ein Nachteil der transkutanen Sauerstoffsättigungsmessung, speziell im Neugeborenenalter, ergibt sich aus der unscharfen Quantifizierung hyperoxischer Zustände. Dies macht transkutane Sauerstoffpartialdruckmessungen in diesem Altersbereich nahezu unentbehrlich.

Das Herzzeitvolumen resultiert aus dem Produkt von Schlagvolumen und Herzfrequenz. Das Schlagvolumen ist abhängig von den Größen Vorlast, Nachlast und Kontraktilität. Zur Erfassung dieser Größen kann heute ebenfalls die Echokardiographie entscheidend beitragen:

Vorlast   = enddiastolische Ventrikelgrößen;
Nachlast   = systolische Ventrikelgrößen, Wanddicken;
Kontraktilität = systolische Zeitintervalle, prozentuale Faserverkürzung, Ejektionsfraktion.

Eine der Einflußgrößen auf die Nachlast ist der systemische Blutdruck. Dieser kann heute unter Verwendung passender Manschettengrößen selbst bei kleinen Frühgeborenen nichtinvasiv mit oszillometrischen Methoden gemessen werden. Vergleiche mit der invasiven Methode zeigen gute Korrelationen (insbesondere des Mitteldrucks). Allerdings darf nicht übersehen werden, daß auch hier jede Methode, bedingt durch ihr spezifisches Meßprinzip, eigene Werte liefert. Die direkte Bestimmung des Herzzeitvolumens erbringt eine objektive Information über die globale Funktion des Herzens. Bisher dafür verfügbare Methoden - alle invasiver Art - konnten nur unter ganz besonderen Bedingungen bei Neugeborenen eingesetzt werden. Neue nichtinvasive Verfahren haben auch hier bessere Möglichkeiten eröffnet. Während das thorakale, elektrische Bioimpedanzverfahren seine Bedeutung beim Neugeborenen noch unter Beweis stellen muß, liegen bereits mehrere Berichte über die Brauchbarkeit der Doppler-Echokardiographie zur Bestimmung des Herzzeitvolumens auch bei Neugeborenen vor. Der Durchmesser der Aorta wird von präkordial aus bestimmt, während die Blutflußgeschwindigkeit in der Aorta von suprasternal aus ermittelt wird. Aus diesen Daten wird das Schlagvolumen mittels entsprechender Formeln berechnet. Kritisch anzumerken ist aber auch bei dieser Methode, daß wahrscheinlich die relativen Änderungen des Herzzeitvolumens verläßlicher sind als die Absolutwerte.

Zusammenfassend kann gesagt werden, daß in den vergangenen Jahren gerade auch für das Neugeborene zahlreiche neue Methoden zur Beurteilung der Atem- und Herz-Kreislauf-Funktion entwickelt wurden. Dabei besteht der Eindruck, daß damit nicht nur eine Vereinfachung in der Betreuung von Neugeborenen, sondern auch wirklich eine Reduktion von Morbidität und Mortalität in dieser Altersgruppe erzielt werden konnte.

Die Reanimation des Neugeborenen
Von G. Simbruner und M.A. Hawlik

Einleitung

Ohne Reanimation, ohne Wiederbelebungsversuche hätte Johann Wolfgang Goethe wahrscheinlich nicht überlebt. In seiner Biographie steht: Durch die Ungeschicklichkeit der Hebamme kam ich für tot auf die Welt, und nur durch die vielfachen Bemühungen brachte man es dahin, daß ich das Licht erblickte. Dieser Umstand, der die Meinigen in große Not versetzt hatte, gereichte jedoch meinen Mitbürgern zum Vorteil, indem mein Großvater, der Schultheiß Johann Wolfgang Textor, daher Anlaß nahm, daß ein Geburtshelfer angestellt und der Hebammen-Unterricht eingeführt oder erneuert wurde; welches dann manchem Neugeborenen mag zugute gekommen sein (Goethe 5. Band, 1. Buch, 1. Seite, Dichtung und Wahrheit). Goethes Großvaters Intentionen zur Verbesserung der Reanimation sollen durch diesen Beitrag fortgeführt werden.

Reanimation oder Wiederbelebung ist ein sehr irreführendes Wort. Denn niemand kann einen Menschen wiederbeleben, sondern nur angeben, wie man bei einem Neugeborenen stark eingeschränkte Lebensfunktionen vorhersieht bzw. vorhersagt, sie diagnostiziert und durch entsprechende therapeutische Maßnahmen wieder ausreichend funktionstüchtig bekommt. Schon bekannte, lange geübte und gleichbleibende Tatsachen sollen in diesem Beitrag nur kurz und der Vollständigkeit halber erwähnt werden. Neuere und zukunftsweisende Aspekte sollen aber ausführlicher behandelt werden.

Vorhersage des Risikos

Es gibt eine lange, unvollständige und im Prinzip nie vollendbare Liste von Zuständen bei Mutter und Kind, die eine Reanimation erfordern könnten. Theoretisch verlangt jeder dieser Zustände nach der Anwesenheit eines geschulten Arztes bei der Geburt. Die praktische Antwort, zu welcher Geburt ein neonatologisch geschulter Arzt gerufen werden sollte, bleibt aber kontrovers.

Jene Geburtsbedingungen, bei denen man eindeutig und übereinstimmend der Meinung ist, daß sie ein hohes Risiko darstellen und unbedingt die Anwesenheit eines geschulten Arztes erfordern, sind in der Tabelle 1 zusammengefaßt. Im Detail wird darunter folgendes verstanden:

Tabelle 1. Indikationen für die Anwesenheit eines Neonatologen

Anwesenheit des Neonatologen unbedingt notwendig
1. Fetal distress
2. Schädel-Becken-Mißverhältnis
3. Plazentapathologien (Blutungen etc.)
4. Kinder mit RDS
5. Kinder mit Gestationsalter < 37 Wochen, Gewicht < 2 000 g
6. Lebensbedrohliche Mißbildungen (Ultraschall)
7. Lebensbedrohliche funktionelle Störungen
   (Rh-Inkompatibilität, Arrhythmien etc.)

Anwesenheit des Neonatologen nicht unbedingt notwendig
1. Elektiver Kaiserschnitt
2. Beckenausgangs-Forzeps, Vakuumextraktion, Kind am Beckenboden
3. Reifes Kind in Beckenendlage
4. Zwillinge Vertex-Vertex > 36 Wochen
5. SGA babies
6. Kinder von Müttern mit gut eingestelltem Diabetes mellitus
7. Kinder von Müttern mit Rh-Konstellation ohne Hinweis auf
   Immunisierung

1. Fetal distress, gekennzeichnet durch ein abnormes Herzfrequenzmuster und abnorme Werte in der Mikroblutgasanalyse. Mekoniumabgang alleine ist kein genügender Hinweis auf Fetal distress.

2. Geburten mit Schädel-Becken-Mißverhältnis, die durch Forzeps, Vakuum oder Sectio caesarea beendet werden müssen.

3. Plazentapathologien (schwere plazentare Blutungen, Insuffizienz und EPH-Gestose).

4. Alle Geburten von Kindern, bei denen ein Atemnotsyndrom zu erwarten ist. Der Erwartungsgrad, die Wahrscheinlichkeit des Auftretens und der Schweregrad eines Atemnotsyndroms lassen sich recht genau vorhersagen:
   aus anamnestisch bekannten Faktoren. Das Auftreten und der Schweregrad eines Atemnotsyndroms sind eine Funktion des Gestationsalters (GA), der intrauterinen Wachstumsrate und die Lungenreifung fördernder und hemmender Faktoren.
   Durch physikalische und biochemische Analysen des Fruchtwassers. Die Vorhersage eines Atemnotsyndroms und dessen Schweregrades ist durch das physikalische Vermessen der Oberflächenspannung des Fruchtwassers mittels einer Wilhelmi-Waage (Fa. Biegler, Gerätebau, Mauerbach, Niederösterreich) wesentlich genauer möglich als durch die Bestimmung chemischer Komponenten des Fruchtwassers, z. B. der LS-Ratio oder der Dipalmitoyl-Fraktion (Abb. 1). Die Oberflächenspannung des Fruchtwassers korreliert sehr gut mit der respiratorischen Compliance post partum und differenziert zwischen Neugeborenen mit einem Atemnotsyndrom, die beatmet und die nicht beatmet werden müssen (7).

5. Bei allen Geburten von Kindern mit einem Gestationsalter unter 37 Wochen und einem geschätzten Gewicht unter 2 000 g.

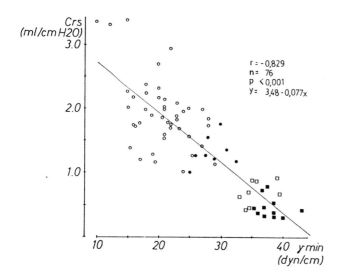

Abb. 1. Die Beziehung zwischen der physikalisch gemessenen Oberflächenspannung im Fruchtwasser und der postpartal gemessenen Compliance des respiratorischen Systems bei gesunden Neugeborenen (o), bei Neugeborenen mit RDS ohne Atemhilfe (●), bei beatmeten Neugeborenen mit RDS, die überlebten (□), und solchen, die nicht überlebten (■)

6. Durch die moderne Ultraschalltechnik und deren Routineanwendung vor der Geburt ergibt sich eine neue Risikogruppe: Kinder, bei denen vor der Geburt eine lebensbedrohliche Mißbildung (angeborener Hydrozephalus, Meningomyeloenzephalozelen; Omphalozelen und Gastroschisis, Hydrothorax, Zwerchfellhernie, Aszites) oder lebensbedrohliche Störungen (Rh-Inkompatibilität, Herzrhythmusstörungen oder Herzfehler) diagnostiziert wurden.

Jene Geburtsbedingungen, die heutzutage nicht notwendigerweise mit einem erhöhten Risiko einhergehen (Tabelle 1), vorausgesetzt, daß keine der oben genannten Bedingungen vorhanden sind, sind im Detail
1. ein elektiver Kaiserschnitt (6),
2. Beckenausgangs-Forzeps oder Vakuum wegen Geburtsstillstand beim Kind am Beckenboden,
3. reife Kinder in Beckenendlage,
4. Zwillinge in Vertex-Vertex über 36 Wochen,
5. Small for gestational age (SGA) babies,
6. Kinder von gut eingestellten und betreuten Müttern mit Diabetes mellitus,
7. Kinder von Müttern, bei denen nur eine Rh-Konstellation, aber kein Hinweis für eine Rh-Schädigung vorliegt.

Eine Reanimation eines Neugeborenen ist ein medizinisch-technisches Ereignis, das dem heutigen Zeitgeist mit dem Wunsch vieler Eltern nach einer sanften Geburt widerspricht. Das Kind kann nicht in aller Stille, Würde und Gelassenheit wie ein Prinz - um die Worte von Leboyer zu gebrauchen - empfangen werden. Man sollte auch bei der Reanimation diese Gesichtspunkte nicht außer acht lassen und die Eltern bezüglich eines negativen Einflusses beruhigen. Aufgrund der Untersuchungen von NELSON et al., MAZIADE et al. und anderen kann eine kompetente Antwort gegeben werden. Kinder, die durch eine sanfte bzw. nichtsanfte Geburt zur Welt gekommen waren, unterschieden sich im Alter von acht Monaten bei diesen Untersuchungen weder in der Entwicklung, gemessen an der Baley Scale of Infant Development, noch in der Temperamententwicklung (5).

Konzepte, Beurteilung und Diagnosen

Eine Reanimation kann nur dann erfolgreich sein, wenn rasch eine sichere Diagnose gelingt; wenn eine rasche Beurteilung des allgemeinen Zustandes und der spezifischen Ursachen gelingt.

Die Beurteilung des Allgemeinzustandes nach der Geburt

Die Beurteilung des Allgemeinzustandes, des Schweregrades und der Betroffenheit der vitalen Systeme gibt an, ob das Kind unmittelbar oder schon längere Zeit vor der Beurteilung asphyktisch war und welche Folgen zu erwarten sind. Diese allgemeine Beurteilung erfolgt seit langem durch den Apgar-Score. Das Thema heißt daher the Apgar score revisited. Neuere Untersuchungen von CATLIN et al. (4) haben gezeigt, daß der Apgar-Score nicht spezifisch ist für die perinatale Asphyxie, wenn es sich um Frühgeborene handelt. Die Apgar-Werte hängen vom Gestationsalter ab. Bei Neugeborenen, die aus einer unkomplizierten Schwangerschaft und Geburt stammen und deren Nabelschnur-Base-Excess-Werte alle im Normbereich lagen, spiegelt der Apgar-Score nicht die perinatale Asphyxie, sondern die durch das frühe Gestationsalter bedingte Unterentwicklung ihrer Funktionen wider. Der Apgar-Score und seine Aussagekraft müßte auf das Gestationsalter bezogen angewendet werden.

In dem Artikel "The Apgar Score: is it enough?" verweisen SILVERMAN und Mitarbeiter (8) darauf, daß die Ergebnisse der Blutgasanalyse des Nabelschnurblutes und die klinische Beurteilung im Apgar-Score miteinander nur in losem Zusammenhang stehen, sich auf verschiedene zeitliche Ereignisse beziehen, obwohl beide Beurteilungsmethoden zeitlich nur durch eine Minute getrennt voneinander erfolgen - und einander nicht vergleichbare Phänomene charakterisieren. Obwohl sich pH, PO_2 und PCO_2 im Nabelschnurblut in drei Gruppen von Neugeborenen mit unterschiedlichem 1- und 5-Minuten-Apgar-Wert statistisch voneinander unterscheiden, weist unter anderem das pH bei allen Gruppen eine große Streubreite auf. Neugeborene mit einem niedrigen Apgar-Wert haben oft hohe pH-Werte und umgekehrt weisen nur Neugeborene mit einem sehr niedrigen pH auch einen niedrigen Apgar-Score auf.

Die spezifische Beurteilung des Neugeborenen nach der Geburt

Die spezifische Beurteilung des Neugeborenen, die Beurteilung, welches Organsystem betroffen ist, erfolgt im Apgar-Score nur indirekt. Die Handlungen der Reanimation erfolgen oft nur aufgrund der allgemeinen Beurteilung, schematisch und unreflektiert. Es ist notwendig, unmittelbar nach der Geburt zu differenzierten Diagnosen zu kommen, die angeben, welches System in welchem Ausmaß gestört ist.

Dieser Abschnitt kann wegen der lange und ausführlich bekannten Grundtatsachen inhaltlich nichts Neues bringen. Sie sind in der Broschüre "Die Reanimation des Neugeborenen. Eine einfache Anleitung" (Wissenschaftliche Information, Milupa Ges.m.b.H) zusammengefaßt. Neu kann lediglich die Darstellung, die didaktisch klare Präsentation sein, die die Reanimationsmaßnahmen verbessern helfen. Die Ausbildung wirkt sich sehr stark auf die Güte der Reanimation und damit auf die Früh- und Spätmortalität der Neugeborenen aus. So betrug laut MENTZEL die Sterblichkeit der Frühgeborenen mit einem Geburtsgewicht zwischen 500 und 1 000 g bei Reanimation durch gut ausgebildete Ärzte 37 % und durch befriedigende bzw. unvollständig ausgebildete Ärzte 88,5 % (4). Wesentlich ist auch, daß sich bei der Reanimation Handlung und Diagnose wechselseitig bedingen. Die spezifische Diagnose sollte darin bestehen, daß erstens Auswirkungen auf das ZNS beobachtet und dokumentiert werden. Und daß zweitens die Ursachen des gestörten Sauerstofftransports lokalisiert und differenziert werden (Tabelle 2).

1 Das Zentralnervensystem

Die Feststellung der Auswirkungen auf das ZNS gibt an, wie dringlich, wie schnell man sie beheben muß. Je stärker das ZNS betroffen ist, um so lebensbedrohlicher ist die Asphyxie des Neugeborenen und um so rascher muß sie behoben werden. Ein einfaches Konzept hilft bei der raschen Beurteilung. Das ZNS ist ein Regelsystem, das Impulse an die Peripherie ausschickt, von ihr Impulse empfängt und darauf reagiert. Vier Grundfunktionen des ZNS lassen sich leicht beobachten und schnell einschätzen:
1. Die Spontanaktivität, die eigenständige Bewegung der Arme und Beine,
2. der Tonus der Arm- und Beinmuskulatur, aber auch der Kopf- und Rumpfmuskulatur,
3. die Atmung, die Atembewegungen,
4. die Reaktion auf äußere, bewußt gesetzte Reize.

Ist eine dieser vier Funktionen nicht vorhanden, ist das ZNS gestört. Diese vier Funktionen verschwinden bei Sauerstoffmangel und treten bei Behebung des Sauerstoffmangels in einer bestimmten hierarchischen Reihenfolge wieder auf. Daraus ergibt sich ein einfaches Beurteilungsschema des Schweregrades der Störung. Diese Beurteilungsmöglichkeiten werden gewöhnlich nicht explizit wahrgenommen und nicht als solche in Abhängigkeit von der Zeit dokumentiert.

Tabelle 2. Schematische Zusammenfassung der Symptome für Störungen des Sauerstofftransports, deren Bedeutung und die daraus resultierenden Handlungen

Symptome	Bedeutung	Handlung
Spontanaktivität Tonus Atmung Reaktion auf Reize	ZNS-Funktion gestört	
Einziehungen	Lungenmechanik gestört Atemwege verlegt Elastizität der Lungen herabgesetzt	Absaugen (Mehr) beatmen
Keine Spontanatmung Keine ausreichende Spontanatmung Apnoen	Atemregulation gestört	Stimulieren bzw. beatmen
Zyanose, die sich auf O_2 und Beatmung bessert	Lungenmechanik, Atemregulation und Diffusion sehr gestört	Absaugen Beatmen Mehr O_2 zuführen
Zyanose, die sich auf O_2-Erhöhung (und Beatmung) nicht bessert	Shunt von rechts nach links Starke Perfusionsstörung	Kontakt zu Kardiologen Infusion von Plasma und Medikamenten
Herzfrequenz	Pumpleistung gestört	Herzmassage, Medikamente
Blässe, verlängerte Rekapillarisationszeit und kühle Extremitäten	Schock	Infusion von Plasma, Medikamente

2 Störungen im Sauerstofftransportsystem

Die Feststellung der störenden Ursachen gibt an, wie man sie behebt. Es müssen Störungen im respiratorischen System von solchen im Kreislaufsystem unterschieden werden, auch wenn oder gerade weil sie sich im selben Bild manifestieren oder einander gegenseitig bedingen.

2.1 Das respiratorische System

Bei den Störungen im respiratorischen System sollte klar und eindeutig zwischen Problemen der Ventilation, der Diffusion und der Perfusion bzw. der Shuntsituation unterschieden werden. Bei Problemen der Ventilation ist weiter zu unterteilen, ob die Atemwege durch einen erhöhten Atemwegswiderstand oder die Lungen durch eine erniedrigte Compliance schuld an der erniedrigten Ventilation sind.

Eine gestörte Ventilation kann ihre Ursachen in einer abnormen Lungenmechanik und Atemregulation haben. Bei einer gestörten Ventilation infolge einer abnormen Lungenmechanik heißt das Leitsymptom Einziehungen. Zusätzliche, rasch zu erhebende Symptome sind geringer Lufteintritt, hörbar bei der Auskultation, und verminderte Thoraxexpansion bei Beatmung.

Die gestörte Lungenmechanik kann entweder auf eine Erhöhung des Atemwegswiderstandes meistens durch Sekrete oder auf eine erniedrigte Compliance zurückgeführt werden. Die Differenzierung zwischen erhöhtem Atemwegswiderstand und erniedrigter Compliance erfolgt durch Beobachtung und durch Handeln. Der Nachweis von Rasselgeräuschen spricht für einen erhöhten Atemwegswiderstand. Das Handeln besteht im Absaugen und Freimachen der Atemwege. Wird die Ventilation nach dem Absaugen besser, so bestätigt dies nachträglich den erhöhten Atemwegswiderstand als Ursache. Wird die Ventilation nicht besser, obwohl die Atemwege gut abgesaugt und nicht geknickt sind, dann deuten die Symptome Einziehungen und verminderter Lufteintritt auf eine erniedrigte Compliance hin. Wird die Ventilation mit Beatmung besser und die Symptome weniger, so bestätigt dies nachträglich die Diagnose einer erniedrigten Compliance.

Das Neugeborene, das ausreichend spontan atmet oder ausreichend beatmet wird, kann zyanotisch sein.

Zyanose ist ein Leitsymptom für eine gestörte Diffusion und eine gestörte Perfusion bzw. für eine Rechts-links-Shuntproblematik. Die Differenzierung erfolgt wieder durch Handeln. Wenn mittels Maske oder durch Beatmen mehr Sauerstoff zugeführt und/oder der Atemwegsdruck erhöht wird und die Hautfarbe des Neugeborenen weniger zyanotisch bzw. rosiger wird, dann spricht dies nachträglich für eine Diffusionsstörung. Denn eine Diffusionsstörung bessert sich mit einer höheren Sauerstoffkonzentration und einem höheren Atemwegsdruck. Bessert sich aber die Zyanose nicht, so spricht dies für eine stark erniedrigte Perfusion bzw. einen Rechts-links-Shunt. Die Beobachtung, daß die Herzaktion und die periphere Perfusion niedrig sind, bestärken einen in der Diagnose. Bei gestörter Perfusion und Rechts-links-Shuntproblematik bringen die höhere O_2-Konzentration und der höhere Atemwegsdruck keine wesentlich bessere Oxygenation. Der Zustand des Patienten kann sich sogar verschlechtern. Denn bei Perfusionsstörungen muß der Kreislauf durch Flüssigkeitszufuhr und Medikamente behandelt werden.

2.2 Das Kreislaufsystem

Die Störungen im Kreislaufsystem, d. h. im Herzen, in den Gefäßen und dem Blutvolumen, können erstens in einer verminderten Pumpleistung und zweitens in einer niedrigen Sauerstofftransportkapazität, also in einem niedrigen Hämoglobingehalt des Blutes liegen.

Das Leitsymptom für einen gestörten Kreislauf ist die Blässe. Blässe, zusammen mit verlängerter Rekapillarisationszeit und kühlen Gliedmaßen, ist Ausdruck einer erniedrigten Perfusion und damit einer erniedrigten Pumpleistung. Eine Herzfrequenz unter 80/min ist ein absolutes Zeichen für eine erniedrigte Pumpleistung. Die eingeschränkte Pumpleistung muß durch Herzmassage und andere Maßnahmen erhöht werden. Zu diesen Maßnahmen zählen die Zufuhr von Flüssigkeit zur Optimierung der Vorlast, von Kalzium und positiv inotropen Mitteln zur Verbesserung der Herzmuskelleistung.

Blässe bei normaler Perfusion und Herzfrequenz ist per se ein Zeichen von chronischem Blut- oder Hämoglobinmangel.

Moderne Aspekte der Überwachung

Neben der globalen und spezifischen Beurteilung des Neugeborenen durch klinische Beobachtungen kann man drei Neuerungen in der Zustandsbeurteilung des Neugeborenen nach der Geburt vorschlagen.

1. Eine sogenannte "Time event machine" (Abb. 2). Sie besteht im wesentlichen aus einer inneren Uhr, durch welche das Vorhandensein bestimmter klinischer Symptome automatisch einem bestimmten Zeitpunkt zugeordnet wird. Die wesentlichen Beobachtungen und Handlungen ließen sich mittels dieser Maschine in genauer zeitlicher Abfolge durch ein einfaches Knopfdrücken dokumentieren.

2. Die Pulsoxymetrie. In der Arbeit von HARRIS et al. (3) wurde die Pulsoxymetersonde innerhalb der ersten Minute nach der Geburt am Bein angebracht und die Sauerstoffsättigung kontinuierlich gemessen. Sie konnten zeigen, daß sich die Sauerstoffsättigung bei Neugeborenen nach einer vaginalen Entbindung von jener bei Neugeborenen nach Kaiserschnittentbindung unterscheidet. Diese Methode ermöglicht eine exaktere Zustandsbeurteilung der Neugeborenen nach der Geburt. Sie mißt wichtige sensitive Parameter, nämlich die Sauerstoffsätti-

TIME EVENT MASCHINE

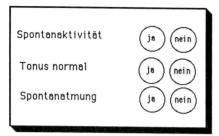

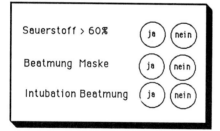

Abb. 2. Eine "Time event machine" sollte eine eindeutige zeitliche Zuordnung von Symptomen und Handlungen mittels einfacher "Ja-nein-Entscheidungen" ermöglichen

gung und die Pulsfrequenz, sie läßt sich rasch einsetzen und erlaubt eine kontinuierliche Registrierung.

3. Die optische Schätzung der Compliance des respiratorischen Systems bei intubierten und beatmeten Patienten. Wir haben eine Methode entwickelt, bei welcher man die beobachtete Thoraxexkursion einer von drei Kategorien zuordnet; nämlich einem Atemzugvolumen von 5, 7,5 und 10 ml/kg Körpergewicht; das daraus errechnete Atemzugvolumen wird durch den Infla-

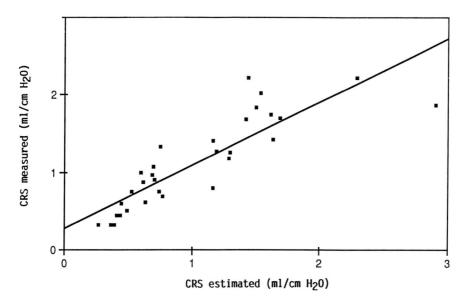

Abb. 3. Die Beziehung zwischen gemessener und optisch geschätzter Compliance (r = 0,86, N = 31, p < 0,001)

tionsdruck, von einem Manometer abgelesen, geteilt. Daraus ergibt sich die Compliance (Abb. 3). Diese optisch geschätzte Compliance korreliert statistisch signifikant (r = 0,86, N = 31, p < 0,001) mit der gemessenen Compliance des respiratorischen Systems. Wie wir in mehreren Arbeiten gezeigt haben, ist die Compliance eng mit der Mortalitätsrate, der Notwendigkeit der Atemhilfe und den Komplikationen der Beatmung assoziiert (11, 12).

Handlungen

Die bei der Reanimation auszuführenden Handlungen und die dazu notwendigen instrumentellen Voraussetzungen haben sich nicht geändert. Die Reihenfolge der Handlungen bleibt:
- Absaugen,
- Sauerstoffzufuhr,
- Beatmen mit der Maske und Ambu-Beutel mit 60 bzw. 100 % Sauerstoff,
- Beatmen nach Intubation mit Ambu-Beutel und mit 60 bzw. 100 % Sauerstoff.

Oropharyngeales und tracheales Absaugen

Das Absaugen ist eine ärztliche Handlung, oft ein Ritual, das große Gefahren birgt und dem Patienten das zufügen kann, wovor man ihn bewahren will: Hypoxie. In mehreren Arbeiten wurde gezeigt, daß das orale und insbesondere das tracheale Absaugen zu Hypoxämie, zu einer Steigerung des Blutdrucks, des Hirndrucks und der Hirndurchblutung und damit zur Ventrikelblutung führt (2, 10). Die Indikation zum Absaugen sollte beim Neugeborenen sehr streng gestellt werden.

Beatmen

Das Beatmen bei der Reanimation muß sich vor allem beim intubierten Patienten an der Thoraxexkursion orientieren. Ziel ist, eine normale und keine übermäßige Thoraxexkursion herbeizuführen. Die dafür benötigten Drücke richten sich nach der Compliance. Es ist nicht sinnvoll, ein bestimmtes Druckmaximum anzugeben oder einzuhalten mit dem Ziel, die Pneumothoraxgefahr möglichst gering zu halten. Aber nicht nur das richtige Atemzugvolumen, sondern auch die richtige Beatmungsfrequenz muß gefunden werden. Eine zu hohe Beatmungsfrequenz mit zu kurzer Exspirationszeit führt vor allem bei Neugeborenen mit einer hohen Compliance und Resistance zu einem Airtrapping und Inadvertent PEEP, der den intrapulmonalen Druck und damit die Pneumothoraxgefahr stark erhöht (9).

Wärmehaushalt

Die Schaffung eines optimalen Wärmehaushalts beim Neugeborenen bleibt eines der wichtigsten Ziele, wenngleich dieses Ziel oft vernachlässigt wird, weil es - im Gegensatz zum spektakulären Aktionismus des Absaugens und Beatmens - nur einfacher Maßnahmen bedarf. Die Körpertemperatur ist das Ergebnis von Wärmeproduktion und Wärmeverlust. Die Wärmeproduktion kann bei hypoxischen Kindern schon unter der Geburt abnehmen und nach der Geburt niedriger bleiben als bei normalen Neugeborenen. Der Wärmeverlust kann schon unter der Geburt, vor allem bei Kaiserschnitten, aufgrund der Wirkung der Anästhetika stark zunehmen, wie Wärmeflußmessungen gezeigt haben. Der Wärmeverlust nach der Geburt wird beim nicht abgetrockneten Neugeborenen vor allem durch den evaporativen Wärmeverlust und beim abgetrockneten Neugeborenen vor allem durch den Wärmeverlust vom Kopf stark bestimmt. Die Wärmeabgabe beträgt bei euthermer Umgebung schon ein Drittel des gesamten trockenen Wärmeverlustes und nimmt mit absinkender Umgebungstemperatur stark zu (13). Daher sind das Abtrocknen und die Bedeckung des Kopfes mit einer wärmeisolierenden Haube wichtige Maßnahmen, um den Wärmeverlust, damit den Sauerstoffverbrauch und die CO_2-Produktion zu reduzieren.

Literatur

1. CATLIN, E. A., CARPENTER, M. W., BRANN, B. S., MAYFIELD, S. R., SHAUL, P. W., GOLDSTEIN, M., OH, W.: The Apgar score revisited: Influence of gestational age. J. Pediat. 109, 865 (1986)

2. FANCONI, S., DUC, G.: Intratracheal suctioning in sick preterm infants: Prevention of intracranial hypertension and cerebral hypoperfusion by muscle paralysis. Pediatrics 79, 538 (1987)

3. HARRIS, A. P., SENDAK, M. J., DONHAM, R. T.: Changes in arterial oxygen saturation immediately after birth in the human neonate. J. Pediat. 109, 117 (1986)

4. HUCH, A., HUCH, R., DUC, G., ROOTH, G.: Erstversorgung im Kreißsaal und auf der Neugeborenen-Intensivstation. In: Klinisches Management des "kleinen" Frühgeborenen. Stuttgart, New York: Thieme

5. MAZIADE, M., BOUDREAULT, M., COTE, R., THIVIERGE, J.: Influence of gentle birth delivery on infant temperament. J. Pediat. 108, 134 (1986)

6. PRESS, S., TELLECHEA, C., PREGEN, S.: Cesarian delivery of full-term infants: Identification of those at high risk for requiring resuscitation. J. Pediat. 106, 477 (1985)

7. SALZER, H., NEZBEDA, J., HUSSLEIN, P., SIMBRUNER, G., MARTIN, G.: Ein Vergleich von physikalischen und chemischen Surfactantparametern kurz vor der Geburt im Fruchtwasser mit der Compliance des respiratorischen Systems der Neugeborenen unmittelbar post partum. Z. Geburtsh. Perinat. 184, 225 (1980)

8. SILVERMAN, F., SUIDAN, J., WASSERMAN, J., ANTOINE, C., YOUNG, B. K.: The apgar score: Is it enough? Obstet. Gynec. 66, 331 (1985)

9. SIMBRUNER, G.: Inadvertent PEEP in mechanically ventilated newborn infants: Detection and its effect on lung mechanics and gas exchange. J. Pediat. 108, 589 (1986)

10. SIMBRUNER, G., CORADELLO, H., FODOR, M., HAVELEC, L., LUBEC, G., POLLAK, A.: The effect of tracheal suction on oxygenation, circulation and lung mechanics in newborn infants. Arch. Dis. Childh. 56, 326 (1981)

11. SIMBRUNER, G., CORADELLO, H., LUBEC, G., POLLAK, A., SALZER, H.: Respiratory compliance of newborns after birth and its prognostic value for the course and outcome. Respiration 43, 414 (1982)

12. SIMBRUNER, G., POPOW, C., SALZER, H., LISCHKA, A.: Fetal respiratory function and perinatal survival (letter). Lancet 1982 I, 1187

13. SIMBRUNER, G., WENINGER, M., POPOW, C., HERHOLDT, W. J.: Regional heat loss in newborn infants. Part I, Heat loss in healthy newborns at various environmental temperatures. S. Afr. med. J. 68, 940 (1985)

Medikolegale Aspekte der geburtshilflichen Analgesie und Anästhesie

Von H.W. Opderbecke

Grundsätzlich stellt der medikolegale Problemkreis stets ein Wechselspiel zwischen den anerkannten medizinischen Kunstregeln einerseits und den forensisch bestimmten ärztlichen Sorgfaltspflichten andererseits dar. Nicht die Rechtsprechung definiert medizinische Kunstregeln, sie entstehen vielmehr aus wissenschaftlichen Erkenntnissen und ärztlichen Erfahrungen, sobald diese aus dem Streit der Meinungen herausgetreten sind und sich zu gefestigten, allgemein anerkannten Auffassungen entwickelt haben. Da die Gerichte keine eigenen Anschauungen über den jeweiligen Stand ärztlicher Kunstregeln besitzen, sind sie auf die Mithilfe ärztlicher Sachverständiger angewiesen, die ihnen den Sachverhalt nach objektiven Kriterien unparteiisch erläutern.

Meist geht es bei forensischen Auseinandersetzungen um die Sorgfaltspflicht eines einzelnen Arztes; immer häufiger aber liegt dem Streitfall ein komplexes Geschehen zugrunde, an dem Ärzte verschiedener Disziplinen beteiligt sind. Die Frage der interdisziplinären Zusammenarbeit, die Abgrenzung von Zuständigkeit und Verantwortung, gewinnt damit eine immer größere medikolegale Bedeutung, wobei es insbesondere darum geht, positive und negative Kompetenzkonflikte zu vermeiden.

Die Zusammenarbeit zwischen Anästhesist und Operateur ist hierfür exemplarisch. Nach Einführung des Begriffs "Facharzt für Anästhesie" in die ärztliche Berufsordnung im Jahre 1953 hat es nahezu 30 Jahre gedauert, bis sich der von WEISSAUER ([9]) entwickelte Vertrauensgrundsatz nicht nur in der Praxis durchgesetzt, sondern auch Eingang in die höchstrichterliche Rechtsprechung gefunden hat ([10]). Er besagt bekanntlich, daß sich jeder der beiden Ärzte darauf verlassen kann und muß, daß sein Partner mit den erforderlichen Kenntnissen und der gebotenen Sorgfalt in seinem Aufgabenbereich tätig wird; damit entfallen wechselseitige Weisungsrechte und Überwachungspflichten, es sei denn, es wären grobe Qualifikationsmängel erkennbar.

Mit der Anerkennung dieses Grundsatzes bleiben jedoch zunächst noch zahlreiche Detailfragen der interdisziplinären Zusammenarbeit ungeklärt. Diese wurden in den letzten Jahren durch Vereinbarungen zwischen dem Fachgebiet Anästhesiologie und den Gebieten Chirurgie ([2], [5], [7]), Neurochirurgie ([1]), HNO-Heilkunde ([4]), Urologie ([3]) und Orthopädie ([6]) einvernehmlich geregelt. Mit dem Fachgebiet Gynäkologie und Geburtshilfe wurde eine solche Vereinbarung kürzlich abgeschlossen ([8]).

Die mit den anderen operativen Fächern abgesprochenen Regeln lassen sich ohne weiteres auch auf die perioperative Zusammenarbeit in der Gynäkologie übertragen. Dagegen bestehen in der

Geburtshilfe andere Bedingungen, an denen Verhandlungen zwischen den beiden Fachgebieten im Jahre 1966 bereits im Ansatz gescheitert waren (11). War damals von seiten der Geburtshelfer die Tendenz vorherrschend, den Anästhesisten nach Möglichkeit aus dem Kreißsaal fernzuhalten, ist nun eher eine gegenteilige Strömung erkennbar; nicht zuletzt aus forensischen Gründen soll der Anästhesist jetzt die anästhesiologische Versorgung der geburtshilflichen Patientin in möglichst weitem Umfange übernehmen, auch wenn er dazu personell nicht oder nur teilweise in der Lage ist. Die daraus resultierende Problematik hat beide Fachgebiete zu neuerlichen Verhandlungen zusammengeführt, die nun zu einem erfolgreichen Abschluß gekommen sind.

Die Unterschiede der anästhesiologischen Versorgung in der Geburtshilfe gegenüber der operativen Gynäkologie bestehen im wesentlichen in folgenden Punkten:

- Nicht alle geburtshilflichen Patientinnen benötigen die Mithilfe eines Anästhesisten. Je nach Auffassung und Übung ist es vielerorts sogar nur eine Minderheit. Darüber hinaus ist die Indikationsstellung zu anästhesiologischen Verfahren mehr als in der operativen Medizin auch von den Wünschen und Neigungen der Schwangeren abhängig.

- Meist hat nur der Geburtshelfer, nicht aber der Anästhesist Gelegenheit, im zeitlichen Vorfeld der Geburt mit der Schwangeren über die Möglichkeiten der analgetischen oder anästhesiologischen Geburtserleichterung zu sprechen. D. h., daß die Gespräche hierüber sowie das Aufklärungsgespräch und das Herbeiführen der Einwilligung aus organisatorischen Gründen meist in der Hand des Geburtshelfers liegen.

- Die Dauer des Geburtsverlaufs macht es dem Anästhesisten oft unmöglich, während der gesamten Phase des Anästhesieverfahrens anwesend zu bleiben.

- In der Geburtshilfe geht es nicht nur um die Versorgung der Mutter, sondern auch um die des Neugeborenen.

Die Vereinbarung nimmt zu folgenden Fragekomplexen Stellung:

1. Indikationsstellung, Aufklärung und Einwilligung

Grundsätzlich ist der Anästhesist - sofern er vom Operateur hinzugezogen wird - zuständig und verantwortlich für die Wahl des geeigneten Anästhesieverfahrens sowie für die entsprechende Patientenaufklärung und -einwilligung.

Ungeachtet dieser prinzipiellen Zuständigkeit wird in der Geburtshilfe zunächst der Geburtshelfer die Indikation zu einem Anästhesieverfahren stellen, d. h. unter Beachtung der Wünsche und Neigung der Schwangeren darüber entscheiden, ob überhaupt die Hinzuziehung des Anästhesisten erforderlich erscheint. Selbst dann, wenn diese Entscheidung positiv ausfällt, ist es aus organisatorischen Gründen kaum immer möglich, daß der Anästhesist im Rahmen der Schwangerenberatung persönlich das Aufklärungsgespräch führt und die Einwilligung zum Anästhesieverfahren herbeiführt. In der Praxis wird diese Aufgabe häufig dem Geburtshelfer zufallen, bei dem man voraussetzen darf, daß er über genügende anästhesiologische Kenntnisse verfügt, um eine anästhesiespezifische Risikoaufklärung vornehmen zu können. Im Inhalt der Weiterbildung sind für den Frauenarzt derartige Kenntnisse jedenfalls aufgeführt.

Gleichwohl muß der Anästhesist selbstverständlich Gelegenheit zur Voruntersuchung und Prämedikationsvisite vor der Geburt erhalten, sofern keine Notfallsituation vorliegt.

2. Prinzipielle Zuständigkeiten

Für die Hinzuziehung eines Anästhesisten sieht die Vereinbarung folgende Regeln vor:
1. Eine geburtswegsnahe Lokal- und Regionalanästhesie wird in der Regel vom Geburtshelfer durchgeführt.
2. Ist eine Allgemeinanästhesie (Narkose) vorgesehen, ist grundsätzlich ein Anästhesist hinzuzuziehen.
3. Auch geburtswegsferne Regionalanästhesien (Peridural- oder Spinalanästhesien) sollen nach Möglichkeit vom Anästhesisten durchgeführt werden. Steht ein solcher nicht zur Verfügung, führt der Geburtshelfer diese Verfahren in eigener Verantwortung durch, was allerdings voraussetzt, daß er genügende anästhesiologische Kenntnisse und Erfahrungen besitzt und eine adäquate Zwischenfallstherapie beherrscht.

3. Arbeitsteilung bei der rückenmarksnahen Regionalanästhesie

Wie bereits erwähnt, wird der zu einer rückenmarksnahen Regionalanästhesie, insbesondere einer Katheterperiduralanästhesie, hinzugezogene Anästhesist nicht immer während der gesamten Dauer des Verfahrens anwesend bleiben können, vor allem wenn es sich um einen protrahierten Geburtsverlauf handelt. Für solche Fälle sieht die Vereinbarung die Möglichkeit einer Arbeitsteilung in der Weise vor, daß der Anästhesist den Periduralkatheter legt, eine erste vollwirksame Dosis des Lokalanästhetikums verabfolgt, deren Wirkung kontrolliert, mindestens noch 30 min anwesend bleibt und bei bis dahin regelrechtem Verlauf das Verfahren sodann an den Geburtshelfer übergibt, der die Anästhesie in eigener Verantwortung fortführt.

Unabhängig davon, ob und wann eine Übertragung von Zuständigkeit und Verantwortung vom Anästhesisten auf den Geburtshelfer erfolgt, werden in der Vereinbarung die folgenden Regeln aufgestellt:

1. Der Anästhesist muß für die Therapie anästhesiebedingter Zwischenfälle erreichbar bleiben.
2. Übernimmt der Geburtshelfer Zuständigkeit und Verantwortung für die Fortführung des Anästhesieverfahrens, muß auch er ausreichende Kenntnisse und Erfahrungen in der Behandlung von Zwischenfällen besitzen.
3. Die Periduralanästhesie setzt während ihres gesamten Verlaufs die unmittelbare Verfügbarkeit eines Arztes (Anästhesist oder Geburtshelfer) voraus.

4. Die Entscheidung über Zeitpunkt und Dosis der Applikation des Lokalanästhetikums ist an eine individuelle ärztliche Anordnung gebunden. Wird die Injektion in den liegenden Periduralkatheter durch spezielle Anweisung an unterwiesene Krankenschwestern bzw. -pfleger oder auf Hebammen delegiert, muß sich der anordnende Arzt in unmittelbarer Nähe aufhalten, um bei Komplikationen sofort verfügbar zu sein.
5. Der Anästhesieverlauf ist in üblicher Weise zu dokumentieren. Aus dem Protokoll muß der Zeitpunkt der Übergabe an den Geburtshelfer hervorgehen.

Es liegt auf der Hand, daß die Übertragung von Zuständigkeit und Verantwortung für ein Anästhesieverfahren vom Anästhesisten auf den Geburtshelfer eine Kompromißlösung, um nicht zu sagen Notlösung, darstellt, auch wenn die erwähnten Regeln strikt beachtet werden. Solange aber die Anästhesieinstitute und -abteilungen von Universitätskliniken und Krankenhäusern personell nicht so ausreichend besetzt sind, um für den Kreißsaal einen gesonderten ärztlichen Bereitschaftsdienst aufrechterhalten zu können, ist man vielerorts auf diese Lösung angewiesen, wenn man nicht auf die rückenmarksnahe Regionalanästhesie in der Geburtshilfe überhaupt verzichten will. Unter diesem Aspekt erscheint die vorgesehene Arbeitsteilung, die selbstverständlich völliges Einvernehmen der beiden Partner über die Modalitäten voraussetzt, vertretbar. Sie stellt darauf ab, daß keine Lücken in der anästhesiologischen Patientenversorgung auftreten.

4. Die Versorgung des Neugeborenen

In einem letzten Abschnitt befaßt sich die Vereinbarung mit der Versorgung des Neugeborenen. Salomonisch heißt es in diesem Passus:

"Für die Erstversorgung des Neugeborenen ist der Geburtshelfer zuständig. Die primäre Reanimation des Neugeborenen ist eine Aufgabe, die entweder dem Geburtshelfer, dem Neonatologen oder dem Anästhesisten obliegt. Wer im Einzelfall die erforderlichen Maßnahmen durchführt, richtet sich nach den jeweiligen organisatorischen und personellen Gegebenheiten sowie getroffenen Absprachen."

Der Anästhesist beteiligt sich bedarfsweise gerne an der Reanimation des Neugeborenen, alleine schon aus Gründen seiner Weiterbildung. Allerdings ist er nicht bei jeder Geburt anwesend; wenn er anwesend ist, obliegt ihm in erster Linie die Überwachung der anästhesierten Mutter; er kann daher nur insoweit zur Versorgung des Neugeborenen zur Verfügung stehen, als es die Sicherheit der Mutter zuläßt. Dies wird bei einer Narkose in geringerem Umfange der Fall sein als bei einer Regionalanästhesie. Schon aus diesen Gründen liegt die Versorgung des Neugeborenen primär in der Zuständigkeit und Verantwortung des Geburtshelfers, es sei denn, es steht ein Neonatologe oder Pädiater für diese Aufgabe zur Verfügung.

Schlußbemerkung

Vereinbarungen sind keine rechtlich verbindlichen Verordnungen,

sondern nur Empfehlungen zwischen zwei Fachgebieten und ihren
Verbänden. Gleichwohl entwickeln sich aus ihnen Maßstäbe allgemein anerkannter Kunstregeln. Sie binden den ärztlichen Sachverständigen vor Gericht, der bei der Beurteilung des Sachverhalts in einem Schadensfall nicht ohne weiteres von diesen Maßstäben abweichen kann, wenn er das Gebot der Objektivität nicht verletzen will. Damit finden diese Vereinbarungen mittelbar
auch Eingang in die Rechtsprechung. So wirken sie wieder zurück
auf die beteiligten Ärzte, die nun gewiß sein können, sich im
Rahmen ihrer medikolegalen Sorgfaltspflichten zu bewegen, wenn
sie nach den in der Vereinbarung aufgestellten Regeln verfahren.

Nicht zuletzt dient eine solche Vereinbarung dazu, positive
Kompetenzkonflikte, d. h. Streit um Zuständigkeiten, ebenso zu
vermeiden wie negative Kompetenzkonflikte, d. h. Lücken in der
Patientenversorgung. Sie führen damit zu einer größeren Patientensicherheit und stellen über ihre medikolegale Bedeutung
hinaus einen Beitrag zur Qualitätssicherung in der Medizin dar.

Literatur

1. Empfehlungen zur Organisation der Anästhesie im Rahmen
   der Neurochirurgie. Anästh. Inform. 12, 34 (1971)

2. Vereinbarung zwischen den Fachgebieten Chirurgie und Anästhesie über die Aufgabenabgrenzung und die Zusammenarbeit
   in der Intensivmedizin. Anästh. Inform. 11, 167 (1970)

3. Vereinbarung zwischen den Fachgebieten Urologie und Anästhesie über die Aufgabenabgrenzung und die Zusammenarbeit
   im operativen Bereich und in der Intensivmedizin. Anästh.
   Inform. 13, 219 (1972)

4. Vereinbarung über die Zusammenarbeit in der HNO-Heilkunde.
   Anästh. Inform. 17, 354 (1976)

5. Vereinbarung über die Zusammenarbeit bei der operativen
   Patientenversorgung. Anästh. Intensivmed. 23, 403 (1982)

6. Vereinbarung zwischen dem Berufsverband Deutscher Anästhesisten und dem Berufsverband der Fachärzte für Orthopädie über die Zusammenarbeit bei der operativen Patientenversorgung. Anästh. Intensivmed. 25, 464 (1984)

7. Vereinbarung für die prä-, intra- und postoperative Lagerung des Patienten. Anästh. Intensivmed. 28, 65 (1987)

8. Vereinbarung über die Zusammenarbeit in der operativen
   Gynäkologie und in der Geburtshilfe. Anästh. Intensivmed.
   29, 143 (1988)

9. WEISSAUER, W.: Arbeitsteilung und Abgrenzung der Verantwortung zwischen Anaesthesist und Operateur. Anaesthesist 11,
   239 (1962)

10. WEISSAUER, W.: Die interdisziplinäre Arbeitsteilung und der Vertrauensgrundsatz in der Rechtsprechung des Bundesgerichtshofes. Anästh. Intensivmed. 21, 97 (1980)

11. Zwischenbericht über Verhandlungen mit dem Berufsverband der Frauenärzte. Informationen der Deutschen Gesellschaft für Anästhesie und Wiederbelebung und des Berufsverbandes Deutscher Anästhesisten. I/1968, 24

Zusammenfassung der Diskussion zum Thema: „Anästhesie in der Geburtshilfe"

FRAGE:
Eine zu oberflächliche Anästhesie bei Durchführung der Sectio caesarea erschwert die schonende Entwicklung des Kindes durch einen zu hohen Uterustonus. Darüber hinaus werden häufig Einrisse im unteren Uterinsegment beobachtet. Können durch eine Modifizierung der Narkosetechnik für den Geburtshelfer günstigere Bedingungen geschaffen werden?

ANTWORT:
Inhalationsanästhetika in angemessener Dosierung (0,5 Vol.% Halothan, 1 Vol.% Enfluran, 0,75 Vol.% Isofluran) führen in der Regel zu einer ausreichenden Relaxierung des Uterus. Ihre Anwendung ist auch bei kurzen Einleitungs-Entwicklungs-Intervallen angezeigt, zumal durch sie im Gegensatz zur reinen Lachgasanästhesie eine mütterliche Awareness vermieden werden kann. Der Einsatz potenter Inhalationsanästhetika erlaubt darüber hinaus die Reduzierung des Lachgasanteils zugunsten einer höheren Sauerstoffkonzentration (FIO_2 mindestens 0,5). Das Beatmungsregime muß die erforderliche Bedarfsventilation berücksichtigen. Hier sollte ein endexspiratorischer PCO_2-Wert von 30 mm Hg angestrebt werden.

Eine Verbesserung der uteroplazentaren Perfusion kann durch eine Reduktion des Uterustonus und eine Ausschaltung von Kontraktionen und durch eine entsprechende Linksseitenlagerung erreicht werden. Bei unzureichender Erschlaffung des Uterus kann in ausgewählten Fällen (Gemini, Beckenendlage, Querlage) entweder kurzfristig die Konzentration des jeweiligen Inhalationsanästhetikums erhöht (z. B. 1 - 2 Vol.% Halothan) oder vor Entwicklung des Kindes 10 - 20 µg Partusisten i.v. injiziert werden (5). Die Gabe von Betamimetika beinhaltet jedoch insbesondere unter Halothananästhesie das Risiko kardiovaskulärer Komplikationen wie Tachykardien bzw. Arrhythmien.

FRAGE:
Es zeichnet sich weiterhin ein Trend ab, Sectiones bevorzugt in Katheterperiduralanästhesien durchzuführen. Gibt es hierfür medizinische Gründe?

ANTWORT:
Bei fehlendem mütterlichem bzw. fetalem Risiko zeigen sich keine Unterschiede zwischen Allgemeinanästhesie und Katheterperiduralanästhesie. Bei korrekter Durchführung der Technik scheint das Aspirationsrisiko der Mutter bei der Periduralanästhesie geringer zu sein. Da die Aspiration eine Hauptursache der mütter-

lichen anästhesiebedingten Mortalität ist, sollte man bei jeder nicht nüchternen, sonst gesunden Graviden eine Periduralanästhesie vorziehen. Hinsichtlich des postpartalen Zustandes der Neugeborenen finden sich etwas ungünstigere 1-Minuten-Apgar-Werte nach Allgemeinanästhesie. Der häufigste Grund für eine Katheterperiduralanästhesie ist jedoch der Wunsch der Mutter, die Geburt bewußt mitzuerleben.

Bei Risikogeburten wird die Periduralanästhesie empfohlen. Retrospektive Studien bei Frühgeborenen zeigten eine höhere Überlebensrate der mit Peridural- als der ohne Periduralanästhesie entbundenen Kinder (3, 4). Jedoch beweisen die bis jetzt verfügbaren Daten nicht eindeutig die Überlegenheit dieses Narkoseverfahrens. Die Darstellung eines einheitlichen Patientinnenkollektivs gestaltet sich hier außerordentlich schwierig, da z. B. der Zustand des Feten vor der Sectio nicht genau zu definieren ist. Zur Klärung dieser Frage könnten nur multizentrisch durchgeführte prospektive Studien beitragen. Gegen die Allgemeinanästhesie sprechen die hohe Aspirationsgefährdung und mögliche Intubationsschwierigkeiten. Umgekehrt gefährden massive Blutdruckabfälle im Rahmen einer Peridural- oder Spinalanästhesie gerade bei Risikoschwangerschaften in hohem Maße den Feten (6). Bei pathologischen Schwangerschaften verursacht der Abfall des Blutdrucks auch eine Einschränkung der uterinen und plazentaren Perfusion, gefolgt von einer Abnahme der fetalen Sauerstoffversorgung. Voraussetzung ist zumindest eine konsequent durchgeführte Flüssigkeits- und Volumensubstitution sowie eine entsprechende Lagerung.

Zu den Vorteilen der Spinalanästhesie gegenüber der Katheterperiduralanästhesie gehört ihre einfache Technik, hohe Effektivität und der geringe Zeitaufwand. Zu den Nachteilen zählen der postspinale Kopfschmerz (5 - 8 %), die fehlende Möglichkeit, eine inadäquate Analgesie zu korrigieren sowie eine postoperative Schmerzbekämpfung durchzuführen.

FRAGE:
Wie lange ist eine präoperative Flüssigkeitskarenz vor einer geburtshilflichen Allgemeinanästhesie einzuhalten, welche Möglichkeiten einer Aspirationsprophylaxe sind gegeben?

ANTWORT:
Falls die Dringlichkeit des Eingriffs dies erlaubt, sollte die Flüssigkeitskarenz mindestens 4 h betragen (7); in jedem Fall ist jedoch mit einem vollen Magen zu rechnen. Als Prophylaxe ist die Gabe von H_2-Antagonisten und Natriumzitrat zu empfehlen. Bei primärer, d. h. geplanter Sectio sollen H_2-Antagonisten am Vorabend und Morgen, bei dringlichen Eingriffen zumindest 40 min vor OP-Beginn verabreicht werden. Bei Notfallsectiones ist die Gabe von 15 - 30 ml Natriumzitrat (0,3 molar) angezeigt (12). Bei entsprechender Indikationsstellung kann zusätzlich Metoclopramid injiziert werden.

Zu den weiteren Maßnahmen einer Aspirationsprophylaxe gehören Linksseitenlagerung, Präoxygenierung in Spontanatmung sowie der Selliksche Handgriff. Eine Maskenbeatmung zwischen Relaxierung und Intubation sollte unterbleiben.

Die Gefahr der Aspiration besteht auch postpartal weiter. Erhöhte Vorsicht ist daher geboten bei postpartaler Tubenligatur, bei manueller Plazentalösung. Die Indikation zur Intubation bei Durchführung einer Vollnarkose ist großzügig zu stellen.

FRAGE:
Welche Muskelrelaxanzien werden zur Durchführung der Sectio empfohlen?

ANTWORT:
Um eine Erhöhung des intragastralen Drucks zu vermeiden, ist die Vorinjektion eines nichtdepolarisierenden Muskelrelaxans angezeigt. Succinylcholin muß in ausreichendem Zeitabstand und genügender Dosis gegeben werden (1,5 mg/kg·KG) (1, 10). Zur weiteren Relaxierung empfiehlt sich aufgrund seiner kurzen Wirkungsdauer Vecuronium, jedoch ist Alcuronium oder Pancuronium gleichermaßen geeignet. Wie neuere Publikationen zeigen, liegt bei Verwendung von Atracurium die Quote allergischer Reaktionen höher als bei anderen Präparaten, diese Substanz sollte daher bei geburtshilflichen Allgemeinanästhesien nur bei speziellen Indikationen (z. B. Niereninsuffizienz) angewendet werden.

FRAGE:
Welches sind die wesentlichen Therapieprinzipien bei schwerer Präeklampsie und Eklampsie?

ANTWORT:
Prinzipiell gilt, daß eine operative Entbindung erfolgen soll, sobald der Zustand der Mutter stabilisiert ist. Wesentlichstes Prinzip zur Sedierung und Durchbrechung bzw. Prophylaxe von Konvulsionen ist die Magnesiumsulfattherapie (empfohlene Dosierung: Bolus 2 - 4 g, kontinuierlich 1 - 2 g/h) (11). Unter den blutdrucksenkenden Medikamenten steht Hydralazin im Vordergrund. Über die Anwendung von Betablockern liegen noch nicht so viele Erfahrungen vor, sie scheinen jedoch ebenfalls zur antihypertensiven Therapie geeignet. Als Mittel der Wahl bei akuter Hochdruckkrise gilt Diazoxid, nachteilig ist der initiale Blutdruckanstieg und die häufig auftretenden Hyperglykämien. Wichtig ist, daß man den Blutdruck nicht zu schnell senkt, er sollte maximal um 20 %/h abfallen, ansonsten nimmt das Risiko der Minderversorgung des Feten zu. Selten ist nach vorhergehender Volumensubstitution und Hk-Normalisierung die Gabe von Furosemid angezeigt.

Der Parameter Harnsäure im Serum gilt als pathognomisch und dient als Entscheidungskriterium für den Zeitpunkt der Entbindung.

FRAGE:
Wie gestaltet sich das geburtshilfliche Vorgehen bei Präeklampsie oder Eklampsie?

ANTWORT:
Bei schwerer Präeklampsie, die meist erst nach der 30. Schwangerschaftswoche auftritt, liegen irreversible morphologische Veränderungen der Plazenta vor, die durch eine medikamentöse Therapie praktisch nicht zu beeinflussen sind. Das Risiko für das Kind ist groß. Daher ist frühzeitig eine Entbindung durch Sectio angezeigt.

Bei manifester Eklampsie entspricht das Krankheitsbild einem Schockzustand. Sofern eine Verbesserung der Ausgangssituation möglich ist, sollten nach einem Krampfanfall die vitalen Funktionen stabilisiert und danach die Schwangerschaft beendet werden, bei fetaler Hypoxie sofort. Aufgrund des hohen Risikos für Mutter und Kind ist eine Sectio caesarea indiziert.

FRAGE:
Erfordert jede intravenöse Magnesiumgabe eine Intensivüberwachung?

ANTWORT:
Die Magnesiumtherapie beinhaltet per se kein so hohes Risiko; selbst bei oligurischen Patientinnen werden selten toxische Magnesiumspiegel erreicht. Die Hebammen müssen allerdings angewiesen werden, Atmung, Reflexe und Urinausscheidung regelmäßig zu kontrollieren.

FRAGE:
Ist die Magnesiumtherapie nach der Entbindung fortzuführen?

ANTWORT:
Im allgemeinen soll die Magnesiumgabe 12 - 24 h nach der Entbindung in reduzierter Dosierung weitergeführt werden, da auch ein bis sechs Tage postpartal noch eklamptische Anfälle auftreten können.

FRAGE:
Welchem Anästhesieverfahren ist bei eklamptischen Patientinnen der Vorzug zu geben?

ANTWORT:
Die häufigsten Ursachen der mütterlichen Mortalität bei der Eklampsie sind das Hirnödem (20 %) und die zerebrale Blutung (30 - 40 %). Massive Hypertensionen in der Ein- und Ausleitungsphase einer Allgemeinanästhesie können zu derartigen Komplikationen führen. Um solche kardiovaskulären Reaktionen zu vermei-

den, wird die kontrollierte Blutdrucksenkung durch kurzwirksame Antihypertonika und bei Tachykardien die Gabe von 1%igem Lidocain oder von Betablockern empfohlen. Unter Magnesiumtherapie sind Muskelrelaxanzien in reduzierter Dosis zu verabreichen.

Die Katheterperiduralanästhesie gilt insbesondere in den USA als Anästhesieverfahren der Wahl. Durch sie wird zwar nicht unmittelbar eine Verbesserung der Uterusperfusion erreicht, sie führt aber zu einer gewissen Blutdrucksenkung und Stabilisierung. So konnten nach MERRELL und KOCH (8) und MOIR (9) eklamptische Anfälle mit Hilfe der Periduralanästhesie durchbrochen und durch Weiterführung der Anästhesie 48 h post partum ein erneutes Auftreten von Konvulsionen verhindert werden.

FRAGE:
Gibt es noch Indikationen zur Verabreichung von Plasminogeninhibitoren bei Hyperfibrinolyse?

ANTWORT:
Fibrinabbauprodukte bauen sich in die Gerinnungssubstrate ein; ihre Interferenz mit den Thrombozyten wirkt sich im Bereich des Uterus aus, wie wenn Oxytocin "nicht wirken könnte". Ein massiver Anfall von Abbauprodukten kann Uterusatonien herbeiführen. Eine Therapie mit Trasylol ist dann angezeigt, wenn durch entsprechende Blutstillung, Korrektur der Gerinnungsfaktoren und Schocktherapie die Blutung nicht zum Stillstand gebracht werden konnte.

FRAGE:
Beeinflußt die Anästhesie die Abortrate nach operativen Eingriffen während der Schwangerschaft?

ANTWORT:
Bei gynäkologischen oder geburtshilflichen Eingriffen (z. B. Cerclage) in der Frühschwangerschaft wurde nach Regionalanästhesien eine geringere Abortrate gefunden als nach Durchführung einer Allgemeinanästhesie (4). Bei allgemeinchirurgischen Eingriffen ist ein solcher Zusammenhang nicht nachzuweisen. Nicht dringliche Operationen sollten nicht im ersten Schwangerschaftstrimenon durchgeführt werden.

FRAGE:
Ist die Doppler-Ultraschallmethode zum Nachweis einer fetalen Asphyxie bereits in der klinischen Routine anwendbar?

ANTWORT:
Sub partu zeigen die bisherigen (wenigen) Erfahrungen keine Überlegenheit gegenüber den diagnostischen Möglichkeiten des CTG und der bei Geburt einsetzbaren Mikroblutuntersuchung. Antepartal hat sich die Doppler-Ultraschalltechnik jedoch bereits

als ein hilfreiches Zusatzverfahren erwiesen, im Verbund mit anderen klinischen und CTG-Parametern eine fetale Distress-Situation zu sichern oder auszuschließen. Damit ist in gewisser Weise ein Routineeinsatz bei vermuteter Pathologie in der Schwangerschaft bereits gegeben.

FRAGE:
Welche Bedeutung kommt der av-Differenz als Maß für die Sauerstofftransportsituation bei der Überwachung des Kreislaufs beim Neugeborenen zu?

ANTWORT:
Dem Parameter av-Differenz kommt nur eine eingeschränkte Aussagekraft zu, da zahlreiche Publikationen zeigen, daß der zentralvenöse Wert, auch wenn er im rechten Vorhof gemessen wird, mit dem gemischtvenösen Wert in der Pulmonalarterie gerade bei schlechten zirkulatorischen Verhältnissen nicht übereinstimmt.

FRAGE:
Ist die Compliance bei intubierten und beatmeten Neugeborenen zur Beurteilung der Lungenmechanik ein sinnvoller Parameter? Ergeben sich Konsequenzen für die Therapie?

ANTWORT:
Die Compliance dient als Schlüsselparameter zur Differenzierung, ob die beobachtete Störung zirkulatorisch bedingt oder durch eine Beeinträchtigung der Lungenmechanik verursacht wird. Darüber hinaus ermöglicht sie die Steuerung der PEEP- oder CPAP-Therapie. Durch Auffinden des optimalen PEEP kann eine Senkung des Spitzendrucks um bis zu 30 % erreicht werden. Die Mortalität von Kindern mit einer Compliance unter 0,5 liegt bei 85 - 90 %, während beatmete Neugeborene mit höheren Werten nur eine solche von 15 % aufweisen.

Literatur

1. CONKLIN, K. A.: Should precurarization be used in obstetrics? Anesthesiology 60, 384 (1984)

2. DAVID, H., ROSEN, M.: Perinatal mortality after peridural analgesia. Anaesthesia 31, 1054 (1976)

3. Department of Health (Canada): Ontario Perinatal Mortality Study Committee (Report 1967)

4. DUNCAN, P. G., POPE, W. D. B., COHEN, M. M., GREER, N.: Fetal risk of anesthesia and surgery during pregnancy. Anesthesiology 64, 790 (1986)

5. KÜNZEL, W., KASTENDIECK, E.: Uterine blood flow, fetal oxygenation and betamimetic drugs (Partusisten). In: Labour inhibition betamimetic drugs in obstetrics (ed. H. WEIDINGER). Stuttgart, New York: Fischer 1977

6. KÜNZEL, W., OEZSOY, S.: Maternal position during cesarean section: influence on the fetus. In: Gynecology and obstetrics (eds. H. LUDWIG, K. THOMSEN), p. 310. Berlin, Heidelberg: Springer 1986

7. LEWIS, M., CRAWFORD, J. S.: Can one risk fasting the obstetric patient for less than 4 hours? Brit. J. Anaesth. $\underline{59}$, 312 (1987)

8. MERRELL, D. A., KOCH, M. A. T.: Epidural anaesthesia as an anticonvulsant in the management of hypertensive and eclamptic patients in labour. S. Afr. med. J. $\underline{58}$, 875 (1980)

9. MOIR, D. D., VICTOR-RODRIGUES, L., WILLOCKS, J.: Epidural analgesia during labour in patients with preeclampsia. J. Obstet. Gynaec. Brit. Commonw. $\underline{79}$, 465 (1982)

10. MURAVCHICK, S., BURKETT, L., GOLD, M. I.: Succinylcholine-induced fasciculations and intragastric pressure during induction of anesthesia. Anesthesiology $\underline{55}$, 180 (1981)

11. SHARP, F., SYMONDS, E. M.: Hypertension in pregnancy. Perinatology Press

12. TRYBA, M.: Derzeitiger Wissensstand zur Prophylaxe von Aspiration und Aspirationspneumonie bei geburtshilflichen Eingriffen in Allgemeinnarkose. In: Abstractband ZAK 87 München (eds. J. GROH, E. MARTIN, K. Peter), p. 48. Berlin: Springer 1987

Die anästhesiologische Vorbereitung der gynäkologischen Patientin

Von K.-H. Leyser

Für eine adäquate Narkose- und Operationsvorbereitung gynäkologischer Patientinnen sind, abgesehen von wenigen Besonderheiten, die gleichen Gesichtspunkte zu berücksichtigen, die für Patienten anderer operativer Bereiche Gültigkeit haben.

1 Vorerkrankungen

In der Tabelle 1 sind die wesentlichen Risikofaktoren dargestellt, die das Verbundsystem vitaler Funktionen stören können und damit die Kompensationsmechanismen des Gesamtorganismus beeinträchtigen. Die Aufgabe des Anästhesisten besteht darin, eventuelle Risikofaktoren vor operativen Eingriffen zu erkennen und erforderlichenfalls einer Behandlung zuzuführen. Diesen Zweck soll die anästhesiologische Visite oder die Anästhesie-Sprechstunde erfüllen.

2 Voruntersuchungen (Tabelle 2)

Im Vordergrund der anästhesiologischen Voruntersuchung steht zunächst das vertrauensvolle Gespräch, das insbesondere auch auf die präoperative Angst der Patientin eingeht. Mit der präoperativen Angst sind psychopathologische, psychomotorische und vegetative Symptome verbunden. Selbst nach der sorgfältigsten Prämedikation bleiben in 22 - 30 % meistens verborgene Symptome zurück, die auf einen Angstzustand hinweisen. Etwa 60 - 70 % des präoperativen Schmerzerlebnisses sind angstbedingt (5).

Zur Erhebung der Anamnese gehört das Erfassen von Vorerkrankungen, früheren Operationen, Unverträglichkeiten und Dauermedikation.

Die körperlich-physikalische Untersuchung des Patienten umfaßt:

1. Die Messung von Körpergröße und Körpergewicht, des Blutdrucks und der Herzfrequenz sowie die Beurteilung des Zustandes der Venen und der Arterien an Unterarm und Hand.

2. Die Inspektion des Thorax, des Halses und der Mundhöhle, um eventuelle Intubationsschwierigkeiten zu erfassen.

Tabelle 1. Die wichtigsten Risikofaktoren

Kardiale Erkrankungen - Rhythmusstörungen - Koronare Herzkrankheit - Herzinsuffizienz - Schrittmacher - Vitium	Stoffwechselstörungen - Diabetes mellitus - Hyperthyreose Lebererkrankungen
Kreislauferkrankungen - Arterielle Hypertonie - Hypovolämie	Nierenfunktionsstörungen Gerinnungsstörungen
Anämie	Zerebrale Störungen
Pulmonale Erkrankungen - Emphysem - Chronische Bronchitis - Asthma bronchiale	Adipositas Alter

Tabelle 2. Voruntersuchungen

Ärztliches Gespräch
Anamnese - Vorerkrankungen - Unverträglichkeiten - Dauermedikation
Körperliche Untersuchung Abgestuftes Laborprogramm

3. Die Auskultation und Perkussion der Lunge, die Auskultation des Herzens sowie die Palpation der Leber. Bei geplanter rückenmarksnaher Regionalanästhesie die Inspektion der Wirbelsäule.

Abhängig von den Gepflogenheiten der jeweiligen Klinik und der präoperativen Risikoeinstufung des Patienten werden die präoperativen Labordaten bestimmt (Tabelle 3 und 4).

Die Informationen, die sich aus Anamnese, körperlicher Untersuchung und Laboruntersuchungen ergeben, werden auf dem Narkoseprotokoll dokumentiert. Sie sind die Grundlage zur präoperativen Risikoeinstufung (Tabelle 5) und erforderlichenfalls Anlaß für zusätzliche präoperative Diagnostik und Therapie. Die Einteilung der klinischen Schweregrade bei Herzkranken erfolgt nach der Nomenklatur der NYHA (New York Heart Association) (Tabelle 6).

Die Indikation für wesentliche präoperative Zusatzuntersuchungen ersehen Sie aus Tabelle 7.

Tabelle 3. Minimal notwendige präoperative Laborwerte

Hämoglobin, Hämatokrit
Serumkalium
Blutzucker
Kreatinin
Quick, PTT
(Nur bei rückenmarksnaher Regionalanästhesie)

Tabelle 4. Wünschenswerte präoperative Labordiagnostik

Hämoglobin, Hämatokrit, Thrombozytenzahl
Serumelektrolyte: Na^+, K^+, Ca^{++}, Cl^-
Gesamteiweiß
Leberwerte: SGOT, SGPT
Harnpflichtige Substanzen: Kreatinin, Harnstoff
Gerinnung: Quick, PTT

Tabelle 5. ASA-Risikogruppen. Nomenklatur der American Society of Anesthesiologists

Das präoperative Narkoserisiko

I   Normaler, gesunder Patient
II Patient mit leichter Allgemeinerkrankung
III Patient mit schwerer Allgemeinerkrankung und Leistungseinschränkung
IV Patient mit inaktivierender Allgemeinerkrankung, die eine ständige Lebensbedrohung darstellt
V   Moribunder Patient, von dem zu erwarten ist, daß er die nächsten 24 h nicht überlebt

Tabelle 6. Kardiale Risikogruppen. Einteilung der klinischen Schweregrade bei Herzkrankheiten. Stadien nach New York Heart Association (NYHA)

Stadium I: Herzkranke ohne Einschränkung der körperlichen Leistungsfähigkeit
Stadium II: Belastungseinschränkung bei mehr als alltäglicher Betätigung
Stadium III: Beschwerden bei alltäglicher Belastung
Stadium IV: Beschwerden schon in Ruhe

Tabelle 7. Wesentliche präoperative Zusatzuntersuchungen und ihre wichtigsten Indikationen

EKG:	Alter über 30 Jahre, Herzanamnese, Raucheranamnese, Digitalisierung, Rhythmusstörung, Herzinsuffizienz
Röntgenthorax:	Alter über 60 Jahre, Struma retrosternalis, anamnestischer oder klinischer Hinweis auf Herz-Lungen-Erkrankung
Lungenfunktion:	- Kleine Lungenfunktion bei allen kardiopulmonalen Erkrankungen - Differenzierte Untersuchung mit Blutgasanalyse bei schweren obstruktiven und restriktiven Lungenerkrankungen
Internistisches Konsil:	Nicht ausreichend therapierte kardiovaskuläre und respiratorische Erkrankungen. Dekompensierte Niereninsuffizienz, Gerinnungsstörungen, dekompensierte Stoffwechselstörungen
Kardiologisches Konsil:	Spezielle Fragestellungen: Abklärung von Herzgeräuschen, koronare Herzkrankheit, Herzrhythmusstörungen, Rekompensierung einer Herzinsuffizienz, Frage der perioperativen Schrittmacherimplantation, Schrittmacherfunktionsprüfung

3 Vorbehandlung

Die präoperative Risikoeinstufung eines Patienten in die ASA-Risikogruppen I - V soll eine Prognose über die voraussichtliche Häufigkeit und den Schweregrad perioperativer Komplikationen erleichtern. Je niedriger die präoperative Risikoeinstufung, desto geringer das Risiko perioperativer Komplikationen. Ziel der Vorbehandlung muß es sein, den gesundheitlichen Zustand so zu beeinflussen, daß Narkose und operativer Eingriff mit dem geringsten Risiko durchgeführt werden können. Zu diesem Zweck ist eine intensive Zusammenarbeit zwischen Anästhesisten, Gynäkologen, Internisten, Kardiologen, Radiologen und eventuell Hausarzt erforderlich. Die Vorbehandlung chronischer Leiden (arterielle Hypertonie, Herzinsuffizienz, Diabetes mellitus usw.) braucht Zeit und ist entgegen landläufiger Meinung in keinem Falle von einem zum anderen Tag möglich.

Pulmonale Erkrankungen
Die Lunge ist ein Organ, das in besonderem Maße die Aufmerksam-

keit des Anästhesisten beansprucht, denn 75 % aller intra- und postoperativer Komplikationen sind pulmonal bedingt. Die Lunge dient der Sauerstoffaufnahme und Elimination von CO_2 sowie unter der Narkose der Aufnahme und Abgabe der Inhalationsanästhetika. Durch krankhafte Veränderungen der Lunge, wie z. B. Emphysem, Asthma bronchiale, chronische Bronchitis, kommt es zu Störungen der alveolären Ventilation, Diffusion, Verteilung und der Perfusion und damit zu einer Beeinträchtigung der O_2-Aufnahme und CO_2-Elimination. Etwa 4 - 5 % der Bundesbürger leiden unter Asthma bronchiale, ebenso nimmt die Zahl der Fälle mit chronischer Bronchitis zu.

Eine Vorbehandlung muß mehrtägig kombiniert medikamentös und physikalisch erfolgen und dient in erster Linie einer Minderung der Obstruktion und Infektion der Atemwege (Tabelle 8).

An erster Stelle der Pharmakotherapie steht die Gabe von $Beta_2$-Sympathikomimetika, z. B. Terbutalin, Fenoterol, Salbutamol, durch Inhalation oder intravenös (6). Die Gabe per inhalationem hat die günstigste Dosis-Wirkungs-Beziehung bei geringen systemischen Nebenwirkungen und sofortigem Wirkungseintritt. Chronische Anwendung kann über eine Verminderung der $Beta_2$-Rezeptoren zur Wirkungsabschwächung führen.

Wegen ihrer Nebenwirkungen empfehlen sich die Methylxanthine (Theophyllin, Aminophyllin) nur ergänzend oder im Anfall 6 mg/kg KG in 20 min als Sättigungsdosis initial und 1 mg/kg KG/h als Erhaltungsdosis.

Anticholinergika per inhalationem, z. B. Ipratropiumbromid (Atrovent) zeigen bei fehlender Sekreteindickung und fehlender systemischer Wirkung vor allem in Kombination mit einem $Beta_2$-Sympathikomimetikum eine gute bronchodilatatorische Wirkung.

Glukokortikoide per inhalationem oder systemisch wirken antiödematös und antiphlogistisch, hemmen die Synthese von SRS-A (Slow reacting substance of anaphylaxis) und Prostaglandinen und führen zur Vermehrung und Zunahme der Ansprechbarkeit der $Beta_2$-Rezeptoren. Bei parenteraler Gabe beginnt ihre Wirkung nach 1/2 - 2 h. Im Anfall sind 100 - 250 mg Prednisolon-Äquivalent initial und viermal 100 - 250 mg pro Tag i.v. zu applizieren.

Mastzellinhibitoren (Cromoglykat) verhindern die Histamin- und Serotoninfreisetzung aus Mastzellen; sie sind nur zur Prophylaxe vor allem beim allergischen Asthma bronchiale geeignet.

Zur Sekretolyse geeignet sind Bromhexin dreimal 8 mg, Ambroxol dreimal 30 mg sowie Acetylcystein, ebenso die Inhalation von 1,2%iger NaCl-Sole dreimal 5 ml pro Tag sowie die reichliche Flüssigkeitszufuhr von 3 - 4 l/24 h.

Antibiotika nach Erregernachweis und Resistenzbestimmung aus dem Sputum ergänzen gegebenenfalls die medikamentöse Therapie.

Tabelle 8. Medikamentöse Therapie bei Asthma bronchiale

$Beta_2$-Sympathikomimetika	
- Terbutalin	= Bricanyl
- Fenoterol	= Berotec
- Salbutamol	= Sultanol
Xanthine	
- Theophyllin	= Euphyllin
- Aminophyllin	
Anticholinergika	
- Ipratropiumbromid	= Atrovent
Glukokortikoide	
Mastzellinhibitoren	
- Cromoglykat	= Intal
Mukolytika	
- Bromhexin	= Bisolvon
- Ambroxol	= Mucosolvan
- Acetylcystein	= Fluimucil
Antibiotika	

Kardiale Erkrankungen

Entsprechend der Häufigkeit kardialer Erkrankungen in unserer Gesellschaft ist auch die Zahl kardial gefährdeter, operationsbedürftiger Patienten hoch.

Die perioperative Gefährdung des herzkranken Patienten ist unter anderem von der Art der kardialen Grunderkrankung und ihrem Schweregrad, von kardialen und extrakardialen Begleiterkrankungen und insbesondere vom Ausmaß des operativen Eingriffs abhängig.

Die Maßnahmen zur präoperativen Therapie des koronar gefährdeten Patienten beinhalten die Vor- und Nachlastreduktion, die Verbesserung der myokardialen bzw. Koronarperfusion, die Anwendung positiv inotroper Substanzen sowie die Arrhythmiebehandlung (Tabelle 9). Die Behandlung der koronaren Herzkrankheit mit den in Tabelle 9 genannten Medikamenten soll in der perioperativen Phase fortgesetzt werden.

Patienten mit ventrikulären Rhythmusstörungen kommen im klinischen Alltag häufig vor. Sowohl bradykarde als auch tachykarde Arrhythmien können zu lebensbedrohlichen Situationen führen. Die ventrikulären Rhythmusstörungen treten als mono- bis polytope Extrasystolen, als Kammertachykardie, Kammerflattern und Kammerflimmern auf. Wegen der hohen Mortalität bei Vorliegen einer ventrikulären Rhythmusstörung ist eine konsequente Therapie unbedingt erforderlich (Tabelle 10).

Tabelle 9. Medikamentöse Therapie der koronaren Herzkrankheit

1. Betarezeptorenblocker
   z. B. Propranolol = Dociton, 40 - 160 mg
        Metoprolol = Beloc, 100 - 300 mg

2. Organische Nitrate
   z. B. Isosorbiddinitrat = Isoket retard
        Isosorbidmononitrat = Ismo
        zweimal 20 mg

3. Kalziumkanalblocker
   z. B. Nifedipin = Adalat, 30 - 100 mg

4. Sedativa
   z. B. Diazepam = Valium, 5 - 10 mg

5. Digitalisglykoside
   z. B. Digoxin = Lanicor, dreimal 0,125 mg

Tabelle 10. Medikamentöse Therapie ventrikulärer Arrhythmien

Substanz		Orale Dosierung für Dauertherapie
Propranolol	(Dociton)	dreimal 20 bis dreimal 40 mg
Metoprolol	(Beloc)	zweimal 50 bis zweimal 100 mg
Propafenon	(Rytmonorm)	dreimal 150 bis dreimal 300 mg
Mexiletin	(Mexitil)	zweimal 200 bis viermal 200 mg
Prajmalium	(Neo-Gilurytmal)	zweimal 20 bis viermal 20 mg
Disopyramid	(Rythmodul)	dreimal 100 bis viermal 200 mg
Chinidin	(Chinidin-Duriles)	dreimal 250 bis dreimal 500 mg
Tocainid	(Xylotocan)	dreimal 400 mg
Lorcainid	(Remivox)	zweimal 100 bis dreimal 100 mg
Aprindin	(Amidonal)	einmal 50 bis zweimal 50 mg
Flecainid	(Tambocor)	zweimal 100 bis zweimal 200 mg
Sotalol	(Sotalex)	dreimal 80 bis dreimal 160 mg
Amiodaron	(Cordarex)	200 bis 400 mg

Die perioperative Infarktinzidenz bei allgemeinchirurgischen Patienten ohne Infarktanamnese beträgt zwischen 0,1 und 0,7 % (8). Die Reinfarktquote bei Patienten mit Infarktanamnese wird mit 2 - 8 % angegeben, wobei mit einer Letalität von 50 - 80 % zu rechnen ist. Die Reinfarktinzidenz hängt entscheidend vom Zeitabstand des Operationstermins zum vorangegangenen Infarkt ab. Sie ist in den ersten drei Monaten nach dem Infarkt am größten (8 - 30 %) und fällt auf etwa 4 - 5 % ab, wenn der Infarkt länger als sechs Monate zurückliegt. Elektive operative Eingriffe bei Patienten, die innerhalb der letzten drei Monate einen Herzinfarkt erlitten haben, müssen verschoben werden. Ist ein Eingriff innerhalb dieser Zeit erforderlich, muß das intraoperative Monitoring (Pulmonalarterienkatheter) erweitert werden.

Hypertonie

Der arterielle Blutdruck ist die häufigste Ursache einer Druckbelastung des linken Ventrikels mit Herzhypertrophie, Herzdilatation und Herzinsuffizienz (7). Die arterielle Hypertonie stellt einen der gravierendsten Risikofaktoren der koronaren Herzkrankheit dar. In Anbetracht der multifaktoriellen Herzbeteiligung, der hohen Gesamtmortalität, der Folgen des Hochdrucks auf das Herz und der Möglichkeit perioperativer Hochdruckkrisen gewinnt die Erkennung und therapeutische Beeinflussung der arteriellen Hypertonie eine besondere präoperative Bedeutung. Die Hochdruckkrise gehört wegen ihrer myokardialen (akute Linksinsuffizienz), koronaren (Koronarinsuffizienz, Myokardinfarkt) und zerebralen Auswirkung (Blutung) zu einem der bedrohlichsten klinischen Krankheitsbilder. Hochdruckkrisen können sowohl bei der essentiellen Hypertonie als auch bei den sekundären Hochdruckformen auftreten. Unter emotionaler Belastung, wie z. B. Narkoseeinleitung, sowie nach abruptem Absetzen der antihypertensiven Therapie wird das Auftreten hoher Blutdrucke bei allen Hochdruckformen begünstigt.

Die positiv inotrope Wirkung von Digitalisglykosiden läßt sich am dekompensierten Hochdruckherzen in eine signifikante Verbesserung der Pumpfunktion mit Zunahme von Herzindex und Schlagindex umsetzen, im Gegensatz zur Digitalisgabe am kompensierten Herzen. Eine prophylaktische Digitalisierung ist daher sinnlos. Unter Betarezeptorenblockern werden Blutdruck und Herzfrequenz reduziert, so daß die Koronardurchblutung und der O_2-Verbrauch wirksam gesenkt werden.

Eine Verbesserung der Ventrikelfunktion läßt sich mit Vasodilatatoren erreichen, die am kompensierten und dekompensierten Hochdruckherzen durch Afterload-Reduktion sowie Steigerung der Koronardurchblutung wirken (Hydralazin, Dihydralazin, Nifedipin, Prazosin, Natriumnitroprussid, ACE-Hemmer).

Um eine hypertensive Krise zu vermeiden, empfiehlt sich die kräftige Sedierung des Patienten sowie die präoperative Fortführung der antihypertensiven Therapie.

Störungen des Wasser- und Elektrolythaushalts äußern sich ebenso wie zirkulatorische Störungen in der Regel in einer Beeinträchtigung der Nierenfunktion. Erst wenn durch Korrektur eines Flüssigkeits- und Elektrolytdefizits bei stabilisiertem Kreislauf die prärenalen Leistungsbedingungen wiederhergestellt sind, kann die Leistungsfähigkeit der Niere beurteilt werden und erst dann sind Diuretika indiziert.

Die Nierenfunktion ist bei gynäkologischen Patientinnen häufig aufgrund eines Abflußhindernisses und der Begünstigung einer aszendierenden Keimverschleppung primär beeinträchtigt. Die Niereninsuffizienz kann als akutes Nierenversagen auftreten oder in Form des chronischen Nierenversagens vorliegen.

Bei der Narkosevorbereitung ist auf Ausgleich eventuell bestehender Störungen des Elektrolyt- und Säuren-Basen-Haushalts zu

achten. Eine tägliche Urinausscheidung von 2,5 l sollte nicht
unterschritten werden. Auf eine gute Einstellung von eventuellen
Begleiterkrankungen wie Hypertonus und Herzinsuffizienz muß unbedingt geachtet werden. Zur Digitalistherapie bei Niereninsuffizienten eignet sich das nur gering über die Nieren ausgeschiedene Digitoxin (Digimerck). Im Stadium der terminalen Niereninsuffizienz ist präoperativ eine Dialysebehandlung erforderlich.

Anämie

Nach LUNN (3) erhöht sich die postoperative Letalität auf das
Drei- bis Fünffache, wenn der präoperative Hämoglobinwert unter
12 g% liegt. Eine präoperativ nicht behandelte Anämie führt zu
einer wesentlichen Einschränkung der Kompensationsbreite des
Organismus. Die von der Hb-Konzentration abhängige Sauerstoffkapazität des Blutes ist erniedrigt, es resultiert eine Zunahme
der arteriovenösen Sauerstoffsättigungsdifferenz, die ein Maß
für die Sauerstoffausschöpfung des Blutes ist. Wenn jetzt im
Fall einer Anästhesie andere Faktoren hinzukommen, die ebenfalls
die periphere Sauerstoffausschöpfung erhöhen, wie z. B. ein erniedrigtes HZV, oder die Sauerstoffabgabe an das Gewebe erschweren, z. B. durch Temperaturabfall, durch einen pH-Anstieg bei
respiratorischer Alkalose oder durch einen 2,3 DPG-Mangel bei
Transfusion älterer Blutkonserven, dann droht die Gefahr einer
venösen Hypoxie. Die kritische Schwelle für die O_2-Versorgung
des Gewebes (PO_2 unter 34 mm Hg am Ende der Versorgungskapillare) kann dadurch unterschritten werden. Dies gilt um so mehr
für die postoperativ möglichen Störungen der Homöostase, die bei
einer unzureichenden O_2-Kapazität, um nur ein weniger dramatisches Beispiel zu nennen, zu Wundheilungsstörungen führen
können.

Aus diesen klinischen und pathophysiologischen Überlegungen heraus muß für operative Eingriffe ein unterer Grenzwert von 10 -
11 g% Hb gefordert werden, wobei bei der Beurteilung des Ausgangswertes zu erwartende Blutverluste von vornherein mit einkalkuliert werden müssen. Zur Verbesserung der präoperativen Situation können Erythrozytenkonzentrate transfundiert werden. Bei
geringer Operationsdringlichkeit sollte die körpereigene Hb-Produktion erhöht werden, was neben der Verabfolgung von Eisenpräparation auch eine protein- und kalorienreiche Kost erfordert.

Diabetes mellitus

Die Prävalenz des Diabetes mellitus liegt derzeit bei 3 %. Das
Krankheitsrisiko nimmt mit steigendem Alter zu. Die perioperative Mortalität beträgt für Diabetiker 4 % (4).

Nach der Menge des produzierten Insulins läßt sich der Typ-I-
Diabetes (juveniler Diabetes) vom Typ-II-Diabetes (Altersdiabetes) unterscheiden. Physiologischerweise werden in den Betazellen des Pankreas täglich 40 IE Insulin produziert.

Der Diabetiker gilt allgemein als Risikopatient. Durch die Grundkrankheit bedingt entstehen Makro- und Mikroangiopathien mit entsprechenden Organmanifestationen. Je schlechter die Diabeteseinstellung, desto häufiger die Begleiterkrankungen. Die bedrohlichste und für das erhöhte Narkoserisiko verantwortliche Begleiterkrankung ist die diabetische Kardiopathie.

Ein Blutzuckertagesprofil ist bei allen Diabetikern präoperativ obligatorisch. Das Blutzuckertagesprofil erlaubt Aussagen über die Stoffwechseleinstellung. Patienten, die durch Diät oder orale Antidiabetika eingestellt sind, brauchen nicht auf Altinsulin umgestellt zu werden, wenn im BZ-Tagesprofil alle Werte unter 200 mg% liegen. Patienten, die unter der oben genannten Therapie schlecht eingestellt sind, sollten am Operationstag auf Altinsulin umgestellt werden.

Das orale Antidiabetikum wird dann bis zum Vorabend der Operation eingenommen werden (Ausnahme Diabetoral wegen seiner langen Halbwertszeit).

Insulinpflichtige Diabetiker sollten präoperativ gut eingestellt sein (Nüchternblutzucker unter 130 mg%, BZ-Tagesspitze unter 180 mg%).

Am Operationstag wird der Nüchternblutzucker bestimmt. Abhängig vom Wert wird am Morgen die halbe Insulindosis gegeben sowie eine 5- oder 10%ige Glukoselösung infundiert.

Eine zahlenmäßig zunehmende Gruppe von Risikopatienten sind adipöse Patienten (1). Wegen der Vielzahl von Begleiterkrankungen müssen adipöse Patienten als polymorbid eingestuft werden. Zu den häufigsten Risikofaktoren gehören Hypertonus, koronare Herzkrankheit, zerebrovaskuläre Insulte, Diabetes mellitus und Leberzirrhose.

Literatur

1. ELLMAUER, St.: Anästhesiologische Probleme der Adipositas. Anästh. Intensivmed. 26, 354 (1985)

2. LUEDERITZ, B.: Ventrikuläre Herzrhythmusstörungen. Berlin, Heidelberg, New York: Springer 1981

3. LUNN, J. N.: Pre-operative assessment. British Council Course. Cardiff, 1972

4. MÜNSTER Gräfin, R., ROTHE, K.F.: Präoperative Vorbereitung und Narkoseführung beim Diabetiker. Anästh. Intensivmed. 27, 179 (1986)

5. PÖLDINGER, W.: Kompendium der Psychopharmakotherapie. Basel: Editiones Roche 1971

6. SCHWENDER, D., TAEGER, K., BRENDEL, C.: Die perioperative Betreuung des Patienten mit Asthma bronchiale. Anästh. Intensivmed. 28, 71 (1987)

7. STRAUER, B. E.: Präoperative Vorbereitung des kardial gefährdeten Patienten. Anästh. Intensivmed. 27, 91 (1986)

8. TARNOW, J.: Der Herzinfarktpatient in der operativen Medizin. Anästh. Intensivmed. 27, 116 (1986)

Auswahl der Anästhesieverfahren für diagnostische und therapeutische Kurzeingriffe
Von K. Strasser

Diagnostische und therapeutische Kurzeingriffe in der Gynäkologie gehören aus operativer Sicht zum Gebiet der sogenannten kleinen gynäkologischen Operationen. Das bedeutet, der operative Aufwand ist, verglichen mit anderen Operationen, wie z. B. der abdominalen Uterusexstirpation, gering. Die dem Anästhesisten gestellte Aufgabe muß jedoch durchaus nicht immer gering sein. Einerseits kann es sich um ältere Patientinnen handeln mit zum Teil erheblich erschwerenden Begleiterkrankungen, zum anderen kann sich aus dem geplanten Eingriff selbst eine spezielle anästhesiologische Problematik ergeben, wie das z. B. bei der Laparoskopie der Fall ist.

Ein weiteres Problem kann aus anästhesiologischer Sicht dann bestehen, wenn der Operateur - angesichts des "kleinen Aufwandes", der von seiner Seite her erforderlich ist - wenig oder kein Verständnis aufbringt für eventuell erforderliche anästhesiologische Maßnahmen, die Zeit in Anspruch nehmen. Bei der Vollnarkose bedeutet dies, daß er zu operieren oder zu manipulieren beginnt, wenn die Patientin zwar gerade eingeschlafen ist, aber eine ausreichende Narkosetiefe noch nicht gegeben ist. Dies beinhaltet eine unnötige Gefährdung der Patientin, da in der Einschlafphase eine gesteigerte Reflexaktivität ungünstige Kreislauf- und Atemwegsreaktionen auslösen kann. Für die Regionalanästhesie ist es wichtig, die erforderliche Geduld aufzubringen und zu warten, bis die Analgesieausbreitung abgeschlossen ist. Bei Spinalanästhesie z. B. kann bei zu früh eingenommener Trendelenburg-Position die Analgesiegrenze kopfwärts verschoben werden, was eine erhebliche Gefährdung des Patienten durch Kreislauf- und Atemdepression bedeutet.

Bevor ich zu den verschiedenen Anästhesieverfahren Stellung nehme, seien die Operationen erwähnt, die zu den gynäkologischen Kurzeingriffen gehören:
1. kleine Mammachirurgie (einschließlich Segmentresektion, subkutaner Mastektomie),
2. Laparoskopie,
3. Konisation, Abrasio,
4. Abszeßinzision,
5. Strahlentherapie (Radium, Afterloading).

Ohne über genaue Zahlenangaben zu verfügen, muß wohl die Allgemeinnarkose als die am häufigsten eingesetzte Anästhesiemethode für diese Eingriffe gelten. Jedoch gibt es für alle Eingriffe als Alternative zur Allgemeinnarkose adäquate Verfahren der Regionalanästhesie. Bei der Auswahl des Verfahrens gibt es viele verschiedene Aspekte, und die Entscheidung für eine bestimmte Methode hängt im wesentlichen von der Einstellung des Anästhesisten und des Operateurs ab.

Rückenmarksnahe Leitungsanästhesieverfahren

Die rückenmarksnahe Leitungsanästhesie ist hervorragend geeignet für Konisation, Abrasio und Abszeßinzision, ebenso aber auch für strahlentherapeutische Maßnahmen.

Für die strahlentherapeutischen Eingriffe ist die rückenmarksnahe Leitungsanästhesie sogar als Verfahren der Wahl der Allgemeinnarkose aus verschiedenen Gründen vorzuziehen.

Nach Ausbildung der Analgesie und Fixierung des Lokalanästhetikums an den Rezeptoren besteht die anästhesiologische Tätigkeit normalerweise in der Überwachung des Patienten. Manipulationen, wie sie bei der Allgemeinnarkose notwendig sind, entfallen, so daß das Strahlenrisiko geringer ist. Beim Afterloading bleibt die Patientin für die Dauer der Applikation allein, was für die Überwachung, besonders einer Allgemeinnarkose, nicht unproblematisch ist. Ein weiterer wichtiger Faktor, der für die Regionalanästhesie spricht, ist die Tatsache, daß unter dem Einfluß von ionisierenden Strahlen aus den volatilen Anästhetika toxische Produkte entstehen können. Wie die in-vitro-Untersuchung von PENNINGTON zeigt (3), entsteht aus Halothan das hochtoxische Dichlorhexafluorbuten (1). Für Isofluran und Enfluran liegen noch keine entsprechenden Angaben vor. Aus Vorsichtsgründen wird man jedoch auch auf diese Präparate verzichten.

Auch für Abrasio und Konisation sowie Abszeßinzision ist die Spinalanästhesie und bei jüngeren Patienten die Periduralanästhesie ein adäquates Verfahren, das einmal bei dem speziellen Wunsch der Patientin, aber auch bei bestimmten Begleiterkrankungen, besonders bei pulmonalen Störungen, indiziert ist. Der etwas größere zeitliche Aufwand und die damit verbundene stärkere personelle Belastung sollten jedenfalls bei gegebener Indikation kein Grund sein, auf eine rückenmarksnahe Leitungsanästhesie zu verzichten.

Allgemeinnarkose

Bei der Allgemeinnarkose kommt es zum einen darauf an, möglichst schnell eine ausreichende Narkosetiefe zu erreichen und andererseits den Einfluß der Narkose nur möglichst kurz nachwirken zu lassen. Eine der aktuellsten Studien zu diesem Thema wurde auf dem Zentraleuropäischen Anästhesiekongreß in München 1987 von MOCNIK und BENKE vorgestellt (2). Es wurden 13 verschiedene Kurznarkoseformen bei insgesamt 356 kleinen gynäkologischen Eingriffen bezüglich der Narkosequalität und der postnarkotischen Vigilanz untersucht. Bei den meisten wurde neben einem Einschlafmittel noch ein Analgetikum, meist Fentanyl oder Alfentanil, eingesetzt. Die günstigsten Ergebnisse berichten die Autoren für folgende Verfahren:
1. 0,5 mg Atropin, 1 ml Fentanyl, 1 ml DHB, 5 mg Diazepam und 20 - 40 mg Etomidat und
2. 0,5 mg Atropin, 1 ml Alfentanil und 150 - 300 mg Propofol.

Sicher ist nicht bei jedem gynäkologischen Kurzeingriff ein zusätzliches Analgetikum notwendig. Es sollte jedoch bei entsprechender Indikation eingesetzt werden, wenn dies z. B. die Schmerzstärke des Eingriffs oder bestimmte Gründe von seiten des Patienten (koronare Protektion) erforderlich machen.

Zusatz von vasokonstringierenden Medikamenten

Im Zusammenhang mit der Konisation möchte ich noch auf die bei einigen Operateuren verbreitete Gepflogenheit eingehen, mit vasokonstringierend wirkenden Medikamenten wie Suprarenin oder Vasopressin im Bereich des Operationsgebiets zu infiltrieren. Wegen der möglichen Nebenwirkung, dem Druckanstieg im großen und kleinen Kreislauf sowie Herzrhythmusstörungen muß die Indikation als fraglich bezeichnet werden, da der Nutzeffekt als relativ gering anzusehen ist. Patientinnen mit kardialen Vorerkrankungen und/oder Hypertonus müssen auf jeden Fall als Kontraindikation angesehen werden. Es braucht in diesem Zusammenhang nicht besonders darauf hingewiesen zu werden, daß bei Injektion von Vasopressoren auf Halothan verzichtet werden muß.

Mammachirurgie

Für die kleine Chirurgie im Bereich der Mamma bietet sich als Regionalanästhesieverfahren die Interkostalblockade von Th_2 bis Th_5 an. 1977 stellten wir eine Untersuchung an 27 Patientinnen vor, die an der Universitätsfrauenklinik Düsseldorf in Interkostalblockade operiert wurden (5). Dies entsprach für den Zeitraum von 1 1/4 Jahren 11 % der Gesamtzahl. Das mittlere Alter betrug 59 $\pm$ 13 Jahre. Die Indikation zur Regionalanästhesie bestand bei drei Patientinnen in der Ablehnung der Vollnarkose, bei den übrigen 24 Patientinnen imponierten erschwerende Begleiterkrankungen der Atemwege und des Herz-Kreislauf-Systems. Die Interkostalblockade wurde in mittlerer Sedierung durchgeführt, so daß sie nicht als unangenehm empfunden wurde. Die Analgesie war nur in zwei Fällen nicht ausreichend, so daß eine Allgemeinnarkose durchgeführt wurde. Als Operationen wurden Probeexzisionen, Segmentresektionen und einfache Mastektomien durchgeführt.

Laparoskopie

Während die Laparoskopie früher hauptsächlich aus diagnostischen Gründen angewandt wurde, haben in den letzten Jahren infolge der Entwicklung eines speziellen Instrumentariums die laparoskopisch durchgeführten Operationen zugenommen.

Eine verfahrensspezifische Problematik ergibt sich für die Anästhesie aus folgenden Fakten:
Pneumoperitoneum,
Kopftieflagerung,
CO_2-Insufflation.

Pneumoperitoneum und Kopftieflagerung können erhebliche kardiorespiratorische Störungen zur Folge haben. Es kommt durch Volumenzunahme zum Anstieg des intraabdominellen und des intrathorakalen Drucks. Die pulmonale Gasaustauschfläche wird, wie die funktionelle Residualkapazität, verkleinert. In Kopftieflage muß mit einer weiteren Zunahme des Rechts-links-Shunts gerechnet werden. Durch die CO_2-Insufflation ist das Risiko einer Hyperkapnie gegeben. Eine Hypoventilation ist daher unbedingt zu vermeiden, da sogar Todesfälle infolge Minderbeatmung bekannt geworden sind (4). Ein weiteres Risiko besteht in gefährlichen Kreislaufreaktionen wie Arrhythmien, vagalen Bradykardien, Blutdruckabfällen. Neben der engmaschigen Kreislaufüberwachung ist eine Hyperventilation zu empfehlen, die durch endexspiratorische CO_2-Messung überwacht werden sollte.

Aufgrund der erhöhten Arrhythmiegefahr ist Halothan für die Laparoskopie weniger geeignet. Zu jeder Laparoskopie in Allgemeinnarkose gehört die Entlastung des Magens mittels Magensonde. So wird das Risiko einer akzidentellen Magenperforation minimiert.

Regionalanästhesie zur Laparoskopie

Die Auffassungen über die Regionalanästhesie zur Laparoskopie sind unterschiedlich. Es gibt Kliniken, in denen diese Eingriffe mit rückenmarksnaher Leitunganästhesie und/oder in Lokalanästhesie durchgeführt werden. Dabei ist zu berücksichtigen, daß die Relaxierung der Bauchdecken eventuell nicht so günstig ist und daher die Durchführung für den Ungeübten etwas schwieriger sein mag. Auch die Kopftieflagerung ist eher limitiert als in Intubationsnarkose. Bei gegebener Indikation allerdings steht es außer Frage, daß die rückenmarksnahe Leitungsanästhesie für die Laparoskopie eingesetzt werden kann.

Literatur

1. COHEN, E. N., BREWER, H. W., BELLVILLE, J. W., SHER, R.: The chemistry and toxicology of dichlorohexafluorobutene. Anesthesiology 26, 140 (1965)

2. MOCNIK, E., BENKE, A.: Vergleichende Untersuchungen diverser intravenöser Narkosen für kleine gynäkologische Eingriffe. In: Abstractband ZAK 87 München (eds. J. GROH, E. MARTIN, K. PETER), p. 370. Berlin: Springer 1987

3. PENNINGTON, S. N.: The effects of gamma radiation on halothane. Anesthesiology 29, 153 (1968)

4. PETERSON, H. B., DESTEFANO, F., RUBIN, G. L.: Deaths attributable to tubal sterilisation in the United States 1977 to 1981. Amer. J. Obstet. Gynec. 146, 131 (1983)

5. STRASSER, K.: Interkostalblock bei Mammachirurgie. Symposium über Ultracain^R (Carticain). Düsseldorf, 1977

Anästhesieverfahren bei Risikopatientinnen für große chirurgische Eingriffe
Von H.M. Schaer

Den weitaus größten personellen, maschinellen und ideellen Einsatz verlangen die chirurgischen Eingriffe für das Zervix-, Korpus-, Vulva- und Ovarialkarzinom (Tabelle 1).

Die Definition der Risikopatientin ergibt sich aus der Einteilung, wie sie von der Amerikanischen Gesellschaft für Anästhesiologie erarbeitet worden ist. Nicht erfaßt sind dabei die folgenden Punkte: Belastung durch den chirurgischen Eingriff an sich, das Lebensalter, die Dauer der Operation und die Erfahrung des Operateurs. Dazu kommt, daß in den letzten Jahren zunehmend chirurgische Eingriffe unternommen wurden im Bewußtsein, die Patientin zwar nicht heilen zu können, ihr aber eine bessere Lebensqualität für die noch bleibende Zeit bieten zu wollen.

In einem hohen Prozentsatz sind es übergewichtige Frauen, die an einem Karzinom des Uterus erkranken. Hypertonie, Diabetes und sogar Adipositas per magna, definiert als ein Körpergewicht, das über dem Doppelten des idealen nach Versicherungstabellen liegt ([20]), stellen Risikofaktoren für den geplanten Eingriff dar.

Der Anteil der über 65jährigen hat sich seit Anfang des Jahrhunderts verdoppelt und große Operationen werden oft an über 80jährigen gemacht, obwohl die Mortalität bei Wahleingriffen über 14 % und bei Notfalleingriffen 44 % beträgt ([7]).

Übergewicht und höheres Alter führen nun auch bei Frauen zu einer zunehmenden Myokardinfarkthäufigkeit. Die bekannten Daten einer gemischten Patientengruppe zeigen die postoperative Komplikationsrate in bezug auf myokardiale Reinfarzierung und kardialen Tod ([10]) (Tabelle 2). Kommt es zu einem perioperativen Reinfarkt, ist das Todesrisiko mit 50 - 70 % sehr hoch. Interessant ist nun, daß bei dieser Untersuchung die folgenden präoperativ festgestellten Symptome, wie ein dritter Herzton oder Einflußstauung, fehlender Sinusrhythmus und ventrikuläre Arrhythmien, am häufigsten zu Komplikationen führen ([9]). Die vorliegende Tabelle (Tabelle 3) desselben Autors gewichtet einzelne Symptome in bezug auf kardiales Risiko und erleichtert uns somit die Risikoeinschätzung in hohem Maße. So wird allgemein empfohlen, daß bei einem Index-Score von über 26 nur lebensrettende Operationen erwogen werden sollten. Da nun aber durch gezielte Behandlung gewisser Symptome die Punktezahl und damit das Allgemeinrisiko gesenkt werden kann, lohnt sich ein erneutes Überdenken der Situation nach eingehender Vorbehandlung, was natürlich voraussetzt, daß der Anästhesist sehr früh von der geplanten Operation Kenntnis erhält.

Tabelle 1. Große operative Eingriffe

1. Zervixkarzinom
Abdominale radikale Hysterektomie, (Adnexektomie),
Resektion des parametranen Bindegewebes,
iliakale und paraaortale Lymphadenektomie

2. Korpuskarzinom
Abdominale totale Hysterektomie mit Adnexektomie,
iliakales und paraaortales Lymphknoten-Sampling

3. Ovarialkarzinom
Maximale Tumorektomie, Hysterektomie und Adnexektomie,
Omentektomie, Biopsien von Zwerchfellkuppeln und Leber,
iliakales und paraaortales Lymphknoten-Sampling,
eventuell Darmresektion mit Anastomosen

4. Vulvakarzinom
Radikale Vulvektomie mit inguinaler, eventuell
retroperitonealer iliakaler Lymphadenektomie

Tabelle 2. Vorbestehender Myokardinfarkt und perioperative Komplikationsrate unter Ausschluß kardiochirurgischer Eingriffe (Nach 10)

Infarkt vor	4 Wochen	33 %
	< 6 Wochen - 6 Monaten	20 %
	> 6 Monaten - 2 Jahre	8 %
	> 2 Jahre	4 %

Infarktrisiko ohne vorherigen Infarkt 0,1 - 0,7 %

Tabelle 3. Gewichtung einzelner Symptome in bezug auf das intraoperative kardiale Risiko (Nach 9)

Dritter Herzton oder Einflußstauung	11	x	o
Myokardinfarkt < 6 Monaten	10	x	
Kein Sinusrhythmus	7	x	o
> 5 ventrikuläre Extrasystolen/min	7	x	o
Alter > 70 Jahre	5		
Notfalloperation	4		
Intraperitonealer Eingriff	3		
Aortenstenose	3		
Schlechter Allgemeinzustand	3		o
Total mögliche "Punkte"	53		

Die mit x bezeichneten Faktoren führten am häufigsten zu Komplikationen.
Die mit o bezeichneten Faktoren können durch Vorbehandlung verbessert werden.

Eine sorgfältige Risikoeinschätzung durch den Anästhesisten hat auch juristische Konsequenzen: Das Anästhesierisiko kann nicht vom Operationsrisiko getrennt werden, wenn schwerwiegende Organbefunde, schlechter Allgemeinzustand und hohes Alter vorliegen. Die Aufklärung des Anästhesisten soll also erst erfolgen, wenn er mit dem Chirurgen die Situation besprochen und sich beide über das Prozedere geeinigt haben (15).

Nach der Definition der Risikopatientin und der geplanten Operation erfolgt jetzt eine Identifikation der chirurgischen und anästhesiologischen Risiken, um später eine logische und konsequente "Protektion", also das eigentliche Anästhesieverfahren, festlegen zu können. Die chirurgischen Risikofaktoren umfassen eine mehrstündige Operation in Trendelenburg-Lagerung, nicht voraussehbare Blutverluste, Abkühlung und die Gefahr der Nachblutung. Die Beachtung jedes einzelnen Anästhesierisikos optimiert das Narkoseverfahren. Ich möchte dabei speziell auf die Risiken eingehen, die aus dem Narkosezustand an sich resultieren: Das bei der Einleitung verminderte und später fehlende Bewußtsein bei gleichzeitig verminderten Reflexen und eingeschränkter Muskeltätigkeit kann gerade bei der Risikopatientin schnell zu den gefürchteten Komplikationen wie Hypoxie, Bradykardie und Aspiration führen. Die hier gezeigten restlichen Faktoren müssen nur noch beachtet, gesichert und vermieden werden (19) (Tabelle 4).

Die Protektion gegenüber all den erwähnten Risiken spiegelt sich nun in einem spezifisch dazu ausgewählten Anästhesieverfahren, dessen Inhalte später ausführlich dargestellt werden (Tabelle 5). Nicht selten treten bei Patientinnen mit Ovarialtumoren groteske Aszitesansammlungen, meist kombiniert mit Pleuraergüssen, in Erscheinung, welche Atmung und Kreislauf so schwer tangieren, daß sie vorher entlastet werden sollten.

Von den verordneten Medikamenten werden Digitalis, Kalziumantagonisten und Betablocker, Diuretika, Koronardilatanzien, diese in der Vornacht als dermale Applikation, bis am Operationstag verabreicht, sofern nicht Überdosierungserscheinungen wie Bradykardie und Hypotonie während des Anästhesieverlaufs zu befürchten sind.

Die eigentliche Prämedikation muß zwei Ziele erfüllen:
1. Durchschlafen der ganzen Nacht; dazu empfiehlt sich ein Hypnotikum kombiniert mit einem Tranquilizer oder Anxiolytikum,
2. angstfreier Transport in den Operationssaal; Gabe eines Anxiolytikums.

Dieses Postulat ist relativ problemlos zu erfüllen, wenn die Patientin dem Anästhesisten, den sie kennt, vertraut und wenn große chirurgische Eingriffe als erste und nicht als letzte in das Operationsprogramm aufgenommen werden.

Während den Vorbereitungen zur Narkoseeinleitung werden die Überwachungsgeräte angeschlossen. Hierbei fällt oft unerwartet eine leichte Hypoxie bei der angstfreien, eigentlich nur leicht sedierten Patientin auf, die bei der perkutanen Sauerstoffsättigungsmessung am Vortag nicht festgestellt werden konnte.

Tabelle 4. Zusätzliche, anästhesiebedingte Risikofaktoren (Nach 19)

Durch den Zustand der Patientin bedingt

Aus dem Narkosezustand an sich resultierend

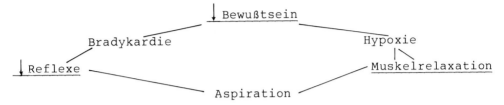

Durch Anästhetika bedingt
Beispiele: Ketamin bei Hypertonie
   Halothan bei bekanntem Leberschaden
   Methoxyfluran bei bekanntem Nierenschaden

Anästhesiologisch-technische Abläufe

Irrtümer und technische Fehlmanipulationen

Tabelle 5. Perioperative Maßnahmen zur Verminderung des Risikos

---

Vorbereitende Maßnahmen

Prämedikation und Vorbereitung zur Narkoseeinleitung

Monitoring

Wahl der Einleitung und Unterhalt der Anästhesie

Vermeidung von Risiken bei technischen Abläufen:
1. Lagerung
2. Aszitesentleerung
3. Pleuradrainage

Blutverlust

Temperatur

Unmittelbar postoperative Überwachung

Nachblutung

Muß die elektrokardiographische Überwachung mit vier oder nur drei Elektroden erfolgen, kann eine modifizierte V_5-Ableitung konstruiert werden: Die LA-Elektrode wird auf Position V_5 montiert, die RA-Elektrode direkt unter die rechte Klavikula und die LL-Elektrode bleibt auf der linken Hüfte. Ableitung I ergibt dann eine modifizierte V_5-Ableitung (CS_5) zur Beobachtung der vorderen Herzwand, Ableitung II garantiert weiterhin die Überwachung der inferioren Anteile (11, 12).

Die Lage des zentralen Kavakatheters wird routinemäßig durch
die Ableitung eines intravasalen EKG kontrolliert. Periphere
Kavakatheter werden wegen der zu hohen Phlebitisrate nur in
Ausnahmefällen gesteckt.

Die Vor- und Nachteile, welche das Einlegen eines Swan-Ganz-
Katheters zur Messung der Dynamik des linken Ventrikels, zur
Erfassung des Herzminutenvolumens und zur Bestimmung des peripheren Widerstandes während der perioperativen Zeit bietet,
sind in jedem Fall sorgfältig gegeneinander abzuwägen (2, 8).
Das Einlegen eines Periduralkatheters mit der Möglichkeit, während der Allgemeinanästhesie den Analgetikabedarf zu senken,
durch Sympathikolyse den peripheren Widerstand zu vermindern
und postoperativ eine weitgehende Schmerzfreiheit zu garantieren, sollte wahrscheinlich zunehmend Eingang finden bei der
Durchführung von großen gynäkologischen Operationen (16). Dabei
muß jedoch die Überwachung der Periduralanästhesie auch während
einer längeren postoperativen Phase gewährleistet werden können.

Die Wahl der Medikamente für Einleitung und Unterhalt der Anästhesie ist beschränkt durch folgende Bedingungen: stabile kardiovaskuläre Dynamik, keine Erhöhung des Plasmakortisols als
Ausdruck fehlenden Stresses und Steuerbarkeit. Wie bei der Anästhesie für kardiochirurgische Eingriffe muß die unter Umständen
verlängerte Kreislaufzeit berücksichtigt werden. Trotz vieler
Gemeinsamkeiten mit der Anästhesie für Koronarpatienten kann jedoch nicht gleich vorgegangen werden, da unsere Patientinnen
bei Operationsende möglichst wach und schmerzfrei extubiert werden sollen. Für die Einleitung genügen den erwähnten Anforderungen am ehesten Opioide, welche dank kurzer Halbwertszeit eine
gute Steuerbarkeit aufweisen (4). Kombiniert mit Midazolam, Etomidat oder Clomethiazol resultiert ein subjektiv und objektiv
ruhiger Narkosebeginn. Die weitere Anästhesie wird durchgeführt
mit Lachgas und repetierten Opiatgaben und Inhalation von Isofluran, das sich wegen seiner fehlenden toxischen Wirkungen auf
Niere und Leber und des geringen Anfalls von Metaboliten anbie-
tet. Eine sorgfältig dosierte Isoflurangabe erlaubt es zudem,
den systolischen und diastolischen Blutdruck in engen Grenzen
konstant zu halten. Im übrigen sei ein Professor von der Har-
vard Universität zitiert: "The broad range of agents tolerated
by the sick heart makes the choice of anesthetic far less im-
portant than the care with which it is administered" (5).

Die Trendelenburg-Lagerung hat ihre Auswirkungen schon bald
nach Beginn der Operation. Die Oberkörpertieflagerung und später die weitere proximale Verlagerung des Zwerchfells durch
Abstopfen des Bauchraums mit Tüchern läßt Ventilations- und Per-
fusionsungleichheiten entstehen; diesen sollte früh durch Erhöhung des endexspiratorischen Beatmungsdrucks begegnet werden.
Bei längerdauernden Operationen ist die kontinuierliche Messung
der endexspiratorischen CO_2-Werte durch Kapnographie zu empfehlen. Das Abstopfen selber kann, wie andere chirurgische Manipulationen an der Vena cava inferior, zu Blutdruckabfall führen,
ähnlich dem aortokavalen Kompressionssyndrom bei der schwangeren Frau. Gefürchtet sind die Nervenläsionen, welche durch un-

sachgemäße Lagerung entstehen. Eine übermäßige Retroflexion des Kopfes kann durch Hyperextension der Halswirbelsäule zu transitorischer Ischämie durch Störung der vertebrobasilären Durchblutung führen, die sich postoperativ in Verwirrtheit bis hin zu schwerer zerebraler Beeinträchtigung manifestieren kann. (Gut bekannt sind amnestische Episoden nach dem Haarewaschen beim Coiffeur als Beauty-parlor-Syndrom (14, 18)). Begünstigt durch die langdauernde Trendelenburg-Lagerung können ungepolsterte Armstützen seitlich den Halsbereich eindrücken oder Klavikula und erste Rippe durch Kompression annähern, so daß in der Folge obere oder untere Plexusläsionen des Armes resultieren. Die Extremlagerung eines Armes kopfwärts oder gegen den Boden zu ist des öfteren für Plexusausrißläsionen verantwortlich.

Die Auswirkungen eines ausgeprägten Aszites auf Kreislauf und Atmung wurden schon gestreift. In schweren Fällen sollte eine Entlastung schon präoperativ erfolgen, damit es bei der medikamentösen Narkoseeinleitung, und zusätzlich durch Überdruckbeatmung, nicht zu einer so stark verminderten Füllung des rechten Herzens kommt, daß eine Aszitesentlastung notfallmäßig vorgenommen werden muß. Während der intraoperativen Aszitesentleerung muß der Blutdruck kontinuierlich überwacht werden, um eine Hypotonie rechtzeitig mit Volumengabe therapieren zu können.

Eine Pleuradrainage wird präoperativ nur dann eingelegt, wenn erwartungsgemäß über 1 l Flüssigkeit gefördert werden kann. Sie wird während der ganzen Operation auf einen möglichen pulmonalen Luftverlust überwacht; ebenso wird die Compliance bei den verschiedenen Lagerungen protokolliert, um einen Spannungspneumothorax früh zu erkennen und therapieren zu können. Der Blutverlust während dieser Operationen ist schwer voraussehbar und kann null bis 50 Erythrozytenkonserven betragen, dies im Falle der Verletzung großer Gefäße bei der Lymphadenektomie oder durch das Anschneiden des sakralen Venenplexus. Nur die Bestimmung der Blutgruppe am Vortag garantiert, daß auch bei seltenen Untergruppen Blutersatz zur Verfügung steht. Die Möglichkeit autologer Bluttransfusionen wird zunehmend genützt werden, doch beschränkt sich ihr Einsatz in der Tumorchirurgie gegebenermaßen auf mäßige Blutverluste. Große Verluste werden vorerst mit Erythrozytenkonserven und Fresh frozen plasma, nebst Kristalloiden und Kolloiden, ersetzt. Den adäquaten Volumenersatz ermöglichen großlumige Venenkanülen. Beim alten Menschen wird bei absinkender Körpertemperatur das Blutwärmegerät eingesetzt. Ohne auf alle Probleme der Massentransfusion eingehen zu können, sei in Erinnerung gerufen, daß einer entstehenden Azidose und Abnahme des Serumkalziums sorgfältig begegnet werden muß. Der Einsatz von niedrig dosiertem Dopamin zur Erhaltung der Nierenfunktion ist früh zu erwägen. Ist es zu einer Verletzung des sakralen Venenplexus gekommen, muß vor einer kaum beherrschbaren Situation die blutende Stelle tamponiert werden. Bei der Revision durch den Gefäßchirurgen resultiert nicht selten eine uni- oder bilaterale Ligatur der Arteria iliaca interna, um schwere Blutungen unter Kontrolle zu halten. Wenn die intubierte Patientin zur Revision ins chirurgische Zentrum transportiert werden muß, kann die Anti-Schock-Hose zusätzlich eine

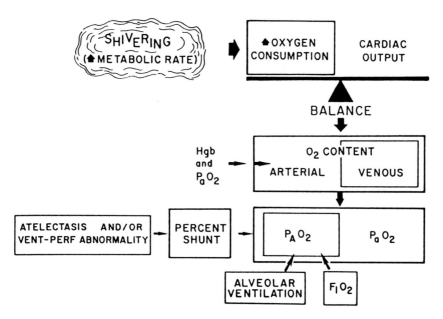

Abb. 1. Gleichgewicht zwischen Sauerstoffangebot und -verbrauch und mögliche Störgrößen (Nach 6)

notwendig werdende Kompression des Abdomens bewirken, wenn sie mit einem Gegendruck von 20 - 30 mm Hg aufgeblasen wird (13, 17).

Während langdauernden Operationen und größeren Blutverlusten kann die Kerntemperatur trotz Wärmematratze, geheizten befeuchteten Inspirationsgasen, kontrolliert gewärmten Infusionen und Transfusionen deutlich absinken. Am Ende des chirurgischen Eingriffs wird die Patientin deshalb in warme und wärmereflektierende Decken eingepackt und erst bei gegen 36 °C extubiert.

Das Shivering kann den Sauerstoffverbrauch um 300 - 800 % erhöhen. Der junge Organismus kann mit Erhöhung seines Herzminutenvolumens den Sauerstofftransport vergrößern oder/und mit verstärkter alveolärer Ventilation das Sauerstoffangebot erhöhen. Beim alten Patienten, der unter Umständen weder Herzminutenvolumen noch alveoläre Ventilation steigern kann, muß die Entstehung von Atelektasen durch Husten, Lagerung, aktive und passive Atemtherapie verhindert und mit erhöhter Sauerstoffzufuhr und Normalisierung des postoperativen Hämoglobinwertes das Sauerstoffangebot verbessert werden (6) (Abb. 1).

Eine postoperative Nachblutung gefährdet das Leben so stark, daß hier kurz darauf eingegangen werden muß. Kommt es postoperativ zum massiven Blutverlust in die freie Bauchhöhle, so liegt nicht selten eine relative Bradykardie mit nahezu normaler oder sogar erniedrigter Herzfrequenz vor (1, 3), die trotz aller Zeichen des Schockgeschehens von der richtigen Diagnose ablenkt. Bedingt durch die fehlende Tachykardie wird die notwendige Entscheidung zur operativen Revision dann unnötig verschoben, bis die anhaltend notwendige Volumensubstitution und die spät einsetzende Tachykardie das Schockgeschehen aufdecken.

Der geriatrische Patient, der infolge des Alterungsprozesses häufig eine Kreislaufdysregulation aufweist, kann nun bei Volumenmangelzuständen in keiner Phase des Schocks mit einer Tachykardie reagieren.

Dieselbe Situation bietet sich beim betablockierten Organismus. Gefährdet ist ebenfalls der digitalisierte Patient: Angewiesen auf eine große Volumensubstitution können in einer solchen Situation die präoperativ unter Umständen nicht erkannten latenten Zeichen einer Überdigitalisierung durch absinkende Kaliumwerte nun nicht mehr kaschiert werden und bedrohliche Bradykardien können das Schockgeschehen komplizieren.

Nach dem chirurgischen Eingriff ist die kontinuierliche Überwachung solange notwendig, bis das Wohlergehen der Risikopatientin einen graduellen Abbau des apparativen und personellen Einsatzes erlaubt. Im besten Fall muß dieser zur Erleichterung einer größtmöglichen Mobilisierung der Patientin noch am Operationstag geradezu verlangt werden.

Literatur

1. BARRIOT, P., RIOU, B.: Hemorrhagic shock with paradoxical bradycardia. Intens. Care Med. 13, 203 (1987)

2. BLITT, C. D.: When are pulmonary artery catheters indicated in noncardiac surgery? In: New anesthetic agents, devices and monitoring techniques (eds. T. H. STANLEY, W. C. PETTY), p. 175. Boston, Den Haag, Dordrecht, Lancaster: Martinus Nijhoff Publishers 1983

3. BORST, R. H., STEHLE, R., SCHIELKE, S.: Die relative Bradykardie bei Volumenmangelschock infolge intraabdominaler Blutung. Notfallmedizin 5, 583 (1979)

4. De LANGE, S., STANLEY, T. H., et al.: Catecholamine and cortisol responses to high dose Sufentanil-O_2 and Alfentanil-O_2 anesthesia during coronary artery surgery. Anesth. Analg. 61, 177 (1982)

5. EMERSON, C. W., DAVIS, R. F., et. al.: Anesthetic management of the patient with coronary artery disease. In: Anesthetic management of the patient with cardiovascular disease (ed. D. M. PHILBIN). Int. Anesthesiol. Clin. 17, 97 (1979)

6. FLACKE, J. W., FLACKE, W. E.: Impaired thermoregulation and perioperative hypothermia in the elderly. Clinics in Anaesthesiology 4, 859 (1986)

7. FOEX, P.: Preoperative assessment of patients with cardiac disease. In: Hypertension, ischaemic heart disease and anesthesia (ed. C. PRYS-ROBERTS). Int. Anesthesiol. Clin. 18, 81 (1980)

8. GOLDENHEIM, P. D., KAZEMI, H.: Cardiopulmonary monitoring of critically ill patients. New Engl. J. Med. 311, 776 (1984)

9. GOLDMAN, L., CALDERA, D. L., NUSSBAUM, S. R.: Multifactorial index of cardiac risk in noncardiac surgical procedures. New Engl. J. Med. 297, 845 (1977)

10. GOLDMAN, L., CALDERA, D. L., SOUTHWICK, F. S., et al.: Cardiac risk factors and complications in non-cardiac surgery. Medicine 57, 357 (1978)

11. GRIFFIN, R. M., KAPLAN, J. A.: Myocardial ischaemia during non-cardiac surgery. A comparison of different lead systems using computerised ST segment analysis. Anaesthesia 42, 155 (1987)

12. KAPLAN, J. A., THYS, D. M.: The electrocardiogram and anesthesia. In: Anesthesia (ed. R. D. MILLER), p. 489. New York, Edinburgh, London, Melbourne: Churchill Livingstone 1986

13. MUD, H. J., SCHATTENKERK, M. E., et al.: Non surgical treatment of pelvic hemorrhage in obstetric and gynecologic patients. Crit. Care Med. 15, 534 (1987)

14. MUMENTHALER, M., TREIG, T.: Amnestische Episoden. Schweiz. med. Wschr. 114, 1163 (1984)

15. OPDERBECKE, W. H., WEISSAUER, W.: Die Aufklärungspflicht des Anästhesisten. Dtsch. Ärztebl. 79, 10, 53 (1982)

16. REINHART, R.: Zur Kombination von Periduralanalgesie und Allgemeinanästhesie beim Risikopatienten. Anaesthesiologie und Intensivmedizin, Bd. 195, p. 83. Berlin, Heidelberg, New York: Springer 1987

17. SANDBERG, E. C., PELLIGRA, R.: The medical antigravity suit for management of surgically uncontrollable bleeding associated with abdominal pregnancy. Amer. J. Obstet. Gynec. 146, 519 (1983)

18. TAYLOR, J. M.: Are beauty parlors hazardous? New Engl. J. Med. 290, 412 (1974)

19. TSCHIRREN, B.: Verantwortlichkeit des Anästhesisten und anästhesiologische Risikofaktoren. In: Die Haftpflicht in der Anästhesie (ed. H. J. SCHAER), p. 23. Proceedings des Symposions "Die Haftpflicht in der Anästhesie". 13. Fortbildungstagung SGAR. Basel, Juni 1982

20. VAUGHAN, R. W.: Definitions and risks of obesity. In: Anesthesia and the obese patient. Contemporary anesthesia practice (ed. B. R. BROWN), p. 1. Philadelphia: Davis 1982

Indikation zur Intensivtherapie nach gynäkologischen Operationen

Von F. Brost

Einleitung

Die operativ tätige Gynäkologie wird selten über eigene postoperative Intensivbehandlungsmöglichkeiten verfügen. Dennoch unterscheidet sich ihr Patientengut nicht wesentlich von großen abdominalchirurgischen Eingriffen mit der Notwendigkeit postoperativer Intensivtherapie.

Nach einer Literaturzusammenstellung sind gynäkologische Patientinnen einerseits mittleren Alters und in gutem Allgemeinzustand, andererseits tendieren sie nach hormoneller Umstellung zu Adipositas, diabetischer Stoffwechsellage, Hypertonie und gestörter Nierenfunktion.

Organisatorische Probleme

Nach HOLMDAHL und DUVERNAY (3) beträgt der Bedarf an Intensivbetten somit auch nur etwa 1 % der Gesamtbettenzahl. Diese Zahl kann als noch aktuell bestätigt werden. Von 4 400 Patientinnen der Universitäts-Frauenklinik Mainz wurden 25 postoperativ intensivtherapeutisch behandelt, das sind 0,56 %; selbst unter Berücksichtigung der Tatsache, daß noch ein Teil in der internistischen Intensivstation therapiert wurde, wird die 1-%-Grenze nicht überschritten. Die Betreuung der operativen Intensivpatienten des Fachgebiets Gynäkologie wird üblicherweise auf gemischten operativ-traumatologischen Intensivstationen durchgeführt.

Die Indikation zur postoperativen Verlegung auf eine Intensivstation hängt unter anderem von der Verfügbarkeit eines Aufwachraums und einer fachgebundenen Wachstation ab.

Eine unzulängliche Ausstattung diesbezüglich führt zu einer erhöhten Belastung der Intensivstationen mit "Semi-Intensivpatienten", die aufgrund der kurzen Liegezeit einen häufigen Wechsel mit hohem Arbeitsaufwand für Raumdesinfektion und Wiederaufarbeitung des Bettplatzes verursachen.

Der Aufwachraum, der heute ein fester Bestandteil einer jeden operativen Einheit sein sollte, hat die Aufgabe eines Stellwerks. Hier ist nach einer Verweildauer von 1 - 3 h zu entscheiden, welchem Bereich der Patient anschließend zuzuordnen ist, der Allgemeinstation, der Wachstation oder der Intensivtherapiestation. Das setzt voraus, daß ein Aufwachraum rund um die Uhr, speziell auch an Wochenenden zur Verfügung steht und ausreichend personell besetzt ist. Der Aufwachraum gilt als Zuständigkeitsbereich der Anästhesie und gewährleistet kurzfristige Intensivüberwachung mit umfangreichem Monitoring und Behandlung anstehender respiratorischer Probleme (6).

Ebenso wie die Existenz eines Aufwachraums selbstverständlich sein sollte, ist für die Gynäkologie eine Wachstation oder Frischoperiertenstation zur Behandlung bei gestörtem postoperativem Verlauf nach ausgedehnten operativen Eingriffen zur intensiven Überwachung und Versorgung eine obligate Einrichtung. Solche Einrichtungen können Probleme auffangen, die sonst eine Verlegung auf die Intensivstation erforderlich machen, und tragen somit zu einer Entlastung der ohnehin überbelegten Intensivstation bei.

Spezifische Maßnahmen wie invasives Monitoring, Behandlung von kardiopulmonalen Problemen, gestörte Bewußtseinslage sowie aufwendige Behandlungs- und Pflegemaßnahmen sind für Wachstationen zum Teil artfremd, überfordern deren Kapazität und gehören somit zum Behandlungsspektrum von Intensivstationen.

In der Tabelle 1 sind postoperative Probleme zusammengestellt, die durch die Existenz eines Aufwachraums bzw. einer Wachstation zu lösen sind.

Eigenes Krankengut

Bei der statistischen Auswertung der letzten zehn Jahre betrug der Anteil der gynäkologischen Patientinnen einschließlich Geburtshilfe 107 von 3 458 Patienten, das sind etwa 3 % der Gesamtbelegung. Von diesen 107 Patientinnen entfielen 11 auf die Geburtshilfe, so daß 95 Patientinnen, entsprechend 2,8 %, den eigentlichen gynäkologischen Anteil ausmachen. 47 % der Patientinnen rangieren in der Altersgruppe 60 bis über 80 Jahre. Die durchschnittliche Verweildauer der letzten zehn Jahre betrug 4,77 Tage. 1986 ergab sich für die Gesamtintensivstation eine durchschnittliche Behandlungsdauer von 8,9 Tagen; hierbei betrug die Verweildauer für gynäkologische Patientinnen 3,8 Tage (Tabelle 2, Tabelle 3). Die Indikationen für die Verlegung auf die Intensivstation ergeben sich aus der Tabelle 4.

Hauptindikationen waren große tumorchirurgische Eingriffe, Relaparotomien, respiratorische Probleme unterschiedlicher Genese, protrahierte Schockzustände, Störungen der Hämostase nach Massentransfusion, septisch-toxische Bilder, Peritonitis, kardiozirkulatorische Insuffizienzen, Adipositas und nicht zu übersehen der Faktor Alter.

Indikationen

Will man eine Indikationsstellung zur Intensivtherapie erarbeiten, so gilt grundsätzlich, daß alle Patienten hierher gehören, deren Vitalfunktionen lebensbedrohlich gestört sind bzw. weiter gestützt und durch besondere Maßnahmen aufrechterhalten werden müssen. Eine Indikation nach gynäkologischen Grundkrankheiten oder Art des operativen Eingriffs zu stellen ist unzweckmäßig.

Tabelle 1. Postoperative Probleme, die durch Aufwachraum/ Wachstation zu lösen sind

1. Narkoseüberhang
2. Zustand nach Langzeitnarkose
3. Große Tumorchirurgie
4. Nachblutungsgefahr
5. Volumenmangelschock
6. Hypothermie unter 35 °C
7. Applikation von Lokalanästhetika über Periduralkatheter
8. Diabetische Stoffwechsellage
9. Thromboembolieprophylaxe
10. Einfache Störungen des Wasser-Elektrolyt- und Säuren-Basen-Haushalts
11. Vasospasmus nach arterieller Kanülierung

Tabelle 2. Intensivpatienten 1977 - 1987

Jahr	Gesamtzahl	Frauenklinik	Gynäkologie	Geburtshilfe
1977	194	6	4	2
1978	188	4	3	1
1979	225	4	3	1
1980	272	5	4	1
1981	250	3	3	-
1982	300	6	6	-
1983	358	8	6	2
1984	419	12	12	-
1985	474	28	25	3
1986	478	17	16	1
1987 (1/2)	300	14	14	-
	3 458	107 = 3,09 %	96 = 2,78 %	11 = 0,3 %

Tabelle 3. Altersgruppierungen der gynäkologischen Patientinnen

Jahre	Anzahl
10 - 20	1
20 - 30	11
30 - 40	22
40 - 50	14
50 - 60	12
60 - 70	19
70 - 80	23
80 - 90	5
	107

Präoperative Erkrankungen, intraoperative Komplikationen, postoperativ weiterzuführende differenzierte Maßnahmen sowie Tätig-

Tabelle 4. Indikation zur Intensivtherapie der Patientengruppe 1977 - 1987

Indikationen für Intensivtherapie	Patienten
Respiratorische Probleme	16
Schock, Blutung, Gerinnungsstörungen, Massentransfusionen	12
Peritonitis, septischer Schock, Gasbrand	11
Gynäkologisch-chirurgische bzw. gynäkologisch-urologische Eingriffe, große Tumorchirurgie	43
Lungenembolie	2
Kardiale Probleme	9
Aetas, Adipositas	3
	96

keiten und Techniken, die das Vermögen einer postoperativen Wachstation überschreiten, sind eher geeignete Parameter (1).

a) Präoperativ
Bei einem Großteil von gynäkologischen Patientinnen läßt sich bereits präoperativ die Indikation zur postoperativen Verlegung auf eine Intensivstation absehen. Es ist zweckmäßig, bei Patientinnen mit solchen Operationen, die anschließend intensivpflichtig sind, sich mit der Intensivstation ein bis zwei Tage vorher abzustimmen, um das Intensivbett für die postoperative Phase sicherzustellen (Tabelle 5).

b) Intraoperativ bedingt
Spezifische operative Techniken sowie erweiterte anästhesiologische Maßnahmen, die zur Indikation für eine Intensivtherapie werden können, sind in Tabelle 6 aufgezeigt.

Eine Luftembolie kann immer auftreten, wenn die Operationsstelle höher als die Herzebene liegt und ein Druckgradient von mehr als 5 cm H_2O zwischen dem rechten Vorhof und dem oberen Wundpol besteht. Die therapeutische Injektion von Gas (CO_2) in das Peritoneum bei Laparoskopie kann ebenfalls Ursache einer Gasembolie werden. Als spezifische Komplikation des Swan-Ganz-Katheters gilt die Ballonruptur. Hierbei können bei Wedge-Versuchen jeweils ca. 2 ml Luft in die Lungenstrombahn insuffliert werden. Nach DUDZIAK ist nicht bekannt, wieviel sogenannte "Narkosezwischenfälle" durch eine Luftembolie verursacht werden.

Weitere Indikationen können sich aus der Art und Umfang des Eingriffs, intraoperativ aufgetretenen Komplikationen und notwendigen Nachbehandlungsmaßnahmen ergeben; diese werden in Tabelle 7 zusammengefaßt.

Ein Großteil der gynäkologischen Patientinnen ist einem Langzeiteingriff mit Blut-, Flüssigkeits- und Eiweißverlust über das offene Abdomen ausgesetzt.

Tabelle 5. Präoperativ bestehende Indikationen

1. Respiratorische Insuffizienz und Gefährdung (Tracheotomie, karzinomatöse Pleuraergüsse, Asthma, Myasthenia gravis)
2. Zustand nach Lugenembolie bzw. akute Emboliegefährdung
3. Kardiale Insuffizienz, Vitium cordis
4. Zustand nach Herzinfarkt unter 6 Monate
5. Nichtkardiopulmonale Zweiterkrankungen
6. Entgleisung des Wasser-Elektrolyt- und Säuren-Basen-Haushalts
7. Adipositas
8. Aetas
9. Alkoholanamnese

Tabelle 6. Indikationen infolge spezifischer Komplikationen

1. Komplikationen bei Trendelenburg-Lagerung:
   Aspiration,
   Volumenüberlastung bei kardiopulmonaler Insuffizienz,
   Lungenödem,
   zerebrale Insulte bei Hypertonus,
   Luftembolie

2. Komplikationen bei Laparoskopie (Trendelenburg):
   Aspiration,
   Pneumothorax (Zwerchfellhernie),
   kardiale Dekompensation,
   Gasembolie

3. Komplikationen nach Gefäß- und Thoraxpunktionen:
   Pneumothorax,
   Hämatoinfusionsthorax,
   Lungeninfarkt oder Luftembolie bei Pulmonalarterienkatheter

4. Komplikationen nach Lokalanästhesie:
   hohe Spinalanästhesie,
   zerebrale Hypoxie nach Krampfanfällen,
   Herzrhythmusstörungen,
   respiratorische Gefährdung nach Morphinapplikation via Periduralkatheter

5. Komplikationen beim Intubationsmanöver:
   Larynxödem nach schwieriger Intubation,
   prolongierte Intubation
   Nottracheotomie oder Koniotomie

Die Operationssäle sind zum Teil auf unter 20 °C heruntergekühlt. Zusätzlich werden große Mengen an kalter Infusions- und Transfusionsflüssigkeit verabreicht. Alte, schwerkranke oder kachektische Patienten reagieren empfindlich auf zunehmende Auskühlung. Ein Absinken der Körperkerntemperatur postoperativ auf 35 - 33 °C ist keine Seltenheit. Temperaturen in diesem Bereich werden

Tabelle 7. Indikationen, die sich aus dem operativen Verlauf ergeben

1. Störung der Vitalfunktionen (chirurgischer oder anästhesiologischer Genese)
2. Zustand nach Massentransfusion, Gerinnungsstörungen
3. Protrahierte Schockzustände, septisch-toxische Bilder
4. Zustand nach Großeingriffen mit speziellen chirurgischen und/oder urologischen Maßnahmen (Abdomen apertum, Mainz-Pouch, Ureterensplints, Lymphadenektomie, Darmresektionen)
5. Fortführung des invasiven Monitorings bei Zustand nach Infarkt, Vitium cordis, Lungenembolie, Herzinsuffizienz
6. Alle Nachbeatmungsprobleme (Narkoseüberhang, prolongierte Intubation, respiratorische Vorerkrankungen etc.)
7. Temperaturabfall unter 35 °C
8. Umfangreiche Überwachungs- und Pflegemaßnahmen

der "geringen Hypothermie" zugeordnet. Mit sinkender Temperatur kommt es zu Leistungsbehinderung von Organen und zunehmenden Komplikationen (<u>4</u>):

1. Schlechterer Wirkungsgrad der Herzfunktion mit Neigung zu Arrhythmien.
   Relative Hypertonie infolge Zunahme des peripheren Widerstandes.
   Kapillarendothelschädigung mit Plasmaverlust.
   Viskositätssteigerung mit Abnahme der rheologischen Eigenschaften.

2. Die respiratorischen Leistungen werden herabgesetzt mit Neigung zu pulmonalen Komplikationen.
   Die Linksverschiebung der O_2-Dissoziationskurve bewirkt eine Gewebshypoxie bei zusätzlich gesteigerter Löslichkeit von O_2 und CO_2 im Plasmawasser.

3. Funktionseinschränkung von Leber, Niere, Endokrinium und Gehirn.
   Blutzuckeranstieg, Herabsetzung des Gerinnungspotentials, Einschränkung der metabolischen Leistungen der Leber, gestörte Rückresorption der Niere, u. a. Bikarbonatverlust.
   Nebennierenrinden-Depression,
   Bewußtseins- und Reflexdämpfung,
   zerebrale Krampfneigung.

4. Pharmakokinetik:
   Verzögerter Abbau von z. B. Morphin, Barbituraten und Zitrat.
   Wirkungsverlust von Antibiotika.

Die durch Hypothermie verursachte Beeinträchtigung von Atmung, Kreislauf und Leberfunktion führt zu Gewebshypoxie und metabolischer Azidose. Aktive Wiedererwärmung unter Fortführung der Beatmung bis zur Stabilisierung ist die Methode der Wahl.

Weitere respiratorische Gefährdungen dieser Patientinnen ergeben

Tabelle 8. Postoperative TISS-Bewertung nach gynäkologisch-urologischem Eingriff

EKG - Monitoring	1
ZVD	2
BGA - Labor	3
Komplizierte Bilanz	3
Verweilkatheter	2
Blasenkatheter	1
Magensonde	1
Häufiges Betten	1
Aufwendige Wund- und Stomabehandlung	1
Totale parenterale Ernährung	3
Kaliuminfusion (Perfusor)	3
Blut und Blutderivate	3
Vasoaktive Pharmaka	4
Akute Antikoagulation	3
Antibiotika	1
Intermittierende i.v.-Medikation	1
I.v.-Bolusgabe	3
Schnelldigitalisierung	3
Kontrollierte Beatmung	4
Azidose-/Alkalosetherapie	3
Aktive Wiedererwärmung	3
	49

sich aus Faktoren wie Zustand nach Laparotomie, pulmonalen Vorerkrankungen, karzinomatöse Pleuraergüsse bei Ovarialtumoren, Narkoseüberhang, rezidivierende Lungenembolien und Adipositas. Andere Komplikationen, wie Aspiration, kleinere Luft- und Gasembolien, massive Flüssigkeitsinfusionen, Massentransfusionen, intraabdominale Abszesse, Beckenabszesse, protrahierte Schockzustände sowie septisch-toxische Bilder, können die Lunge im Sinne eines ARDS gefährden.

Bei solchen Vorbelastungen sind postoperative Nachbeatmung - gegebenenfalls mit PEEP von 8 - 15 cm H_2O, um einen PaO_2 von wenigstens 60 mm Hg zu halten -, ein invasives Monitoring der kardiozirkulatorischen Leistung gegebenenfalls über einen Pulmonalarterienkatheter, die Überwachung der Nierenfunktion sowie eine exakte Bilanzierung als sinnvolle prophylaktische Maßnahmen indiziert (2).

Zusammenfassend kann die Indikation zur Intensivüberwachung bzw. Intensivtherapie bei gynäkologischen Patienten durch die Bewertung nach TISS-Punkten differenziert werden. Das von CULLEN und Mitarbeitern 1983 neu aufgelegte "Therapeutic intervention scoring system" ermöglicht es, einen Patienten bezüglich Diagnostik, Pflege, Infusion/Transfusion, Medikation, Behandlung sowie spezieller Notfallmaßnahmen punktemäßig zu bewerten (5).

Die Summe der bei einem Patienten durchgeführten Behandlungsmaßnahmen läßt eine objektive Beurteilung des Schweregrades zu.

Klasse I   < 10 Punkte
Klasse II   10 - 19 Punkte
Klasse III   20 - 39 Punkte
Klasse IV   > 40 Punkte

Der Wertungsbereich wird zwischen 12,5 und 90 Punkten angegeben. 33,4 Punkte gelten als Mittelwert und klassifizieren einen schwerkranken Patienten. Klasse-IV-Patienten haben Anspruch auf ein Verhältnis von Patient : Schwester von 1 : 1, während ein Klasse-III-Patient zusammen mit einem Patienten Klasse II von einer Schwester betreut werden kann.

Anhand eines größeren gynäkologisch-urologischen Eingriffs werden die TISS-Punkte am operativen Tag aufgelistet (Tabelle 8). Mit über 40 Punkten sind diese Patientinnen der Klasse IV zuzuordnen. Bei täglichem Absinken der TISS-Werte - insofern keine Komplikationen auftreten - ist meist nach wenigen Tagen nach Reduzierung und Vereinfachung der Behandlungsmaßnahmen eine Rückverlegung möglich, üblicherweise auf die Wachstation, und zwar so lange, bis der Behandlungsaufwand von der Allgemeinstation übernommen werden kann.

Der interdisziplinäre Status einer Intensivstation setzt eine verständnisvolle Kooperation mit allen operativen Disziplinen voraus. Die Bettenvergabe sollte unter Berücksichtigung der postoperativen Überwachungsmöglichkeiten vorgenommen werden. Infolge Zunahme und Verbesserung der Tumorchirurgie bis in das hohe Alter hinein wird der Anspruch seitens der Gynäkologie an die interdisziplinäre operative Intensivstation weiter anwachsen, was auch anhand der statistischen Auswertung der letzten Jahre zu belegen ist.

Literatur

1. AHNEFELD, F. W., BURRI, C., DICK, W., HALMAGYI, M.: Anästhesie in der Geburtshilfe und Gynäkologie. Klinische Anästhesiologie, Bd. 4. München: Lehmanns 1974

2. ANDERSEN, H. F., LYNCH, J. P., JOHNSON, T. R. P.: Adult respiratory distress syndrome in obstetrics and gynecology. Obstet. and Gynec. 55, No. 3 (1980)

3. HOLMDAHL, M. H., DIVERNOY, W.: Intensivbehandlung in Schweden. Krankenhausarzt 40, 131 (1967)

4. HOSSLI, G.: Störungen im Wärmehaushalt: akzidentelle Hypothermie. In: Notfallmedizin (eds. F. W. AHNEFELD, W. DICK, J. KILIAN, H.-P. SCHUSTER), p. 172. Klinische Anästhesiologie und Intensivtherapie, Bd. 30. Berlin, Heidelberg, New York, London, Paris, Tokyo: Springer 1986

5. KEENE, A. R., CULLEN, D. J.: Therapeutic intervention scoring system: Update 1983. Crit. Care Med. 11, No. 1 (1983)

6. KLOSE, R.: Der Aufwachraum. Frankfurt, Zürich: pmi-Verlag 1983

Zusammenfassung der Diskussion zum Thema: „Anästhesie und gynäkologische Eingriffe"

FRAGE:
Die Anästhesie bietet mit der anästhesiologischen Sprechstunde eine Möglichkeit an, die zur Operation anstehenden Patientinnen frühzeitig anästhesiologisch untersuchen zu lassen. Welche Gründe sprechen für eine solche Einrichtung?

ANTWORT:
Speziell im Bereich der Gynäkologie handelt es sich bei der Mehrzahl der Operationen um Wahleingriffe. Dies bedeutet, daß der Operationstermin vorausbestimmbar ist, eine entsprechende anästhesiologische Voruntersuchung also geplant stattfinden kann. Die Erfahrungen haben gezeigt, daß dadurch Zeitverluste vermieden werden können, die durch überraschend auftretende pathologische Befunde verursacht wurden.

Das Ausmaß der Untersuchungen im Bereich der anästhesiologischen Sprechstunde sollte dadurch bestimmt werden, daß ein weiteres, unnötiges Umherschicken der Patientinnen vermieden wird. So sollte z. B. das Schreiben eines EKG oder die Untersuchung der Lungenfunktion in diesem Bereich möglich sein. Erst bei Vorliegen pathologischer Abweichungen muß eine Abklärung durch den Spezialisten erfolgen. Dies gilt auch für den Umfang des Laborprogramms. Ein Standard-Minimalprogramm wurde im Beitrag von LEYSER vorgestellt, das bei Organfunktionseinschränkungen jederzeit gezielt erweitert werden kann.

FRAGE:
Ergeben sich aus anästhesiologischer Sicht Bedenken gegen eine Laparoskopie mit CO_2-Insufflation?

ANTWORT:
Die Laparoskopie als solche stellt in der Regel einen nicht belastenden Eingriff für die Patientinnen dar. Zu bedenken ist jedoch die CO_2-Insufflation, die zu einem Hochtreten der Zwerchfelle und damit einer Einschränkung der respiratorischen Funktion und zu einem Anstieg des $PaCO_2$ führt ([2]). Beide Komponenten sollten dazu führen, daß bei kardiopulmonalen Risikopatienten dieses Verfahren nicht oder nur mit großer Zurückhaltung und entsprechender Überwachung eingesetzt wird.

Bei Verwendung von CO_2 als Insufflationsgas bietet sich die Überwachung des Patienten mit der Kapnometrie an. Im Zweifelsfall kann die Richtigkeit des Wertes mit einer Blutgasanalyse überprüft werden.

FRAGE:
Muß vor einer Laparoskopie ein Magenschlauch gelegt werden?

ANTWORT:
Das Legen eines Magenschlauches empfiehlt sich immer dann, wenn bei der Narkoseeinleitung unter der Maskenbeatmung ein Auffüllen des Magens mit Luft nicht sicher verhindert werden konnte. Wegen der Gefahr einer Fehlpunktion des Operateurs sollte der Magen jedoch sicher luftleer sein. Selbstverständlich kann die Magensonde nach der Entlastung wieder entfernt werden.

Falls zur Erzeugung des Pneumoperitoneums Lachgas verwendet wird, sollte die Magensonde während des gesamten Eingriffs verbleiben, da sonst bei Restluft im Magen eine Lachgasdiffusion und damit eine sekundäre Gasausdehnung im Magen zu befürchten ist.

Gegen die Verwendung von Lachgas als Insufflationsgas spricht die Tatsache, daß Lachgas im Gegensatz zu CO_2 im Blut nahezu unlöslich ist und seine Gasblasen sich sogar vergrößern können. McKENZIE, der diese Theorie vertritt, erklärt jedoch gleichzeitig, daß er bei Untersuchungen mit Ultraschall bei Anwendung beider Gase keine Gasembolie gefunden hat und sich dieser Unterschied vermutlich nur bei einer versehentlichen intravenösen Injektion bemerkbar machte (3).

FRAGE:
Bietet die Regionalanästhesie bei der Laparoskopie Vorteile?

ANTWORT:
Sie bietet keine Vorteile. Die Patientinnen sind gezwungen zu hyperventilieren, außerdem ist die Kopftieflagerung bei aufgeblähtem Abdomen für die Patientinnen sehr unangenehm. Außerdem klagt eine große Zahl von Patientinnen über starke Schulterschmerzen. Wichtig erscheint auch der Hinweis, daß die Ausbreitung einer Regionalanästhesie bis zu Th 4 reichen muß.

FRAGE:
Um wieviel muß die Ventilation bei einer CO_2-Insufflation des Abdomens gesteigert werden?

ANTWORT:
In mehreren Publikationen wird über einen Anstieg des $PaCO_2$ bei CO_2-Insufflation berichtet (1, 2). Frau TRAUB weist darauf hin, daß eine Steigerung der Ventilation um etwa 30 % des Normalwertes notwendig ist, um eine Normokapnie zu erreichen.

FRAGE:
Im Beitrag SCHAER wurde erwähnt, daß ein ausgeprägter Aszites bei Ovarialkarzinom zu einer Einschränkung der Lungenfunktion

führen kann. Muß dieser Aszites präoperativ aus anästhesiologischer Sicht behandelt werden?

ANTWORT:
Die klinische Erfahrung zeigt, daß dies nur in seltenen Fällen notwendig ist. Es sollte jedoch beachtet werden, daß diese Patientinnen häufig unter einer Hypoproteinämie leiden.

FRAGE:
Im Rahmen der in-vitro-Fertilisation werden häufig wiederholte Anästhesien notwendig. Gibt es Narkoseverfahren, die sich hierfür besonders bewährt haben oder die abzulehnen sind?

ANTWORT:
Als nicht empfehlenswert gilt lediglich die in kurzen Zeitabständen wiederholte Halothannarkose. Zur Zeit spricht nichts gegen die Verwendung der anderen volatilen Anästhetika bei in kurzen Zeitabständen notwendig werdenden Anästhesien. Ansonsten ist das anästhesiologische Vorgehen abhängig von der Dauer und Art des Eingriffs. In Ulm hat sich bei der ultraschallgesteuerten Follikelpunktion die Ketanest-Dormicum-Narkose in Spontanatmung mit Sauerstoffinsufflation über Nasensonde bewährt. Voraussetzung ist hierfür natürlich, daß es sich um Patientinnen ohne Risikofaktoren handelt. Bei dieser Art von Eingriffen ist ein Pneumoperitoneum nicht notwendig.

Bei dem sogenannten GIFT (Gamete intrafallopian tube transfer) gibt es bisher keinen Anhalt, wonach die Art der Narkose einen Einfluß auf den Erfolg des Eingriffs haben könnte (5).

STRASSER erwähnte in seinem Beitrag eine Arbeit, die auf dem Zentraleuropäischen Anästhesiekongreß in München vorgetragen wurde (4), die als besonders empfehlenswertes Verfahren die Kombination von Hypnomidate, DHB und Fentanyl darstellte. In der Diskussion wurde speziell darauf hingewiesen, daß sich bei diesen kurzdauernden Eingriffen die Verwendung langwirkender Benzodiazepine eigentlich verbieten sollte. Weiterhin wurde das ebenfalls untersuchte und günstig beurteilte Propofol als zumindest noch nicht empfehlenswert klassifiziert. Die Patienten wachen zwar sehr rasch wieder auf, klagen jedoch häufig über ausgeprägte Schmerzen an der Injektionsstelle. Gegen die Verwendung von Inhalationsanästhetika wurde in München vorgebracht, daß die intraoperative Analgesie häufig nicht ausreiche und die Vigilanz der Patienten postoperativ über einen längeren Zeitraum eingeschränkt blieb. In bezug auf die Verwendung des Alfentanil für kurzdauernde Eingriffe ist darauf zu achten, daß die Rigidität der Muskulatur hier wesentlich ausgeprägter ist als bei Verwendung des Fentanyls. Dies kann durchaus zu einer Beeinträchtigung der Spontanatmung führen.

In allen Fällen, in denen die Eingriffsdauer länger als erwartet ist, bietet sich die Verwendung von Inhalationsanästhetika an. Sie sind im Gegensatz zu den i.v.-Anästhetika weiterhin am besten steuerbar.

Unabhängig von der verwendeten Narkosemethode ist auch bei diesen Kurzeingriffen eine sorgfältige postoperative Überwachung notwendig.

FRAGE:
Welche klinische Relevanz besitzt der von STRASSER erwähnte Halothanabbau bei Strahlenexposition?

ANTWORT:
Die in-vitro-Untersuchungen zeigen eine lineare Beziehung zwischen Expositionsausmaß und Entstehung von Abbauprodukten bei Einsatz von Halothan. Unbekannt ist noch die klinische Relevanz dieses Befundes. Zumindest bei dem Afterloading muß jedoch mit einer durchaus relevanten Strahlenbelastung gerechnet werden. Da in der Literatur über unklare Leberschäden nach Halothannarkosen bei Bestrahlungen berichtet wurde, sollte wenn möglich auf die Verwendung von Halothan verzichtet werden.

FRAGE:
Welches Narkoseverfahren empfiehlt sich bei dem Afterloading-Verfahren?

ANTWORT:
Wenn immer möglich, ist die Spinalanästhesie hier die Technik der Wahl. Bei allen Verfahren ist zu beachten, daß bei Setzen des Applikators der Anästhesist die Patientin nicht direkt überwachen bzw. therapieren kann. Während der Dauer der Bestrahlung muß die Patientin im vollen Besitz ihrer Schutzreflexe sein.

Läßt sich eine Vollnarkose mit Intubation nicht umgehen, ist ein entsprechendes Monitoring und eine Überwachung mit einer Fernsehkamera Voraussetzung.

FRAGE:
Gibt es Empfehlungen über die Technik der Muskelrelaxierung bei Laparoskopien?

ANTWORT:
Alternativ stehen der Succinylcholin-Dauertropf und das kurzwirkende Vecuronium zur Diskussion. Ist aufgrund des operativen Eingriffs eine volle Relaxierung notwendig, können beide Verfahren alternativ eingesetzt werden. Bei Verwendung des Succinylcholin-Dauertropfs ist die Überprüfung des Relaxierungsgrades mit Hilfe der Relaxometrie empfehlenswert.

Für eine routinemäßige Relaxierung spricht die Beobachtung von NEUMARK, wonach ohne Relaxierung der intraabdominelle Druck wesentlich höher ansteigt als bei Muskelrelaxation. Da der intraabdominelle Druck Auswirkungen auf den Zwerchfellhochstand hat, kommt der Relaxierung auch in bezug auf die Beatmung eine Bedeutung zu.

Insgesamt ist die Relaxierung bei Laparoskopien mit Gasinsufflation zu empfehlen.

FRAGE:
Bei welchen Indikationen ist die lokale Verwendung von vasokonstriktorisch wirkenden Substanzen notwendig?

ANTWORT:
Suprarenin gehört zu den am häufigsten verwendeten Vasokonstriktoren. Durch den Zusatz wird die Resorption des Lokalanästhetikums in das Blut vermindert und die Wirkungsdauer der Blockade verlängert. Zur Vermeidung kardiovaskulärer Nebenwirkungen sollte bei Suprarenin eine Gesamtdosis von 0,25 mg nicht überschritten werden. Aus anästhesiologischer Sicht gilt weiterhin, daß die Kombination von Halothan und Suprarenin wegen der hohen Gefahr von Arrhythmien abzulehnen ist. Andererseits ist darauf zu achten, daß bei Überdosierung von POR 8 ein Lungenödem auftreten kann. Außerdem ist die längere Wirkungsdauer negativ zu beurteilen. Wenn POR 8 verwendet wird, sollte die obere Dosierungsgrenze von 2,5 Einheiten beachtet werden.

FRAGE:
Ist bei großen gynäkologischen Eingriffen ein besonders umfangreiches Monitoring notwendig?

ANTWORT:
Sicherlich gibt es kein spezifisches Monitoring für diese Eingriffe. Allgemein zu empfehlen ist jedoch, daß bei Risikopatientinnen das übliche Monitoring auch im Bereich der Gynäkologie zur Verfügung steht. Dies gilt für die arterielle Druckmessung ebenso wie für den Pulmonalarterienkatheter, der bezogen auf den speziellen Eingriff nicht indiziert sein mag, in bezug auf das spezifische Risiko durch bestimmte Vorerkrankungen oder Organfunktionseinschränkungen aber durchaus angezeigt sein kann.

Zum Monitoring gehört sicherlich auch das Legen eines Dauerkatheters. Er dient einerseits zur Messung der stündlichen Urinausscheidung, andererseits aber auch zur Überwachung einer eventuellen Läsion im harnableitenden System.

FRAGE:
Hat die autologe Bluttransfusion eine Bedeutung für operative Eingriffe im Rahmen der Gynäkologie und Geburtshilfe?

ANTWORT:
Nach den bisherigen Erfahrungen stellt sich die Indikation nur sehr selten. Zu diskutieren ist sie z. B. bei Mammareduktionsplastiken. Ansonsten dürfte der Blutverlust entweder wesentlich niedriger oder wesentlich höher liegen, so daß die möglichen Eigenblutentnahmen entweder unnötig oder nicht ausreichend sind.

Zusätzlich dazu bietet sich die Aufbereitung des abgesaugten Blutes mit Hilfe des Cell savers bei bestimmten Voraussetzungen an. Das Verfahren eignet sich nicht in der Tumorchirurgie und kaum bei geburtshilflichen Blutungen wegen der möglichen Kontamination mit Tumorzellen bzw. mit fetalen und plazentaren Bestandteilen und Fruchtwasser.

FRAGE:
Gibt es Indikationen für eine Intensivtherapie im Rahmen der Gynäkologie?

ANTWORT:
Überwiegend stellt sich die Indikation in diesem Bereich aufgrund von präoperativ vorhandenen Risikofaktoren. In Kombination mit großen Eingriffen ist die Indikation hierfür durchaus gegeben. Wesentlich wichtiger erscheint jedoch, daß neben der Intensivtherapie auch eine entsprechende Intensivüberwachung im Bereich der Gynäkologie gewährleistet ist.

FRAGE:
Wo ist eine Patientin nach Vollnarkose wegen einer Sectio im direkten postoperativen Verlauf zu überwachen?

ANTWORT:
Aus anästhesiologischer Sicht kann kein Zweifel daran bestehen, daß in der unmittelbaren postoperativen Phase die Überwachung der vitalen Funktionen unbedingt Priorität hat. Sichergestellt werden muß dabei ohne Zweifel die engmaschige, von den Geburtshelfern festgelegte Überprüfung des Uterustonus. Die Verantwortung dafür muß vom Anästhesisten bzw. dem Pflegepersonal der Aufwacheinheit übernommen werden. Umgekehrt kann kein Zweifel daran bestehen, daß eine Patientin, die nach einer Sectio zur Überwachung in den Kreißsaal zurückgebracht wird, in die Überwachungskompetenz des Geburtshelfers und der Hebammen übergeht, d. h. daß sie ebenfalls für die Überwachung der vitalen Funktionen der Patientin zuständig sind. Dies macht erfahrungsgemäß jedoch Probleme, so daß aus anästhesiologischer Sicht im Zweifelsfall die Überwachung in der Aufwacheinheit vorzuziehen ist. Umgekehrt muß aber auch sichergestellt sein, daß hier der Uterustonus fachgerecht überwacht wird. In besonderen Fällen (z. B. überdehnter Uterus nach Gemini) empfiehlt sich eine Überwachung des Uterustonus durch eine Hebamme über 2 h und die prophylaktische Gabe von Uteruskontraktionsmitteln.

Zu unterscheiden ist hiervon die normale Geburt unter Periduralanästhesie, die nicht über die Aufwacheinheit zu laufen braucht.

Literatur

1. ALEXANDER, G. D., NOE, F. E., BROWN, E. M.: Anesthesia for pelvic laparoscopy. Anesth. Analg. $\underline{48}$, 14 (1969)

2. KÜNZEL, W., KASTENDIECK, E., FERNEDING, G.: Der Säure-Basen-Status und die Ventilation während gynäkologischer Laparoskopien. Anaesthesist $\underline{21}$, 294 (1972)

3. McKENZIE, R.: Tubal ligation in the puerperium by laparoscopy. In: Pain control in obstetrics (ed. E. ABOULEISH), p. 418. Philadelphia, Toronto: Lippincott 1979

4. MOCNIK, E., BENKE, A.: Vergleichende Untersuchung diverser intravenöser Narkosen für kleine gynäkologische Eingriffe. In: Abstractband ZAK 87 München (eds. J. GROH, E. MARTIN, K. PETER), p. 370. Berlin: Springer 1987

5. NEUMARK, J., SANDTNER, W., HAMMERLE, A., ILIAS, W., KEMETER, P., FEICHTINGER, W., SZALAY, S.: Der Einfluß der Allgemeinnarkose zum Zeitpunkt des Follikelsprunges auf den Hormonhaushalt der Frau. In: Der Anaesthesist in der Geburtshilfe (ed. J. B. BRÜCKNER). Anaesthesiologie und Intensivmedizin, Bd. 152, p. 149. Berlin, Heidelberg, New York, Tokyo: Springer 1982

Sachverzeichnis

Abortrisiko
-, Anästhetika 43, 144, 186
Abrasio
-, Periduralanästhesie 201
-, Spinalanästhesie 201
ACTH-Spiegel
-, Periduralanästhesie 75
Adrenalin
-, gynäkologische Eingriffe 202, 227
-, Periduralanästhesie 81, 103
Afterloading
-, Regionalanästhesie 201, 226
Aldosteron
-, Gravidität 16
Alfentanil 55
Anämie
-, Gynäkologie 197
Anästhesieverfahren
-, Abortrisiko 186
-, Aspiration 95, 146
-, Eklampsie 125f, 185
-, H_2-Rezeptorenblockade 97
-, kardiovaskuläre Insuffizienz 114f
-, Mortalität 93f
-, respiratorische Insuffizienz 108f
-, Schwangerschaft 145f, 186
-, vorzeitige Wehen 143
Anästhetika
-, Abortrisiko 43, 144, 186
-, fetale Wirkung 44f
-, Teratogenität 43f, 142f
-, Uterusperfusion 144
-, vorzeitige Wehen 143
Analgesie
-, Inhalation 56, 102f
-, peridural 81f
-, systemisch 54f, 103
Antiarrhythmika 195
Antifibrinolytika 134
Antihypertonika
-, Eklampsie 127, 184
-, präoperativ 196
Aortenstenose 114

Apgar-Score 167
ASA-Risikogruppen 191
Aspiration 95, 136f
-, Eklampsie 122
-, postpartal 184
-, Prophylaxe 97, 146, 183
-, Symptome 137
-, Therapie 137f, 146
-, Ursachen 136
Asthma bronchiale 107
-, präoperativ 194
Atemnotsyndrom 165
Atrialer natriuretischer Faktor 16f
Atropin
-, fetale Wirkung 47
Aufklärung 177
Azetylsalizylsäure
-, Analgesie 103
-, Schwangerschaftshypertonus 5

Betaendorphine
-, Wehenschmerz 38
Betasympathikomimetika
-, fetale Asphyxie 158
-, intraoperativ 182
-, kardiovaskuläre Insuffizienz 115f
-, Lungenödem 139f
-, Serumkalium 85, 87
Bronchospasmus, intraoperativ 111
Bupivacain
-, Fetus 67
-, Kardiotoxizität 80
-, Konzentration 78, 79, 104
-, Periduralanästhesie 77f, 79

Captopril 127
Chloroprocain 77f
Clonidin 127

Diazepam 57, 127
Diazoxid 184
Diabetes mellitus
-, Anästhesieverfahren 117

-, Gravidität 116f
-, Gynäkologie 197
-, Periduralanästhesie 117
-, Sauerstofftransport-
   kapazität 117
-, Vollnarkose 117f
Doppler-Ultraschall 157, 186

Echokardiographie 163
Eigenblutspende 102
-, Gynäkologie 227f
Eklampsie
-, Anästhesieverfahren 125f,
   185
-, Antihypertonika 127, 184
-, Aspiration 122
-, Gerinnungsstörungen 123
-, Häufigkeit 121
-, Harnsäure 184
-, Hypertonus 122
-, Intensivtherapie 121f, 125
-, Magnesiumsulfat 125f, 184
-, Mortalität 128
-, Plazentainsuffizienz 124
-, Proteinurie 122
-, Symptome 121f
-, Volumentherapie 126
Enfluran
-, Analgesie 57
-, Sectio caesarea 182
Entbindung
-, Regionalanästhesie 63f
-, Spinalanästhesie 73
Etidocain 77

Fenoterol 158, 182
Fetal distress 165, 166, 187
Fetale Asphyxie 144, 150f,
   154
-, Diagnostik 155, 167
-, Doppler-Ultraschall 157,
   186
-, FIGO-Kriterien 156
-, Nabelschnurkompression
   153, 157
-, Reanimation 157
-, Sauerstoffgabe 158
-, Tokolyse 158
-, Ursachen 151, 154
Fetus
-, Anästhetika 44f, 144
-, Asphyxie 144, 150f, 154,
   158
-, Atropin 47
-, Bupivacain 67
-, Doppler-Ultraschall 186

-, Gasaustausch 21, 24f, 158
-, Glukokortikoid 125
-, Lokalanästhetika 46
-, Mangelentwicklung 2, 13,
   21, 166
-, Muskelrelaxanzien 46f
-, Periduralanästhesie 67
-, Sauerstoffversorgung 39,
   102, 158
-, Spinalanästhesie 74
FIGO-Kriterien 156
Flumazenil 58
Fruchttod, intrauterin 133
Fruchtwasserembolie 135
-, Therapie 136
Funktionelle Residual-
   kapazität 106

Gasaustausch, diaplazentar
   20f, 100
-, Gestose 32
-, Rhesus-Inkompatibilität
   27f
-, Störungen 21, 24f, 26f,
   31f, 101
Geburtserleichterung 48f
-, Katheterperidural-
   anästhesie 75
-, Regionalanästhesie 63f,
   71f
Gerinnungsstörungen 130
-, Eklampsie 123
-, Symptomatik 131
-, Ursachen 132
-, Therapie 134
Gestose
-, Anästhesieverfahren 126f,
   185f
-, Diuretika 87
-, Gasaustausch, diaplazen-
   tar 32
-, Gewichtsabnahme 13
-, Mortalität 96
-, Periduralanästhesie 76f
-, Vasokonstriktion 87
-, Volumenmangel 85f, 87
-, Wasser-Elektrolyt-Haushalt
   85f
GIFT
-, Narkoseverfahren 225
Gravidität
-, Aldosteron 16
-, Diabetes mellitus 116
-, Diffusionskapazität 100
-, Flüssigkeitsretention 15,
   16, 84, 85

–, funktionelle Residual-
  kapazität 106
–, Gewichtszunahme 13, 85
–, Herzfrequenz 8
–, Herz-Kreislauf-Funktion
  2, 5, 112f
–, Hyperventilation 85, 100
–, Inulin-Clearance 11
–, intrapulmonaler Shunt
  100, 109
–, kardiovaskuläre Insuffizienz
  114f
–, kolloidosmotischer Druck
  84
–, Lagerung 9, 10
–, Nierenfunktion 10f
–, PAH-Clearance 11
–, peripherer Gefäßwiderstand
  9, 22, 25
–, Plazentawachstum 23f
–, psychologische Betreuung
  48f
–, respiratorische Funktion
  107
–, Sauerstofftransport-
  kapazität 22
–, Sauerstoffverbrauch
  102, 106
–, Uterusdurchblutung
  2, 22f, 25
–, Vena-cava-Kompressionssyndrom 9, 28f
–, Venendruck 9
–, Wasser-Elektrolyt-Haushalt
  12f, 84f

Halothan
–, Adrenalin 202, 227
–, Bronchodilatation 111
–, Sectio caesarea 182
–, Strahlenexposition 201,
  226
Harnsäure
–, Eklampsie 184
HELLP-Syndrom 123, 133
Heparin
–, Gerinnungsstörungen 134
Herz-Kreislauf-Funktion
–, Gravidität 2, 5, 112f
–, peripherer Gefäßwiderstand
  9, 22
Hydantoin 127
Hydralazine 127, 184
Hypertonie
–, Gynäkologie 196

Hyperventilation 38, 85,
  100f, 151
–, Anästhesie 182
–, Periduralanästhesie 66,
  101
–, Progesteron 100
Hypothermie, intraoperativ
  219
H_2-Rezeptorenblockade 97, 183

Infarktinzidenz 195, 204
In-vitro-Fertilisation
–, Narkoseverfahren 225
Infusionstherapie
–, Gravidität 85
Intensivtherapie
–, Eklampsie 121f
–, Gynäkologie 214f, 228
–, Indikation 218f
–, Organisation 214f
Intrapulmonaler Shunt
–, Gravidität 100, 109
Isofluran
–, Analgesie 57
–, Bronchodilatation 111
–, Sectio caesarea 182

Kalium
–, Betasympathikomimetika
  85, 87
Kapnometrie
–, Laparoskopie 203
Kardiotokographie 154f, 156
Kardiovaskuläre Insuffizienz
–, Anästhesieverfahren 114f
–, Betasympathikomimetika 115
–, Eklampsie 123
–, Gynäkologie 194, 196
–, Neugeborenes 171
–, Periduralanästhesie 114f
–, Vollnarkose 115
Katecholamine 151
–, Periduralanästhesie 75
–, Wehenschmerz 39
Katheterperiduralanästhesie
–, Eklampsie 125f, 186
–, Geburtshilfe 75
–, Gestose 88
–, Indikationen 75
–, Komplikationen 80
–, Kontraindikationen 77
–, Sectio caesarea 75, 79,
  81, 182f
Ketamin 58f, 111

Kolloidosmotischer Druck
-, Eklampsie 124
-, Gravidität 84
Koronare Herzkrankheit
-, Therapie 195
Kurznarkose 201

Lachgas 56, 102f
-, Laparoskopie 224
Lagerung
-, Nierenfunktion 10, 12
Laparoskopie 202, 218, 223
-, Hyperventilation 224
-, Kapnometrie 203, 223
-, Lachgas 224
-, Magenschlauch 224
-, Muskelrelaxanzien 226
-, Regionalanästhesie 203, 224
Lidocain 78
Lokalanästhetika
-, fetale Wirkung 46
-, vaginale Entbindung 73f
-, Vasokonstriktorzusatz 103
Lorazepam 58
Lungenembolie 135
Lungenödem
-, Tokolyse 139f

Magnesiumsulfat 125f, 184
-, Muskelrelaxanzien 126
-, Überwachung 185
Mammachirurgie 202
Mendelson-Syndrom 137
Mepivacain 77f
Midazolam 58
Missed abortion 133
Mitralstenose 114
Morphin
-, peridural 81f
Mortalität
-, anästhesiebedingt 91, 93
-, Anästhesieverfahren 93f
-, Aspiration 95
-, Eklampsie 128
-, Faktoren 97
-, Ursachen 94, 95, 96
Muskelrelaxanzien
-, fetale Wirkung 46f
-, Histaminfreisetzung 112
-, Laparoskopie 226
-, Magnesiumsulfat 126
-, Sectio caesarea 184
-, Teratogenität 143

Nabelschnurkompression 153, 157, 158
Nalbuphin 55
Naloxon 56
Natrium citricum 146, 183
Natürliche Geburt 50f
Neugeborenes
-, Absaugen 173
-, Apgar-Score 167
-, Atemnotsyndrom 165
-, Beatmen 173f, 187
-, Echokardiographie 161, 163
-, kardiovaskuläre Insuffizienz 171
-, Lungen-Thorax-Compliance 172f, 187
-, Pulsoxymetrie 162, 171
-, Reanimation 164f
-, respiratorische Insuffizienz 169, 170f
-, Sauerstoffsättigung 162
-, Sauerstofftransport 168f
-, Überwachung 171
-, Untersuchung 161f
-, Wärmehaushalt 174
-, Zentralnervensystem 168
Nierenfunktion
-, glomeruläre Filtration 10f
-, Gravidität 10f
-, Lagerung 10, 12
Nüchternheitsgrenze 183

Parazervikalblock 65, 71
-, Komplikationen 65, 72f
Periduralanästhesie
-, Abrasio 201
-, ACTH-Spiegel 75
-, Bupivacain 77
-, Diabetes mellitus 117
-, Dosierungen 78
-, Durchführung 69
-, fetale Herzfrequenz 65
-, Forzepshäufigkeit 65
-, Geburtsdauer 66
-, Gestose 76f, 88
-, Hyperventilation 66, 101
-, Indikationen 75
-, kardiovaskuläre Insuffizienz 115
-, Katecholamine 75
-, Komplikationen 80
-, Kontraindikationen 77
-, Nachteile 75, 183
-, Opiate 81f
-, respiratorische Insuffizienz 109

-, Sectio caesarea 75, 79,
   81, 182f
-, Skoliose 110
-, Testdosis 81, 103
Peripherer Gefäßwiderstand
-, Gravidität 9, 22f, 25,
   112, 152
Pethidin 54f
Plazentainsuffizienz
   124, 157, 165, 185
Plazentalösung, vorzeitig
   133, 153, 157
Plazentawachstum 23f
Pleuradrainage 209
POR 8 227
Postspinaler Kopfschmerz
   74, 80, 183
Prämedikation 206
Präoperative Untersuchung
   189f, 192, 205f, 223
-, Laborwerte 191
Präoperative Vorbehandlung
   192f, 205f
Promethazin 57
Prostaglandine
-, Uterusdurchblutung 4, 5,
   22
Proteinurie 122
Psychologische Geburtsleitung
   48f
Pudendusanästhesie 63f, 71,
   103
Pulsoxymetrie
-, Neugeborenes 162, 171

Reanimation
-, Absaugen 173f
-, Beatmen 173f
-, Neugeborenes 164
-, präpartale Risiken 165
-, Zuständigkeit 179
Reanimation, intrauterin 157f
-, fetale Asphyxie 157
Regionalanästhesie
-, Afterloading 201, 226
-, Geburtserleichterung 63f
-, Laparoskopie 203
-, Mortalität 97
-, Zuständigkeit 178
Renale Insuffizienz
-, Eklampsie 123
Respiratorische Insuffizienz
-, Anästhesieverfahren 108f
-, Eklampsie 123
-, Neugeborenes 169, 170f
-, Periduralanästhesie 109f

-, Therapie 193
-, Vollnarkose 110f
Rhesus-Inkompatibilität
-, Sauerstoffversorgung 27f
Risikofaktoren 190, 192, 206
-, anästhesiebedingt 207
-, kardiovaskuläre Insuffizienz 194f, 205
-, respiratorische Insuffizienz 193

Sauerstoffdiffusionskapazität
   100
Sauerstoffsättigung
-, Neugeborenes 162
Sauerstofftransport
-, Neugeborenes 168f, 170,
   187
Sauerstofftransportkapazität
-, Diabetes mellitus 117
-, Dissoziationskurve 24
-, Gravidität 22, 31
-, Rhesus-Inkompatibilität
   27f
Sauerstoffverbrauch
-, Gravidität 102, 106
Schwangerenvorsorge
-, Aufklärung 68
Schwangerschaft
-, Anästhesieverfahren 145f
Schwangerschaftsanämie 6f,
   84, 102
Schwangerschaftshypertonus
-, Azetylsalizylsäure 5
-, Blutvolumen 8
Sectio caesarea
-, Anästhesieverfahren 73,
   75, 182f
-, Mortalität 93
-, Muskelrelaxanzien 184
-, Periduralanästhesie 75,
   79, 81, 182f
-, postoperative Überwachung
   228
-, Spinalanästhesie 73f,
   104, 183
Shivering 210
Sorgfaltspflicht 176
Spinalanästhesie
-, Afterloading 201
-, Hypotonie 74
-, Kontraindikation 74
-, Kopfschmerz 74
-, Sectio caesarea 73f, 104,
   183
-, vaginale Entbindung 73

Succinylcholin-Dauertropf
-, Laparoskopie 226
Surfactant-Faktor 165f

Teratogenität
-, Anästhetika 43f, 142f
Testdosis
-, Periduralanästhesie 81, 103
TISS-Score 220f
Tokolyse 85, 139f
-, fetale Asphyxie 158
-, Lungenödem 139f
Tramadol 55
Trasylol 186
Trendelenburg-Lagerung 208, 218

Uterusdurchblutung 152
-, Anästhesie 182
-, Autoregulation 3, 4, 23
-, fetale Asphyxie 151
-, Gasaustausch 20f, 24f, 31f, 101
-, Gravidität 2, 22, 25, 152
-, Perfusionsdruck 25, 29, 152
-, Prostaglandine 4, 5, 22
-, Uteruskontraktion 28, 151, 152f
-, Vena-cava-Kompressionssyndrom 9, 28f
-, venöse Hyperplasie 3
Uteruskontraktion
-, Durchblutung 28
-, Halothan 182

Vasokonstriktorzusatz
-, gynäkologische Eingriffe 202, 227
Vena-cava-Kompressionssyndrom 9, 28f, 115, 117, 150
-, Lagerung 10, 157, 158
Venendruck
-, Gestose 87f
-, Gravidität 9
Vereinbarung 177f
Vertrauensgrundsatz 176
Volumenmangel
-, Gestose 85f, 87
Vorzeitige Wehen
-, Anästhetika 143
V_5-Ableitung 207

Wärmehaushalt
-, Neugeborenes 174
Wasser-Elektrolyt-Haushalt
-, Aldosteron 16
-, atrialer natriuretischer Faktor 16f
-, Gestose 85f
-, Gravidität 12, 14f, 84f
Wasserintoxikation 85
Wehenschmerz
-, Betaendorphine 38
-, fetale Asphyxie 151
-, Hyperventilation 38
-, Katecholamine 39, 151
-, Neurophysiologie 36f
Wilhelmi-Waage 165

Zentrales Nervensystem
-, Neugeborenes 168
Zuständigkeit
-, Narkoseverfahren 178
-, Neugeborenenversorgung 179